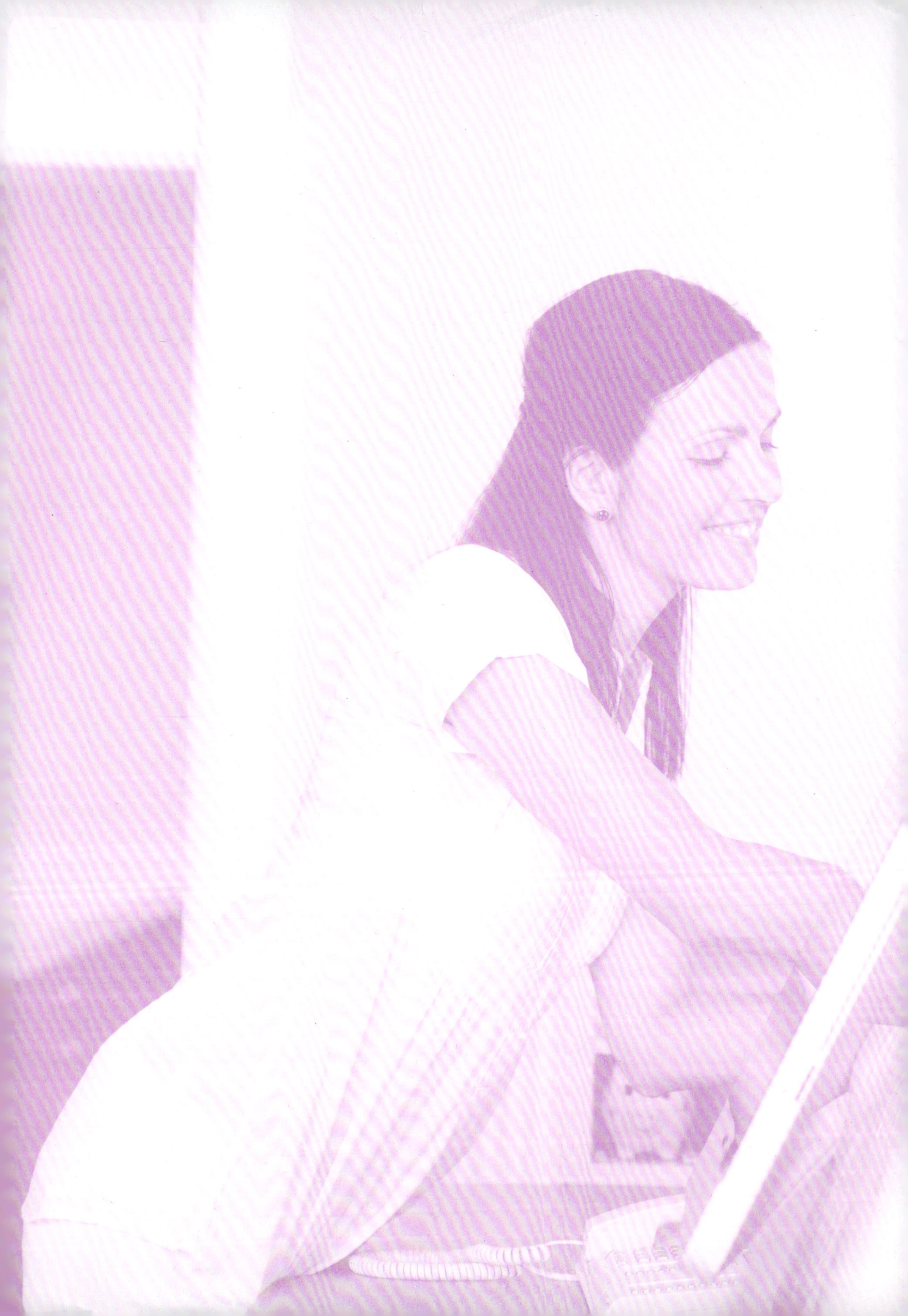

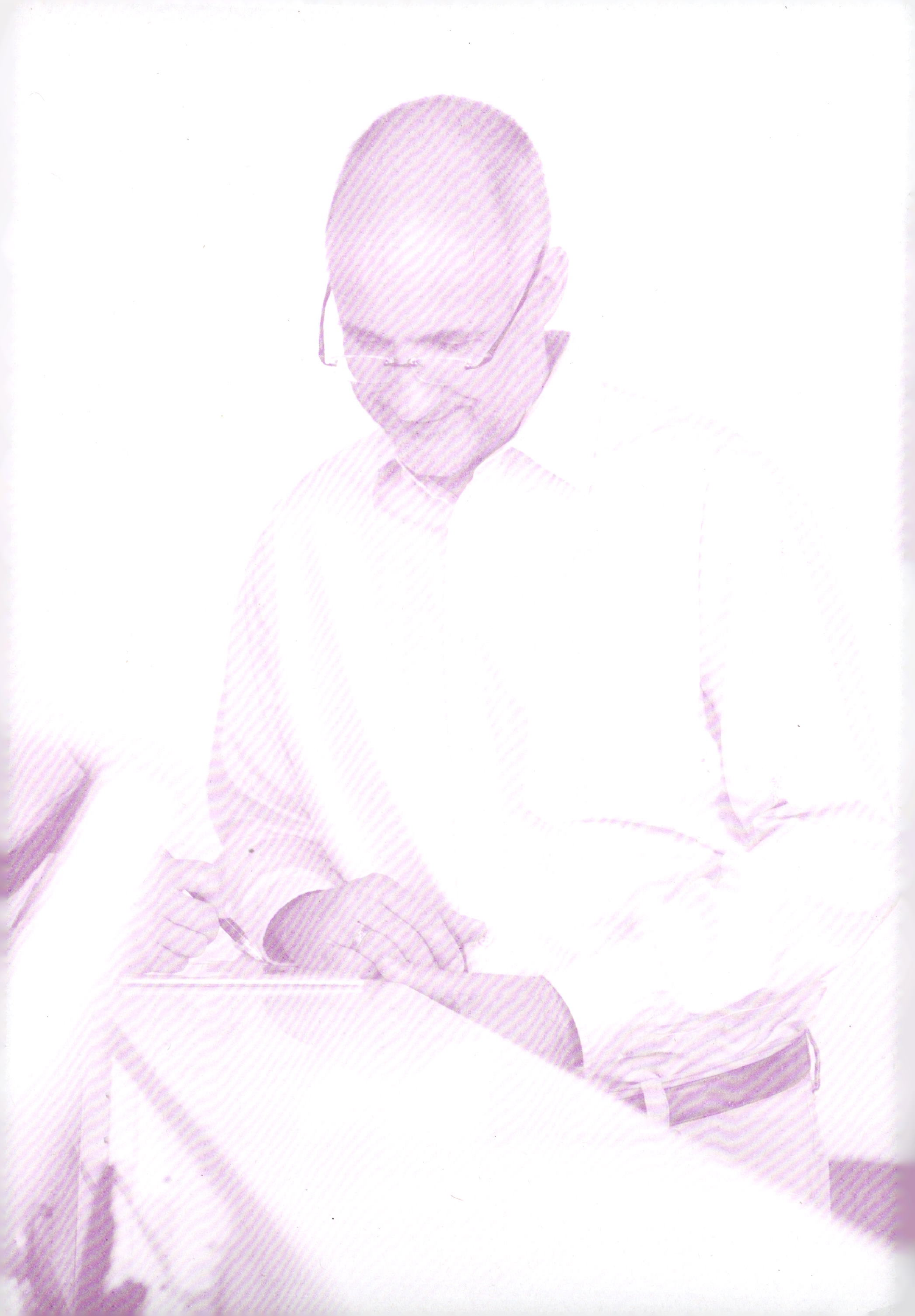

미용인을 위한

NCS 교육과정

병원 코디네이터

김영주 · 박경선 · 박정연 · 이은우 · 이재은
정선희 · 조선영 · 최성임 · 최윤정 · 홍재기

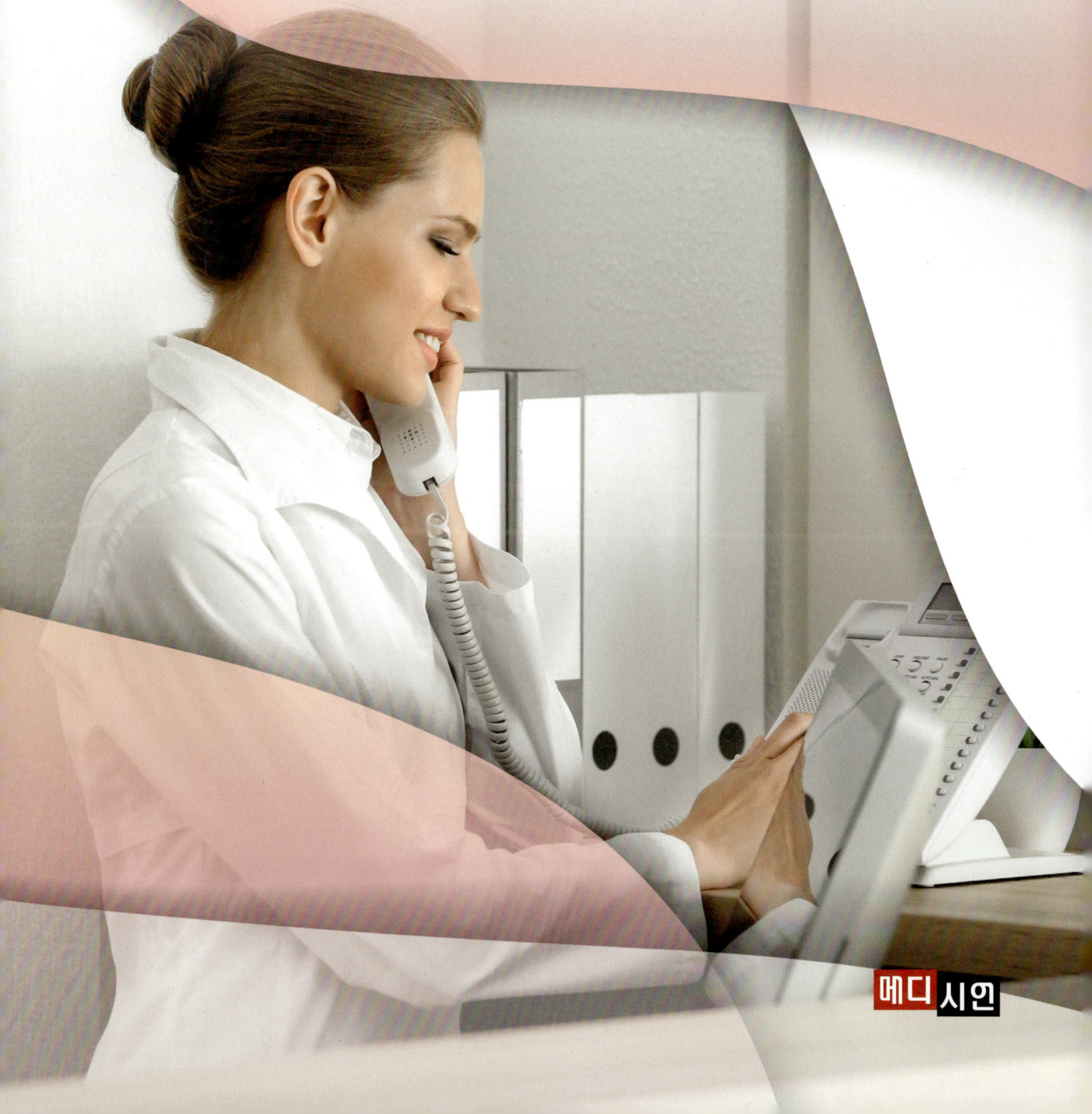

메디시인

머 리 말

오늘날에는 세계가 지구촌화되면서 산업의 비중은 공업에서 첨단산업, 즉 정보(IT), 생명공학(BT), K-pop으로 대표되는 문화서비스, 그리고 뷰티(beauty)와 힐링(healing)이 제4차 산업의 총아로 발전하고 있습니다.

우리나라의 선진화된 이 분야는 세계인의 높은 호응으로 의료관광산업이 호황을 누리고 있습니다.

이제 병원코디네이션은 뷰티와 힐링의 한계를 넘어 아우르는 복합 산업이 되어가고 있습니다.

이 책의 구성은 의료기관과 의료서비스의 분류 및 특징부터 의료관광산업과 병원코디네이터의 구체적인 이해(PART I), PART II 실무에서 꼭 알아두어야 할 병원환경과 병원마케팅, 진료서비스 지원관리, 예약 및 수납 관리와 고객(환자) 응대 및 서비스 관리까지 총 망라하여 이론과 실무적으로 이해할 수 있도록 구성하였습니다.

PART III에서는 직무분야별 병원코디네이터의 이해와 직무범위, 그리고 실질적인 시술이 이루어지는 메디컬 스킨케어와 바디관리, 두피(탈모)케어, 그리고 성형 전 · 후 케어까지 모두 망라하여 직무분야별로 병원코디네이터가 갖추어야 할 역할들을 잘 정리해놓았습니다.

끝으로 PART IV 미용기기에 따른 실무 내용도 포함하여 피부를 진단할 수 있는 기기 명칭과 종류로부터 레이저의 특성과 치료에 대한 이해도를 높일 수 있도록 구성하였습니다.

위와 같이 이 책에는 병원코디네이터가 익혀야 할 서비스 이론 및 태도에 대한 실천적인 방법론이 정리되어 있으므로, 이 책 내용을 습득한 후에는 곧 바로 병원에서 실무가 가능하도록 현장에서의 실무 내용을 충실하게 제시하고 있습니다.

그러므로 이 교재로 공부하는 학습자는 전반적인 병원코디네이터의 업무와 역할을 이해할 수 있으며, 구체적인 예를 통해 병원의 세부적인 시술과 치료 등 병원실무능력을 배양할 수 있고, 현장에서 보다 높은 수준으로 병원코디네이터 직무를 수행할 수 있게 될 것입니다.

끝으로 미용인이 조금 더 유리하게 병원에서 직무를 수행할 수 있도록 새로운 지평을 열어주신 여러 집필교수님들과 이 책 발간에 애써주신 ㈜지구문화/메디시언 임직원들의 노고에 감사드립니다.

경자년 새 봄에

저자 일동

차례

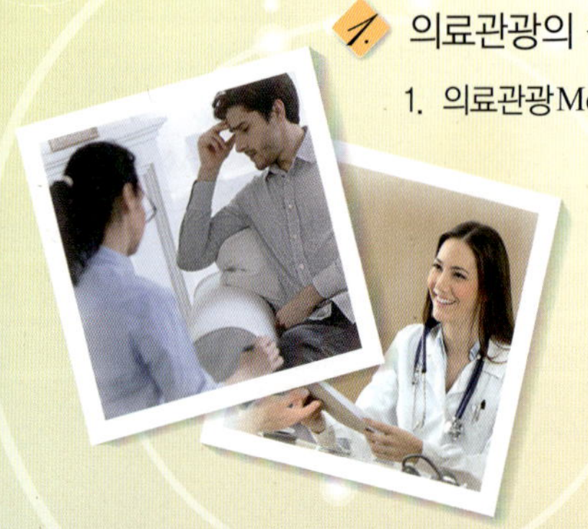

차례

PART Ⅱ 병원코디네이터 실무

Chapter 04 병원 환경관리

Chapter 05 병원 마케팅 관리

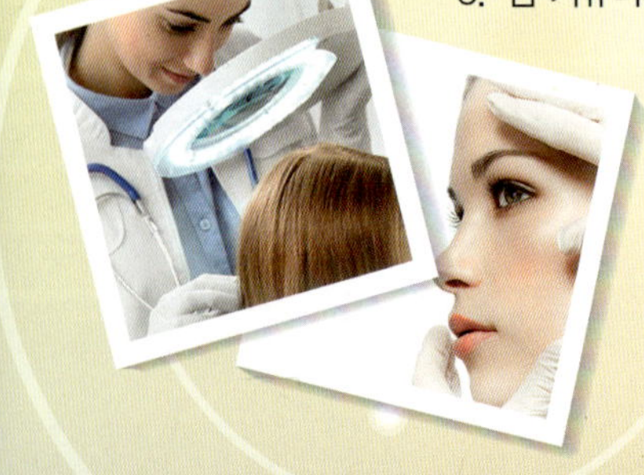

Contents

Chapter 06 진료서비스 지원관리

Chapter 07 예약관리(Lv.3)

차례

Chapter 08 고객(환자) 응대 관리(Lv.3)

Chapter 09 고객(환자) 서비스 관리(Lv.4)

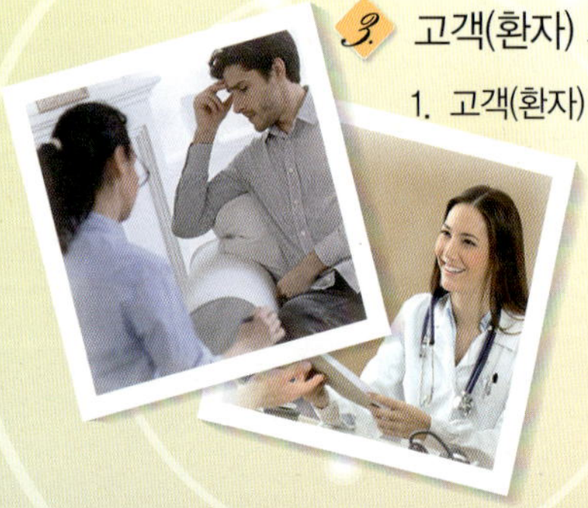

Contents

Chapter 10 고객(환자) 상담 관리(Lv.4)

Chapter 11 수납관리(Lv.4)

차례

PART Ⅲ 직무분야별 코디네이터의 이해

Chapter 12 메디컬 스킨케어

Chapter 13 바디(비만) 케어

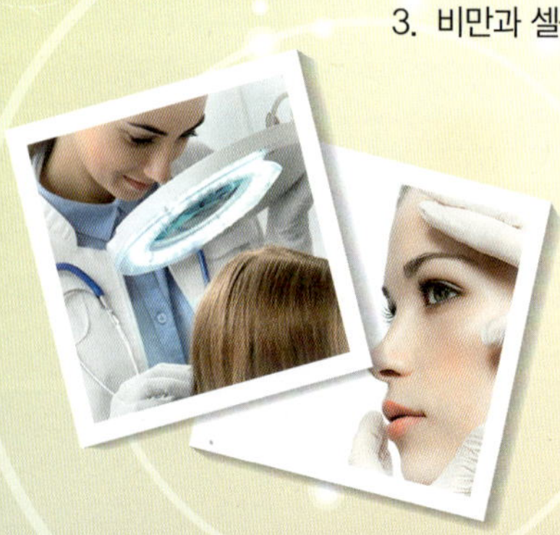

Contents

차례

Chapter 15 성형 전·후 케어

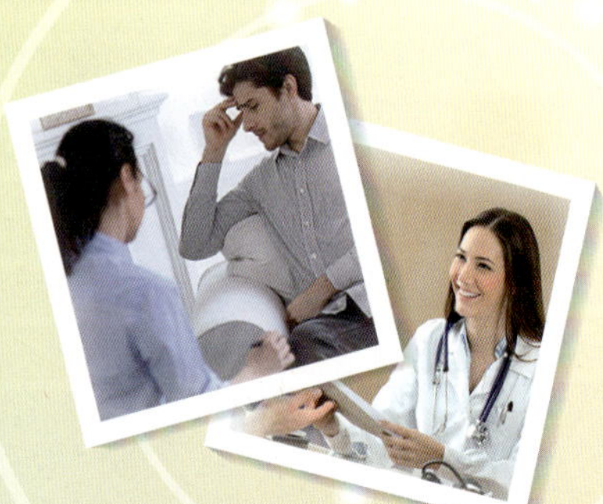

PART Ⅳ 미용기기에 따른 코디네이터 실무

Chapter 16 피부미용 기기 이론과 종류

Chapter 17 레이저 특성과 치료

차례

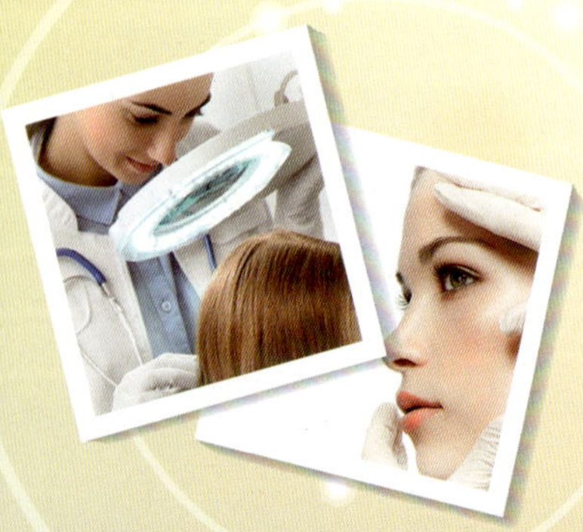

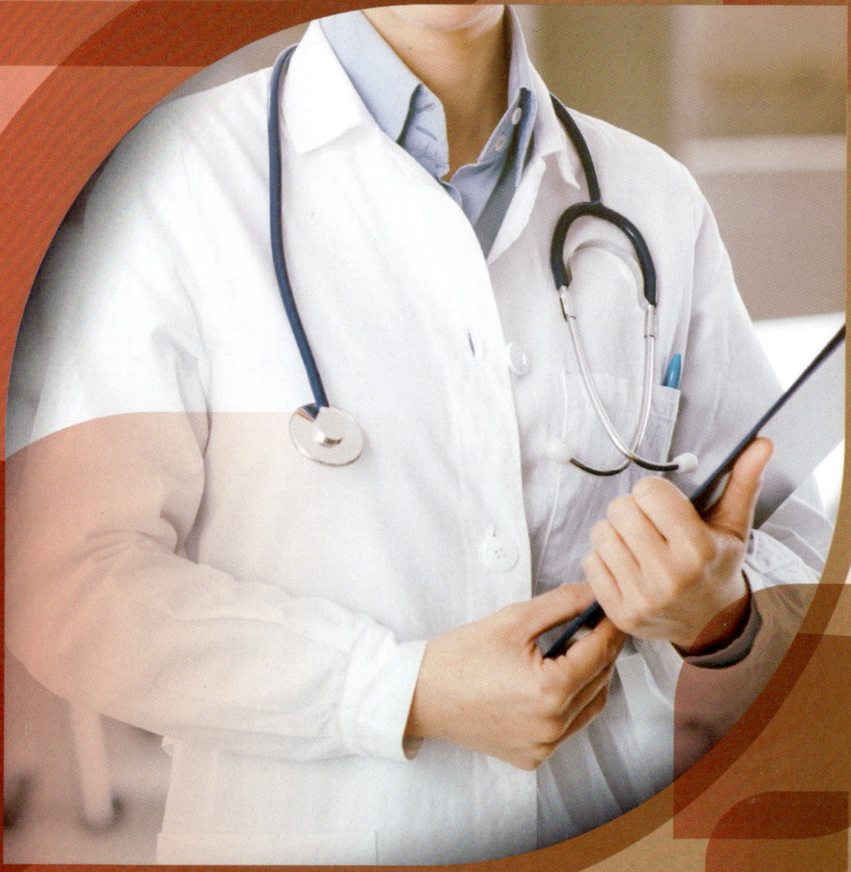

PART Ⅰ 병원코디네이터 개론

1. 의료기관과 의료서비스
2. 병원코디네이터 개요
3. 의료관광 산업의 이해

Chapter 1

의료기관과 의료서비스

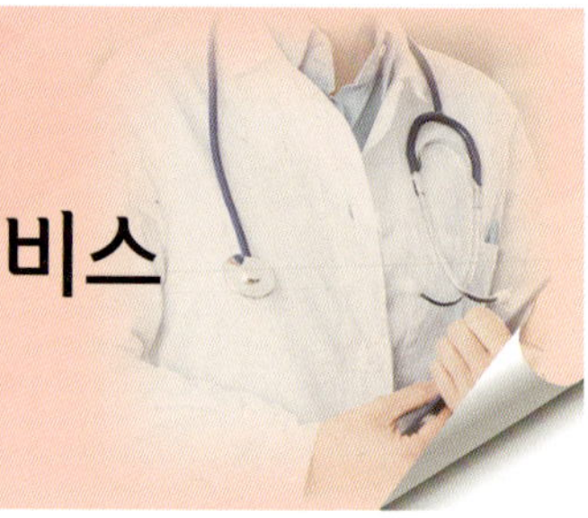

1. 의료기관의 정의

병원은 의사가 병자를 진찰이나 치료 등의 의료행위를 하기 위하여 필요한 설비를 갖추어 놓은 곳으로서, 입원환자 30명 이상을 수용할 수 있는 시설을 갖춘 기관을 병원이라고 하며, 병원보다는 시설 규모가 작은 기관을 의원으로 구분하고 있다.

세계보건기구WHO, World Health organization에서는 "**사회적인 기능과 의료적인 기능을 통합한 역할을 수행하는 기관으로서 지역사회 주민에게 치료와 예방을 포함한 총괄적인 의료를 서비스하고 외래 진료 활동에 있어서는 가족과 건강증진뿐만 아니라 가정의 환경 개선까지도 담당하며 아울러 의료 종사자들의 훈련과 생물 · 사회학적인 연구에 있어서 중심적인 역할을 수행 하는 곳이다.**"라고 정의하고 있다.

우리나라 의료법의료법 제3조제1항에서는 "의료인이 공중 또는 특정 다수인을 위하여 의료 · 조산의 업(의료업)을 행하는 곳"이라고 정의하였고, 의료기관의 종별은 종합병원, 병원, 치과병원, 한방병원, 요양병원, 의원, 치과의원, 한의원 및 조산원으로 구분하고 있다.

2. 의료기관의 형태 및 분류

의료기관이란 의료인이 공중 또는 특정 다수인을 위하여 의료 · 조산의 업을 하는 곳으로서법 제3조제1항, 의료인이 의학적 전문지식을 바탕으로 축적된 경험과 기능으로 진찰 · 검안 · 처방 · 투약 또는 외과적 시술을 시행하여 질병의 치료 또는 예방행위를 하는 것이 의료기관의 주된 업무이다.

1. 의료기관의 분류

의료기관은 의료행위의 내용과 시설 및 병상 수 등에 따라 구분되며, 명칭표시와 개설기준 등은 의료기관 등급에 따라 다르다. 의료법에서는 난이도가 높은 의료행위를 전문적으로 하는 종합병원을 상급종합병원으로법 제3조제4항, 특정 진료과목이나 특정 질환 등에 대하여 난이도 높은 의료행위를 하는 병원을 전문병원으로법 제3조제5항 지정할 수 있다고 규정되어 있다.

(1) 의료법상의 분류

구 분	의료인	종 류	주요 대상	의료법
조산원	조산사	조산원	산욕부 및 신생아	제3조제2항제2호
의원급 의료기관	의사, 치과의사, 한의사, 간호사	의원, 치과의원, 한의원	외래환자	제3조제2항제1호
병원급 의료기관	의사, 치과의사, 한의사, 간호사	병원, 치과병원, 한방병원, 요양병원, 종합병원	입원환자	제3조제2항제1호

(2) 설립 주체에 따른 분류

국가 또는 공공단체나 지방자치단체 등에서 설립하여 운영하는 국 · 공립 병원과 개인 또는 민간법인이 설립하여 운영하는 사립 · 민간병원이 있다. 그리고 국립병원, 시립병원, 도립병원, 공사병원, 특수법인 병원, 회사법인 병원, 학교법인 병원, 의료법인 병원, 사단법인 병원, 재단법인 병원, 종교법인 병원, 개인병원 등이 있다.

(3) 의료전달체계에 따른 분류

분류	진료 대상	의료기관
1차 의료급여기관	외래 진료 및 최단기 입원환자, 난이도 낮은 증세, 증상 완화된 2, 3차 진료환자	의원, 보건소, 보건의료원 및 보건지소
2차 의료급여기관	입원 진료환자, 난이도 중등 정도, 합병증 발생한 1차 진료환자	병원, 종합병원 시 · 도지사의 개설허가 의료기관
3차 의료급여기관	입원 진료환자 진료 난이도가 높고 세부 전문의의 협진이 필요한 환자, 희귀질병, 치사율 높은 질병, 합병증 발생 환자	상급종합병원 2차 의료급여기관 중 보건복지부장관이 지정한 의료기관

3. 의료기관의 조직과 특성

우리나라 병원조직은 의사가 병원에 소속되어 있는 폐쇄 시스템을 택하고 있으며 의료전달체계에 따라 의사 한 명과 간호조무사 한두 명이 근무하는 소규모의 1차 의료기관에서부터 대형 대학병원에 이르기까지 병원의 성격과 규모에 따라 병원의 조직구조는 달라진다. 격리치료가 필요한 결핵과 나병 전문병원, 또는 장기 입원치료가 필요한 암 재활치료 병원 등 의료기관의 특성과 노인요양병원이나 정신병원과 같이 특수 상황에 따라 병원의 구조와 형태는 다르게 구성된다.

병원은 다양한 기능과 능력을 가진 사람들로 구성된 조직체로서 역할과 기능이 분업화되고 전문화되어 있다. 병원의 일차적 기능은 전문적인 의료서비스를 통한 환자 진료에 있다. 병원은 과학과 기술의 지속적인 발전을 바탕으로 전문화와 분업화가 중심이 되어 변화하고 있으며 이를 통하여 병원의 기능이자 목적인 의료서비스 제공과 환자 진료를 실현하고 있다.

1. 의료기관의 조직

병원의 기능은 진단과 치료기능을 비롯하여 교육 및 훈련기능 · 연구기능 · 지역사회에 대한 공중보건기능 등이 있다.

이러한 병원조직의 기능을 수행하기 위해 크게 진료부서와 사무부서로 구분하여 운영할 수 있다. 진료부는 환자를 진단 · 치료하는 부서로서 다양한 전문 진료과목으로 나누어지며 병원에 따라 간호부서와 약제부서를 따로 설치하는 경우도 있고, 진료부에 포함시키기도 한다. 사무부서도 병원의 규모에 따라 진료지원부서와 행정부서 및 관리부서 등으로 나눌 수 있다.

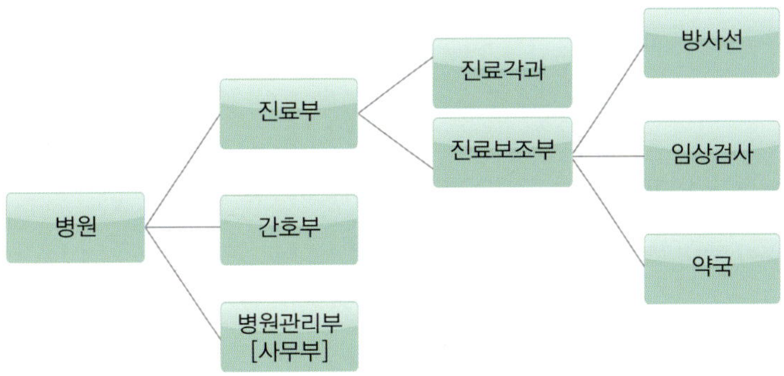

그림 1-1 조직유형의 예

2. 의료기관의 특성

병원의 경영형태는 일반 기업조직과 비교하면 다음과 같은 특성이 있다.

① 서비스의 결과를 객관적으로 평가하기 곤란하다.

의료서비스의 대상이 인간의 건강이며, 환자의 질병 양상에 따라 진료 진행과정과 사용하는 기술과 그 결과가 불확실하기 때문이다.

② 유기적인 협력과 지원을 거쳐서 서비스를 생산한다.

병원 진료서비스는 의료인과 환자 간의 관계가 협동적이며, 의료인 외의 여러 직무의 전문 인력의 보조 및 지원이 있어야만 효율적인 진료서비스가 생산된다. 의료기관의 구성원은 전문 직종 간에 의사소통이 단절되기 쉽고 서로 융합되기 어려운 이질적인 측면이 있지만 환자를 위하여 유기적 협력관계를 유지해 나갈 때 의료서비스가 원활히 이루어질 수 있다.

③ 병원경영은 복합적이며 노동집약적이다.

병원은 산업적으로 복합성을 지니고 있으며 서비스의 대부분은 사람의 노동력에 의해 제공되므로 병원 수익에서 인건비의 비중이 매우 높다.

병원에서 제공되는 의료서비스는 환자와의 대면을 통해 제공되므로 대량 생산이나 주문 생산이 불가능하고, 저장을 하거나 기계화하기가 어렵다.

④ 병원경영은 법적으로 비영리이며 의료서비스는 공공재적인 성격이 부여된다.

의료서비스는 공공재적인 성격을 띠고 있기 때문에 사회적인 관심과 규제의 대상이 되고 있다. 수익이 발생하는 진료서비스 외에 의료기술의 개발이나 공중보건 증진 등의 사회적 요구 충족의 목적도 있기에 이윤의 극대화를 추구하는 경제적 가치창조보다 사회적이고 인도주의적 가치가 더욱 중요시되고 있다.

⑤ 의료서비스는 일반적 서비스 산업과 업무 현상이 다르다.

의료서비스의 특성상 업무수행 과정 중 시간적으로는 환자의 상황에 대비하여 24시간 서비스가 지속되어야 하며 업무진행 과정 속에서 신속하고 정확한 판단과 즉각적인 처리가 요구되는 경우가 많으므로 일반적인 서비스 산업의 개념과는 차이가 있다.

4. 의료서비스의 이해

service의 어원은 고대 라틴어 servus = slave 노예이며, 프랑스어 servise 〈공공에 봉사하다〉를 통해 유래되었다. 서비스servise는 '노예가 주인에게 충성을 바친다.'라는 의미에서 시작하여 상대를 위한 봉사를 의미하게 되었고, 산업영역 전반에서 필수적인 무형의 가치이며 서비스 산업 그 자체를 지칭하는 뜻으로 사용되고 있다. 서비스의 경제적 의미는 상대방이 만족하고 편리함을 느끼는 것을 판매하는 행위라고 볼 수 있다.

1. 의료서비스의 특징

의료서비스는 질병의 치료 · 예방 · 간호 및 재활 · 건강유지와 증진을 포괄적으로 의미하며, 서비스의 공급자인 의료 종사자와 서비스를 받는 사람인 고객과의 사이에는 신뢰관계가 바탕이 되어야 한다. 의료 소비자가 구매하는 것은 질병과 관련된 의료진의 전문적 서비스, 의료장비, 병원의 시설 등 다양한 형태인데 최상의 의료서비스를 선택하기 위하여 여러 경로를 활용하여 정보를 얻게 된다.

의료서비스도 서비스 산업의 하나로서 고객의 필요에 대한 활동을 제공하는데, 다음과 같은 의료서비스 분야만의 특징이 적용되고 있다.

① 수요의 불확실성

현대는 국가 간의 왕래가 빈번하고 편리해지면서 질병의 확산과 이동을 예측하기가 어렵고 의료기관으로 이어지는 수요 또한 측정하기 어려운 상황이다. 질병의 양상이 언제 어느 정도의 규모로 발생할지는 알 수 없으며, 발생된 질병을 치료하기 위해 소요되는 실제 비용을 산출하는 것도 불확실하다.

② 정보의 편향성

일반적인 경우에 소비자가 구매할 서비스의 정보를 일정 수준으로 확보할 수 있지만 의료서비스는 소비자가 알지 못하는 고유한 전문지식과 전문적 판단기준이 있다. 질병의 종류와 치료방법에 관한 의료서비스 구매 여부는 공급자가 제공하는 정보에 따를 수밖에 없다.

③ 즉시성

일반적으로 상품이 다 팔려서 재고가 없으면 기다렸다가 살 수도 있지만 아파서 병원으로 온 환자를 오래 기다리게 할 수는 없다. 모든 질병에 관한 치료는 즉시 이루어져야 한다. 치료가 지체되면 환자는 다른 병원으로 이동하여 치료를 받으려고 하므로 고객인 의료 소비자의 요구에 대해 즉시 반응해야 하는 것이다.

④ 시장참여와 공급의 제한성

인간의 소중한 생명과 건강을 다루는 분야인 의료서비스는 특정 수준의 자격을 갖추고 엄격한 실무 훈련을 받은 사람만이 서비스를 제공할 수 있다. 면허 의료인의 수가 제한되어 있고 그 서비스의 저장도 불가능하다. 따라서 예상하지 못한 큰 질병이 갑자기 닥치게 되면 제한되어 있는 의료인 수만으로 대처하는 것은 매우 힘들다.

⑤ 첨단기술 기반 융합 산업

전 산업에 걸쳐 눈부신 발전을 쌓아 온 21세기는 의학 분야에도 유전자 특성을 분석하여 개별적 맞춤 의료가 가능한 예측의학, 핵의학기술, 바이오 헬스 산업 등의 새로운 기술이 의료 분야에 다양하게 접목되어 획기적으로 발전하고 있다. 물리적 · 생물학적 · 디지털 영역의 경계가 무너지고, 융합으로 나아가는 4차 산업혁명 시대에는 인공지능, 빅

데이터 · 사물인터넷 · 로봇 기술 · 생명과학 등이 첨단산업과의 융합을 통한 의료산업으로 새롭게 발전하여 일자리의 창출과 부가가치 창출에도 기여하게 될 것이다.

2. 의료서비스의 질

의료산업에서 병원의 경쟁력을 결정하는 것으로 의료서비스가 차지하는 비중이 갈수록 커지고 있다. 질병에 관한 정보는 인터넷이나 매스컴 등에서 쉽게 얻게 되면서 병원을 찾는 고객들의 관심은 병원의 친절과 자신에게 맞는 진료상담 등 보다 질 높은 의료서비스를 기대하게 되었다. 의료서비스를 구매하는 고객은 주관적 요소에 따라 의료기관을 선택하는 경우가 많으며, 병원 경쟁력을 결정짓는 중요한 기준인 의료서비스는 고객에게 질 높은 서비스를 제공하고 병원경영과 마케팅에서도 중요한 역할을 하면서 환자 상담이나 스케줄 관리, 사후관리, 직원 서비스 교육 등의 업무를 수행하는 병원코디네이터의 핵심역량을 기대할 수 있게 되었다.

의료서비스의 질이란 고객의 기대에 부응하는 최상의 전문적인 의료서비스를 제공하는 것으로 정의할 수 있으며, 확신성 · 신뢰성 · 반응성 · 공감성 · 유형성으로 분류하고 평가할 수 있다.

① **확신성** : 지식과 정중함을 갖추고 고객에게 신뢰를 줄 수 있는 서비스 능력

[평가항목] 의료 전문지식, 주사 및 투약, 의료진의 진료 태도, 환자의 개인정보 보호 등

② **신뢰성** : 고객과 한 약속을 정확하게 수행하는 서비스 능력

[평가항목] 진료의 적합성, 검사나 치료의 편의성, 진료예약 시간 준수, 진료에 대한 설명, 처방전 설명, 청구서의 내용 설명

③ **반응성** : 고객의 욕구와 불만사항에 대해 신속한 처리를 하는 서비스 능력

[평가항목] 진료, 검사나 치료에 대한 신속한 설명, 의사의 진료에 대한 우선 처리, 환자와 가족의 요청에 즉시 반응, 소견서 및 검사자료에 대한 효율적 처리

④ **공감성** : 고객의 욕구에 대한 배려와 보살핌을 할 수 있는 서비스 능력

[평가항목] 고객의 의견에 지속적 관심, 가족들에게 환자의 상태 전달, 고객의 시간에 편의성 제공 등

⑤ **유형성** : 시설, 장비, 인력 등의 외양과 관련된 서비스

[평가항목] 실내 환기, 조명, 온도, 인테리어, 화장실 청결도, 병원 기기 및 장비의 작동 체크

3. 의료서비스의 과정

(1) 사전 서비스 과정

① 예비고객들과 상담 시 서비스의 내용을 소개하여 예약을 받거나 방문고객을 위한 업무를 사전에 준비하는 단계이다.

② 고객과의 상담을 통해 수요를 예측하고, 각 고객에 맞는 맞춤 서비스 제공을 준비한다.

③ 고객이 심리적 부담을 느낄 수 있으므로 지나친 사전 서비스는 조심해야 한다.

④ 사례: 병원 위치 안내와 홈페이지 및 블로그 등을 통한 정보지원, 전화 및 인터넷 예약 서비스 등

(2) 현장 서비스 과정

① 현장 서비스는 고객이 병원에 도착한 시간부터 시작된다.

② 고객과 서비스 제공자가 일대일인 경우예: 진료상담 등, 고객은 한 명이고 서비스 제공자는 복수인 경우 진료안내 서비스 등, 서비스 제공자는 한 명이나 고객이 다수인 경우 건강 관련 무료 특강 등 다양한 종류의 서비스가 있다.

③ 사례 : 진료상담, 진료와 치료, 수술 및 시술 등

(3) 사후 서비스 과정

① 사후 서비스의 질적 수준에 따라 병원 이미지에 대한 평가가 달라지고 재이용의 가능성이 높아질 수 있으므로 최선의 서비스 제공이 필요하다.

② 사용 후기고객만족도 조사, 모니터링 등을 통해 서비스 프로그램을 제고하고 개선할 수 있어야 한다.

③ 사례 : 해피콜, 고객 불만 처리, DM 발송 등

5. 의료서비스 마케팅

의료서비스 마케팅이란 병원정보와 잠재고객을 관리하여 환자만족도를 증진시키며, 다양한 병원 홍보활동을 통해 병원의 수익성을 높이는 일련의 과정이다. 공공재적 특성을 지닌 의료서비스 분야는 높은 서비스 품질과 고객만족을 이루어 내는 통합적 접근을 요구하는 의료서비스에 의해 주도된다. 우수한 의료서비스 마케팅은 차별적 고객가치 창조를 목표로 고객인 환자의 욕구에 대한 만족과 병원의 경영성과를 합리적이며 총체적으로 관리하는 전략적 개념으로 볼 수 있다.

1. 고객만족 경영

병원 환경의 변화와 심화되는 경쟁 속에서 환자의 개념도 단순히 진료의 대상이 아니라 병원에서 제공하는 진료와 서비스를 이용하는 고객으로 그 개념이 변해 가고 있다. 나아가서 진료를 받기 위해 병원을 찾는 사람과 보호자와 진료 및 서비스를 제공하는 직원들까지도 고객으로 인식하고 있다. 고객만족Customer Satisfaction: CS은 고객의 욕구와 기대가 충족되어, 신뢰감을 가지고 의료서비스를 재이용하는 상태를 말한다. 의료기관은 조직의 발전을 위한 핵심적인 경영 전략의 하나로서 고객만족도CSI : Customer Satisfaction Index를 향상시키려는 노력이 지속적으로 추진되어야 한다.

(1) 의료서비스의 고객만족 요소

① 직접적 의료서비스 : 진료행위

② 간접적 의료서비스 : 의료진의 태도, 서비스 절차, 첨단 시설과 쾌적한 환경 등

③ 의료기관의 이미지 : 연구 성과와 의료진의 명성, 사회적 공헌과 봉사활동 등

(2) 고객 욕구의 특징

고객 욕구의 특징을 살펴보면 기억되고 싶으며 관심의 대상과 중요한 사람으로서의 인식, 편안함 추구, 존경과 칭찬, 기대와 요구 수용, 다양한 특성과 욕구, 단점과 부정적인 면을 우선시하는 경향, 손해 기피, 모방 심리 등의 다양한 심리적 욕구의 특징들이 있다.

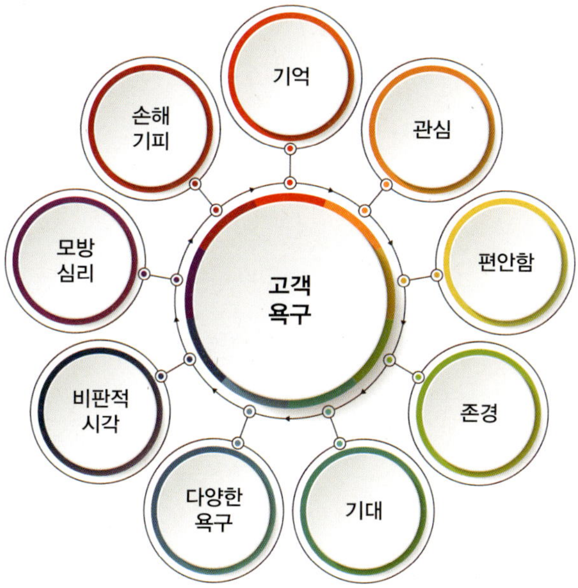

그림 1-2　고객 욕구의 특징

2. CRM 마케팅

고객관계관리Customer Relationship Management ; CRM는 고객의 연령, 성별, 병원이용 패턴, 취미 등 고객과 관련된 자료를 정밀하게 분석하여 고객 개인의 특성에 맞게 계획하고 실시하는 고객관리 및 마케팅 활동을 의미한다. CRM은 고객과의 인간적인 신뢰관계를 전제로 지속적인 관계를 유지하면서 고객의 진정한 니즈needs를 발견하여 고객의 가치를 극대화하는 전략적 경영기법이다.

CRM 마케팅은 우량고객과의 관계를 가능한 오래도록 유지하기 위해서 고객이 원하는 서비스를 일대일로 제공하여 고객의 감동을 불러일으킬 수 있는 환경을 조성하는 것으로서 병원 마케팅 전략의 하나로 유용하게 활용되고 있다.

(1) CRM의 단계

① **고객관계 획득** : 고객의 최초 내원 시 갖는 어색함과 불편함을 해소하도록 노력

② **고객관계 발전** : 고객정보 분석을 바탕으로 관계 향상을 위한 노력

③ **고객관계 유지** : 우량고객 우대정책이나 우호고객 우선정책 등으로 일반고객과 차별화

(2) CRM의 효과

경영수익 향상 : 우량고객과의 관계유지는 구매 횟수 및 구매량의 증가와 이어지고 신규고객 확보 비용을 줄여서 장기적으로는 병원의 수익을 향상시키는 결과를 유도함.

④ **구전효과 증가** : 우량고객에게 제공되는 양질의 서비스를 경험한 고객이 주변 사람들에게 자연스럽게 병원을 추천하게 됨.

⑤ **신규사업 연계** : 고객과의 축적된 우호감과 신뢰감은 신규개발 상품 및 사업의 진출과 확장의 기회가 될 수 있음.

(3) CRM 활용 사례

① **SMS 서비스** : 진료예약 및 진료변경 안내, 검사결과 알림, 예방접종 시기 안내, 정기검진 알림, 분만 축하 메시지, 서비스 만족 여부, 특정일 안부 인사 등

② **E-mail 서비스** : 병원소식지, 의학상식 안내, 임신 주수별 안내, 육아정보, 헬스케어 및 식이 정보 등

3. 고객접점 MOT

고객접점이란 고객이 병원의 서비스 품질에 대한 인상을 느끼게 되는 결정적 순간이나 실패가 허용되지 않는 중요한 순간을 말하며, 진실의 순간 또는 MOT moment of truth 라고도 부른다. '투우사가 소의 급소를 찌르는 순간'이라는 의미의 투우 용어인 MOT를 처음으로 경영에 도입한 스칸다나비아 항공사의 얀 칼슨Jan Carlzon 회장이 고객과 접하는 최초 15초 내외의 짧은 순간에 고객을 만족시켜야 사업이 성공한다고 주장한 이후 급속히 보급되었다.

의료서비스 관점에서는 고객이 병원에서 접하게 되는 모든 상황과 순간이 고객접점을 의미하며 고객상담, 전화응대, 대면응대, 진료, 진료비 수납 등을 비롯하여 병원의 청결상태, 서비스 담당자의 용모나 말씨, 유니폼 등에 이르기까지 고객접점 전체를 신중하게 관리해야 한다.

고객이 병원에서 제공하는 다양한 형태의 서비스를 접할 때, 제공받은 서비스에 대하여 만족한 고객은 충성 고객으로 계속 남게 되지만 불만족한 고객은 같은 서비스를 받지

않으려 하기 때문에 어렵게 확보한 고객을 한순간에 잃어버릴 수 있다.

(1) 고객접점 기준 설계

① **서비스 단위별 재구성** : 병원 내 각 부서의 전문성이나 고유성으로 인하여 자신의 업무에만 집중하게 되어 전체 고객접점을 설계하기 어려움.

② **고객입장에서 서비스 파악** : 신속한 업무처리가 직원과 의료진의 서비스 중점이라면 고객은 편안하고 친절한 진료에 더 관심이 많음.

③ **고객접점 과정 정리** : 고객이 병원을 방문하여 서비스를 제공받은 시점부터 종료 시점까지의 전체 고객접점을 점검하고 분석하여 목록으로 정리함.

④ **새로운 고객접점 매뉴얼 작성** : 일상적 상황으로 간주했던 사소한 내용의 사안도 고객의 관점으로 인식하여 개선을 위한 새로운 매뉴얼을 작성함.

⑤ **새 고객접점 매뉴얼 실행** : 작성된 고객접점 개선 매뉴얼을 각 단위부서별로 훈련하고 미비한 점을 찾아서 보완함.

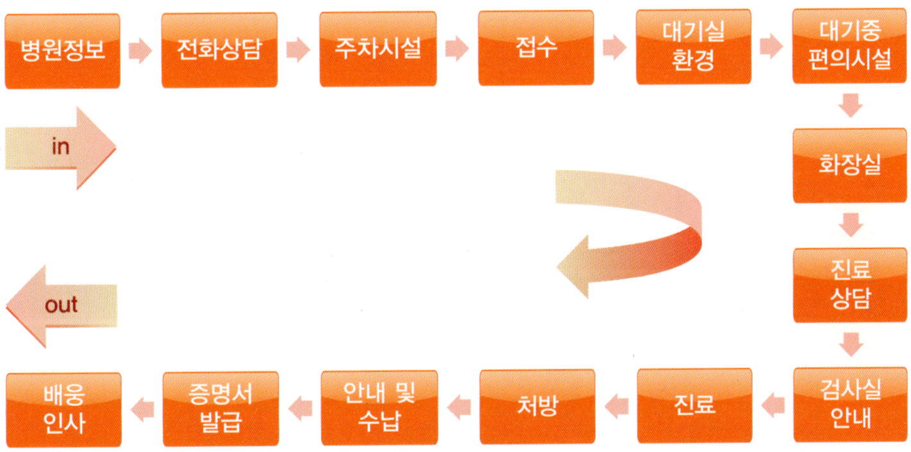

그림 1-3 병원의 MOT 사례

4. 서비스 모니터링

서비스 모니터링은 고객접점 현장에서 고객의 의견을 객관적으로 조사하고 분석하는 고객만족 경영 활동으로서 의료서비스의 질에 대한 내원고객의 평가를 보다 적극적으로 의료서비스에 반영하고자 하는 취지에서 실시하고 있다.

(1) 의료서비스 모니터링 대상

① 병원 시설

주차 시설, 실내외 환경 및 위생 상태, 의료장비 및 기기 청결, 비품 및 집기의 정리 상태, 대기실 의자의 청결 상태, 대기실 안내문, 도서 정리정돈, 서비스 음료대 위생 상태, 병원 내 편의시설, 환기 및 조명 상태, 검사실 및 진료실 위치표시, 진료 대기자 표시등 등

② 내부 운영 시스템

진료절차 처리 시스템, 환자관리 및 대기실 운영 시스템, 신속 정확한 업무 처리 시스템, 예약 서비스 등

③ 인적 지원 시스템

의사, 간호사, 스텝의 서비스마인드와 적극적인 태도, 상담 시 전문지식 안내 능력, 화법 및 인사 매너, 직원의 용모와 유니폼 착용 상태, 대기 시 상황 설명, 문의 사항에 대한 상세하고 친절한 답변, 불만 사항 신속대응 등

(2) 의료서비스 모니터링 진행 과정

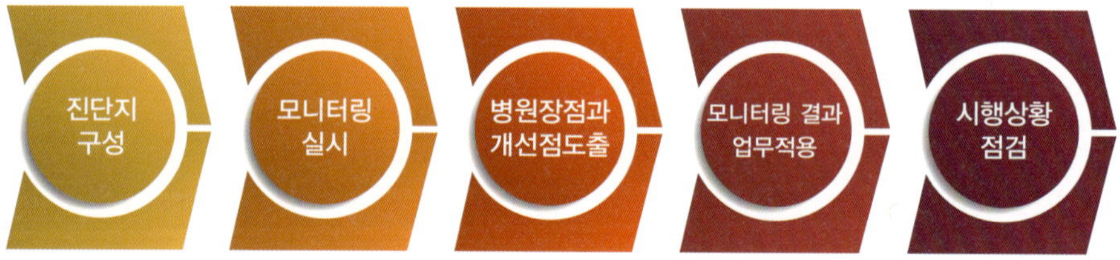
진단지 구성
모니터링 실시
병원장점과 개선점도출
모니터링 결과 업무적용
시행상황 점검

(3) 모니터링 데이터의 적용

① 서비스 품질 측정을 통하여 고객만족, 고객충성도, 고객 서비스 행동을 평가
② 모니터링한 고객들의 다양한 의견을 업무 프로그램 개선에 활용
③ 모니터링의 평가 자료를 기준한 직원 교육 및 개별 코칭
④ 모니터링으로 검증된 개인의 자질 분석을 토대로 인력선발 재조정
⑤ 모니터링 데이터 자료를 근거한 성과평가 및 보상 실시

5. 고객의 소리 VOC

'**고객의 소리** VOC, voice of customer'는 고객들이 병원 측에 전달하는 의견으로서 다양한 방법을 통해 들을 수 있다. 병원에 비치된 고객 의견함 · 홈페이지의 자유게시판 · 인터넷 카페의 게시판 · 블로그나 포털 사이트에 올라오는 의견들을 통하여 접하게 되는데, 불만 사항은 가급적 즉각 해결하도록 하고 개선의견 등은 가능한 수렴하여 고객 서비스에 반영하는 것이 좋다.

특히 여러 정보들 중에서 불만사항을 잘 분류하여 그에 따른 대응방안을 마련한 후 전체 직원이 공유하고 환자응대 매뉴얼로 활용하여 병원의 서비스 질을 개선하는 중요한 기초자료로 활용한다.

(1) VOC 처리과정

① 고객들이 쉽게 접할 수 있는 위치나 장소에 고객 설문지를 비치한다.

② 접수된 고객의 소리를 해당부서로 연결하여 고객의 요구사항을 신속하게 파악하고 대응방안을 마련한다.

③ 고객의 소리에 대한 처리결과를 회신하고 관리부서에 보고한다.

6. 의료서비스 환경변화

우리나라의 의료 환경은 전 국민 의료보험제도가 실시된 이후 의약분업, 의료기관 평가제도, 의료기관의 양적 증가, 재벌기업의 의료산업 참여, 의료시장 개방화, IT 정보기술을 통한 원격진료 시스템 도입 등으로 병원산업의 경쟁은 날로 심화되고 있다. 사회적으로도 저조한 출산율과 인구 고령화로 병원의 고객구조가 바뀌었고 국민소득 증가로 인한 의료서비스에 대한 요구도 다양해지고 있다. 또한 여러 매체를 통한 전문 의료정보의 대중화나 소비자의식의 향상 등으로 의료서비스의 패러다임 자체가 변화되고 있다.

(1) 의료시장의 무한경쟁

① 의료기관의 양적인 팽창, 대기업의 의료사업 진출, 첨단 의료기기와 설비 투자

② 고객중심 경영기법 도입 대형화, 고급화 주도

③ 의료시장의 개방으로 글로벌 경쟁시대에 돌입

④ 모바일 메신저 라인을 통한 원격진료 및 처방약 택배 시스템 도입

(2) 의료서비스의 수요 변화

① 고객의 소득수준 향상과 평균수명의 연장으로 의료서비스 수요 증가

② 치료의 개념이 아닌 삶의 질을 위한 의료서비스 추구

(3) 의학 정보의 대중화와 소비자 의식 향상

① 고객의 전문의학 지식 증가

② 소비자 권리의식 향상

Chapter 2

병원코디네이터 개요

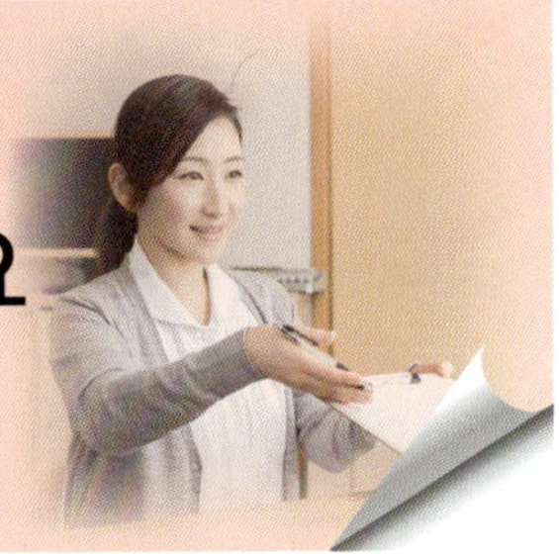

의료관광산업은 사회 · 문화 · 경제적 환경의 발전과 변화와 더불어 삶의 질에 대한 관심 증대, 인구의 고령화 사회로 접에 들면서 야기되는 질병 및 건강에 대한 관심이 더해지면서 헬스 케어Health care 시장의 확대와 더불어 주목받고 있는 성장 잠재력을 지닌 미래 유망산업이다.

오래전부터 전 세계적으로 높은 수준의 의료서비스와 고급 휴양시설을 갖춘 지역에서 의료서비스와 함께 휴식이나 관광 등이 접목되어진 의료관광 형태가 사회의 극소수 부유층 위주로 이루어지고는 있었다. 후진국이나 개발도상국에서 선진국의 우수한 의료기술의 혜택을 받고자 하는 목적으로 의료관광이 본격적으로 시작되었다. 그러나 선진국 내에서의 고가의 의료비와 오랜 대기시간 등의 문제점 등이 나타나게 되었고, 개발도상국에서도 의료기술이 급속도로 발전하면서 의료서비스 경쟁력을 갖추게 되었다.

이로 인하여 선진국에서 인도 · 태국 · 싱가포르 등의 아시아 국가로 의료관광 저변이 확대되었으며, 삶의 질에 대한 관심과 건강한 라이프스타일을 추구하는 현대인의 욕구와 맞물려 각광을 받게 되었다.

최근의 의료관광산업은 의료서비스를 받으면서 관광 · 건강관리 · 레저 · Spa 등의 휴양이나 문화 활동 등이 결합된 새로운 관광형태로써 의료산업과 관광산업을 접목시킨 새로운 산업 분야로서 고부가가치산업으로 자리 잡고 있으며, 신체적 치료를 넘어서 질병예방 및 관리 분야인 헬스케어Health care 시장의 확대와 더불어 IT Information Technology, 정보기술, BT Bio Technology, 생명공학기술, NT Nano Technology, 나노 기술, HT Health Technology, 보건의료기술 기술과의 융 · 복합을 통한 시너지 효과로 무한한 개발 가능성을 지닌 미래의 새로운 유망 신성장 동력산업으로 주목을 받고 있으며, 더욱 확대될 것으로 전망되고 있다.

1. 의료관광의 정의

1. 의료관광 Medical Tourism 이란?

의료관광이라는 용어는 미국의 '의료관광협회' Medical Tourism Association; MTA 에서 사용이 시작되면서 널리 알려지게 되었으며, 글로벌 헬스케어 Global health care, 국제의료서비스 International medical service, 보건건강관광 Health tourism, 의료관광 Medical tourism, 의료여행 Medical travel, 웰빙 투어 Well-being tour, 힐링 투어 Healing tour, 웰니스 관광 Wellness tourism 등의 용어로 혼용되어 불려지고 있었으나, 최근에는 웰니스 관광이 가장 큰 포괄적인 개념을 포함하고 있고, 건강 · 보건관광과 의료관광 순으로 볼 수 있다.

미국의 의료관광협회에서는 환자가 국내에서보다 저렴한 가격에 양질의 의료서비스를 받을 수 있는 해외로 치료를 받으러 나가는 현상이라고 하였으며, 우리나라 관광진흥법에서는 해외 거주 외국인이 '국내 의료기관의 진료, 치료, 수술 등 의료서비스를 받은 환자와 그 동반자가 의료서비스와 병행하여 관광하는 것을 말한다.'라고 정의하고 있다.

한국관광공사에서는 의료관광을 '본인 혹은 의료진의 판단에 의거하여 심신의 건강을 보호하고 증진함을 목적으로 거주 국가의 국경을 벗어나 1년 이내의 기간에 타국을 방문하는 방문객의 모든 활동 또는 이를 돕기 위한 동반자의 모든 활동'으로 정의하였으며, '**의료관광객**'은 이러한 의료관광을 하는 자로 정의하였다.

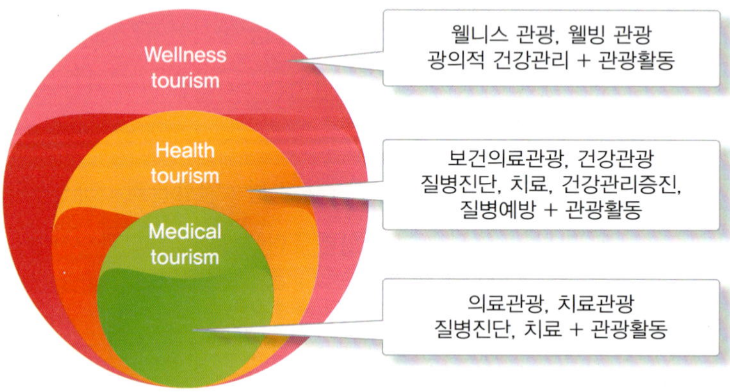

그림 2-1 의료관광의 일반적 의미와 범위

의료관광은 자신의 주거지를 벗어나 외국이나 타지방으로 이동하여 현지의 의료 · 요양 · 휴양기관 등을 통해 본인의 질병을 치료하거나 건강의 회복 · 관리 · 유지 및 증진 등의 활동을 하는 것으로, 개개인의 질병 및 건강상태에 따라 현지에서의 요양 · 관광 · 문화체험 등의 활동을 병행하는 것을 의미한다.

또한 '**의료관광사업**'이란 의료관광객을 적절한 치유목적지에 알선하는 유치사업을 포함하여, 외국 국적을 가진 의료관광객을 유치하고자 하는 의료기관이나 의료관광객의 운송 · 숙박 · 음식 · 운동 · 오락 · 휴양 등을 위한 시설 또는 관련 용역을 제공하거나 그 밖에 관광을 위한 시설을 갖추어 이를 이용하게 하는 모든 활동이 포함된다. 우리나라는 2009년 의료법 개정을 계기로 관광 상품으로 의료관광을 선정 및 지원하고 있다.

2. 의료관광 시장의 발전 배경

(1) 의료서비스 수준에 대한 불만족

경제적인 수준의 격차가 심한 나라의 경우 자국의 의료서비스 수준에 만족하지 못하여 의료 선진국으로의 서비스를 이용하려는 사례가 있으며, 의료 선진국의 환자 중에서도 높은 의료비용과 서비스 질에 대한 불만족이나 긴 대기시간 등의 이유로 해외 의료서비스를 이용하려는 환자들이 점차 늘어남에 따라 의료관광Medical Tourism이 등장하게 되었다. 해외로 선택적으로 의료관광을 할 경우, 보다 경제적이고 수준 높은 의료서비스를 받을 수 있다는 장점이 의료관광이 활성화되기 시작한 요인으로 작용하였다. 아시아의 주요 의료관광국의 의료서비스 비용은 선진국의 25~80% 수준이지만, 서비스 수준은 선진국과 유사한 수준이다.

(2) 의료비 부담의 증가

전 세계적으로 인구의 고령화와 의료기기 및 기술의 발전 등으로 인하여 의료비 부담이 증가함에 따라 소비자들은 의료비 문제를 신뢰성과 함께 고려하게 되었다. 지속적인 의학기술의 발전으로 현대의 의료서비스 수준은 상향 평준화가 이루어지고 있다. 이러한 현실에 따라 상대적으로 저렴한 의료서비스를 찾게 되었고, 의료관광을 선택하는 중요한 기본조건이 되었다.

(3) 미디어 및 정보통신매체 발달과 의료관광 마케팅 확대

인터넷과 미디어 및 정보통신매체의 발달로 소비자들은 각국의 의료서비스 정보를 손쉽게 습득할 수 있는 환경이 조성됨에 따라 구체적으로 비용과 서비스 품질 비교가 가능해졌으며, 선택의 폭이 확대되었다. 의료관광산업은 인터넷과 미디어 및 정보통신매체를 이용하여 해외로 의료 정보를 제공함으로써 소비자들은 자신이 원하는 치료방법과 관리 프로그램에 대한 보다 자세한 정보를 파악하여, 지역 · 국가별로 가격 및 서비스 품질 등을 고려하여 고객이 직접 의료관광 목적지와 유형을 선택할 수 있는 효율성이 높아졌다. 이러한 추세에 따라 미디어 및 인터넷을 적극적으로 활용하여 각국의 호텔과 의료기관이 협력하여 해외환자를 유치하기 위한 공동 마케팅에 참여하는 등 네트워크를 통한 적극적인 홍보에 나서고 있다.

(4) 의료서비스 인증제도 확산

의료서비스는 이용 가격이 높고 서비스 품질이나 치료효과 검증 확인이 어려운 특성을 가지고 있어서 위험성을 최소화하는 것이 필수적이기 때문에 각 국가들은 국제인증제도를 적극 활용하고 있다. 대표적인 국제인증기관으로 JCI Joint Commission International가 있으며 국제사회에서 환자들이 안전한 의료서비스를 받을 수 있도록 진료에서부터 의료서비스의 질적인 부분까지 체계적인 관리를 보증하는 국제적으로 표준화된 의료서비스 제도를 실시하고 있다. 환자가 병원에 들어서는 순간부터 퇴원까지 치료 전 과정을 세밀하게 평가받아야 하며, 16유형으로 나누어 환자 개개인의 의료서비스를 기준으로 안전성과 양질의 의료서비스 제공에 관한 평가를 3년 단위로 재인증을 받아야 하기 때문에 국제적으로 권위가 있는 인증평가제도이다.

현재는 인증제도가 활성화되면서 인증제도 자체를 인증하는 국제의료질관리학회 International Society for Quality in Healthcare, ISQ의 국제인증 프로그램International Accreditation Program, IAP도 있다. 우리나라도 의료서비스 인증 필요성에 대한 인식이 확산되면서 2017년도를 기준으로 26개의 의료기관에서 JCI인증을 받았다.

(5) 국가의 정책적인 의료관광 활성화

의료서비스 수요 증가에 따른 경제적 파급효과가 큰 만큼 글로벌 의료관광 시장으로 성장하여 의료산업의 경쟁이 심화되고 있으며, 각국의 주요 전략산업으로 주목을 받고 있다. 이처럼 의료관광서비스가 산업의 형태를 가지고 성장하게 된 것은 고용창출과 고부가가치 산업을 위한 각국의 정책적 지원 및 노력이 있었기 때문이다. 대부분의 국가는 의료관광 활성화를 위하여 의료 비자 제도를 도입하는 등 의료관광객을 위한 다양한 제도개선을 추진하고 있다.

예를 들면 의료시장의 완전 개방이나 민간의료기관에 자율성 부여 등 규제 완화를 추진하고 있다.

2. 의료관광의 효과

세계 의료서비스 시장은 매년 약 8% 이상으로 지속적인 성장세를 나타내고 있으며, 아시아 시장은 2014~2018년도에 약 22% 성장되었는데, 세계시장은 2017년 약 538억 달러에서 2025년 1,435억 달러로 약 3배까지 성장할 것으로 추정하고 있다.

우리나라 의료관광 시장 또한 지속적으로 성장하고, 의료관광객의 수도 증가하면서 그에 따른 경제적 파급효과도 급속도로 확대될 것으로 예상하고 있다.

의료관광산업은 성장잠재력이 높은 미래의 산업으로서, 의료관광과 관련된 의료산업으로는 의료 및 보건 서비스와 요양 · 건강 · 미용관련 산업 등을 들 수 있으며, 관광산업으로는 숙박 · 식음료 · 쇼핑 · 오락 및 유흥 · 레저 산업 등을 들 수 있다.

의료관광은 의료서비스와 관광이 접목된 용어로서 경제적인 부가가치와 취업 및 고용 등에 미치는 영향력이 높은 산업이며, 우리나라의 우수한 의료기술과 관광자원에 대한 대내외 인지도의 상승과 전통의술인 한의학의 발전과 한류열풍에 힘입어 세계적으로 확산되고 있다.

의료관광산업의 경제적 효과는 직접효과와 간접효과로 나눌 수 있는데, 직접효과는 의료관광객이 직접 지출항목과 관련된 산업군으로 도소매서비스 · 육상운송서비스 · 음식점 및 숙박서비스 · 사업지원서비스 의료 및 보건서비스 · 문화서비스 등 6개 산업부문이다. 간접효과는 간접적으로 파생되는 산업군에 대한 경제적 파급효과로 직접효과 산업군을 제외한 기타 75개 산업부문이다. 2014년도 한국관광공사 자료에 의하면 취업 유발효과는 약 4만5천 명으로 추정하였으며, 총 생산유발효과는 약 3조 5, 635억 원으로 추정한 바가 있다.

의료관광의 효과를 다음과 같이 정리할 수 있다.

① 의료관광의 경제적 파급효과는 진료비 수입과 진료 외적인 수입 외에도 일자리 창출 효과가 있다.

② 의료관광은 국가경제의 성장과 개발을 유도하게 되며, 국내 의료산업의 경쟁력이 향상되는 효과가 있다.

③ 의료관광의 자료가 공중건강을 관리하는 데 도움을 준다.
④ 의료관광으로 인하여 치료나 여행을 목적으로 전 세계로부터 많은 외국인이 방문하게 되므로 다양한 인적과 정보 및 문화교류가 이루어진다.
⑤ 각국의 의료기술의 정보 교류가 이루어진다.
⑥ 국제 친선을 도모하여 국제화 및 국민 의식 수준이 향상된다.
⑦ 세계 보건 및 관광정책의 상호 구현 및 국가 간 이해증진을 도모한다.

의료관광은 외국인 환자 유치로 인하여 항공 · 숙박 · 쇼핑 · 관광 등 연관 산업의 수익 창출로 이어지는 고부가가치 산업으로 지속적으로 우수 유치의료기관의 지정 및 관리와 외국인 환자의 안전과 신뢰도를 높인다. 그러므로 국제 행사 등과 연계하여 적극적인 홍보 및 유치에 힘을 기울여야 할 것이다.

3. 의료관광의 유형과 특성

의료관광의 유형은 의료 및 관광 범위의 확대 정도에 따라 의료관광 유형이 다르게 분류될 수 있고 주목적과 보조적인 서비스 개념과의 차이의 상관관계에 따라도 다르게 정립될 수 있다. Smith&Puczko 2009는 건강관광Health Tourism을 상위 개념으로 설정하고, 수술 등 의료서비스와 웰니스 영역을 구분하며, 서비스 이용목적 및 활동 형태를 기준으로 기치료Holistic therapy와 레저와 오락Leisure and Recreation 및 의료 웰니스Medical Wellness · 치료형 의료서비스Medical Therapeutic · 수술형 의료서비스Medical Surgical로 유형을 나누었다.

웰니스 영역은 요가 및 명상 · 미용관리 · 운동 · 마사지 등을 의미하고, 의료 영역은 질병 관련 물리치료나 수술 등을 포함하며 웰니스와 의료가 결합된 중간영역인 의료 웰니스에는 재활치료(생활습관) 교정이나 치료 레크레이션 등을 포함하고 있다.

이와 같이 의료관광의 유형은 의료관광 범위의 정도에 따라 다르게 분류될 수 있지만, 일반적으로 의료관광의 특성과 여행 목적에 따라 크게 의료중심의 메디컬 투어리즘Medical tourism과 건강관리중심의 웰니스 투어리즘Wellness tourism 형태로 나누어 볼 수 있다. 최근의 의료관광 상품유형을 고려할 때 다음과 같은 목적별 세부 유형으로 구분할 수가 있다.

1. 순수 질병치료 의료관광

특정 질병이 있는 환자들이 지명도가 높은 특정 병원이나 전문치료 의료인을 찾아서 의료관광을 하는 경우로 주로 자국에서 치료가 어렵거나 의료 신뢰수준의 문제로 난이도가 높은 의료기술을 필요로 하는 수술환자나 전문화 및 특화된 프리미엄급의 서비스를 원하는 환자들을 대상으로 의료선진국이나 전문화 및 특화된 타국에서 의료서비스를 제공받는 유형의 의료관광이다. 주로 중증 및 전문 의료서비스로서 심장수술, 장기이식, 골수 이식, 척추, 외과, 성형, 치과, 기타 수술 등이 해당한다.

2. 치료와 관광 병행

건강증진 및 질병치료를 목적으로 관광과 휴양이 발달된 국가나 지역에서 많이 유치하는 형태이며 외국인들을 대상으로 각종 만성 질환이나 알레르기 등을 양 · 한방 전문 프로그램을 통하여 치료하고 건강을 유지하기 위해 특화된 관광지 고유의 전통의학 프로그램도 체험하고 메디컬 스파나 피부관리 프로그램 등의 간단한 치료와 관광이 결합되는 의료관광의 유형이다.

(1) 양·한방 전통의료 및 전문 프로그램

최근에는 질병과 관련된 각종 테라피 의료관광 상품으로 병과 관련된 재활치료 및 회복 · 해수요법 · 식이요법 및 해독요법 등과 휴양에 적합한 자연환경과 건강을 위한 의료서비스의 인프라가 갖추어진 곳인 의료관광 리조트나 한방 테마관광지 등 전문 및 특화된 우리 고유의 전통의학을 위주로 장 · 단기간의 치료도 하며 치료 외의 휴양이나 관광 등 서비스가 필요한 상품이나 관광자원을 결합한 웰니스 상품도 다양하게 개발되고 있다.

(2) 미용 의료관광

여성들이 주로 애용하는 상품으로 외모를 가꾸기 위하여 의료기술이 뛰어난 국가에서 성형수술이나 피부과의 메디컬 스킨케어, 미용서비스 프로그램, 전통 피부마사지 프로그램, 온천욕이나 스파 등의 특화된 서비스 체험을 주목적으로 하는 의료관광의 유형이다. 미용 의료관광은 가까운 나라를 선택하는 경향이 있으며, 미용 의료관광의 비용이 상품선택의 기준요건이자 동기가 되기도 한다.

3. 비즈니스 및 응급 방문

일반관광이나 비즈니스 및 기타 목적으로 의료서비스를 목적에 두지 않고 방문한 관광객이 예기치 않은 사고나 응급상황으로 인하여 응급치료를 받게 되거나, 기타 목적으로 해당 지역을 방문한 경우에 체류 국가의 의료 서비스에 관한 정보를 새롭게 습득하거나 평소에 관심이 있었던 질병의 치료 및 관리 및 건강검진 등을 겸해서 시행한 경우이다. 귀국 후 이들은 의료관광의 잠재적 수요자가 되며, 치료 및 관리의 효과나 결과 및 경제적인 가치 등의 평가가 자국의 주변인들에게 큰 영향력을 미치게 되므로 해당 지역의 의료관광 접점 및 홍보작용 역할이 되기도 한다.

4. 치료환자 간호 방문

직접적으로 의료서비스를 받지는 않지만 치료를 받고 있는 가족 및 친지의 간호나 간병을 목적으로 입국한 관광이다. 치료의 전 · 후 인근의 관광지를 휴양을 겸해서 방문하거나 관광행위를 할 수 있도록 구성한 의료관광 상품으로, 외국인의 경우에 관광객 또는 환자와 동반가족이 치료와 관광기간 동안 체류할 수 있는 형태이다.

5. 한류효과 및 기타 방문

의료관광은 중국, 일본, 몽골, 베트남 등 아시아 전역을 넘어 전 세계적으로 확산 추세에 있다. 그에 따른 파급효과로 화장품, 의류, 드라마, K-Pop 등 한류문화상품 수출증가와 함께 미용 및 성형치료를 목적으로 우리나라를 방문하는 의료관광객 비중이 높음을 고려할 때, 한류스타 및 한류문화가 미치는 영향은 간과할 수 없다.

또한 전 세계적으로 급속한 고령화에 따른 건강증진, 삶의 질의 향상과 더불어 안티-에이징Anti-aging에 대한 관심을 증대시켜 보톡스, 필러, 줄기세포, 레이저 시술, 스파 등의 수요가 늘어나고 있으며, 웰니스 관광 상품Wellness tourism과 결합된 다양한 의료관광 프로그램들이 소개 및 개발되고 있다. 최근에 의료관광 상품으로 가장 많이 선택되고 있는 프로그램을 중심으로 종합하여 분류하여 보면 그림과 같이 크게 수술/치료 의료관광 · 미용성형 의료관광 · 전통의학 의료관광 · 웰니스 의료관광으로 분류할 수 있다.

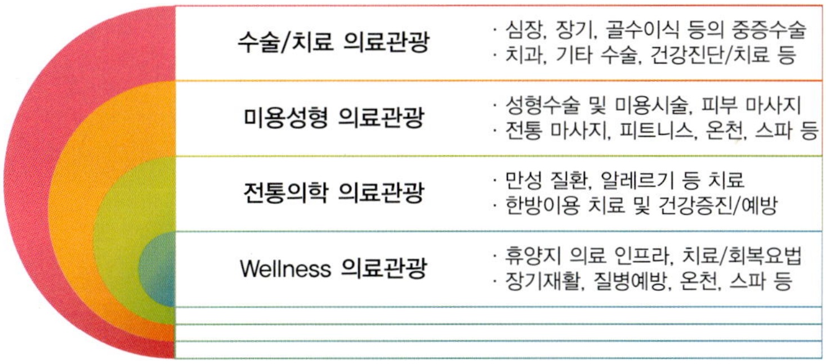
수술/치료 의료관광
· 심장, 장기, 골수이식 등의 중증수술
· 치과, 기타 수술, 건강진단/치료 등
미용성형 의료관광
· 성형수술 및 미용시술, 피부 마사지
· 전통 마사지, 피트니스, 온천, 스파 등
전통의학 의료관광
· 만성 질환, 알레르기 등 치료
· 한방이용 치료 및 건강증진/예방
Wellness 의료관광
· 휴양지 의료 인프라, 치료/회복요법
· 장기재활, 질병예방, 온천, 스파 등

그림 2-2 의료관광 상품의 유형

4. 의료관광 현황

세계 의료관광시장 규모는 2012년 105억 달러 수준에서 2017년에는 538억 달러, 2025년 1,435억 달러로 약 3배까지 성장할 것으로 전망하고 있다Allied Market Research.com, 2019. 아시아 국가들은 선진국에 비해 상대적으로 저렴한 진료비, 높은 수준의 의료서비스, 짧은 대기시간 등의 장점과 웰니스 관광이 융합된 의료관광 허브로서 입지를 구축하였다.

MTA 2013에 따르면, 아시아 지역은 세계의 38%로 가장 많은 의료관광객이 찾는 것으로 나타났으며, 우리나라의 의료관광시장도 2009년 약 6만 명에서 2018년 약 38만 명의 외국인 환자가 한국을 찾아 연평균 22.7%의 성장률을 기록하고 있다.

이러한 아시아 국가들의 지속적인 성장에도 불구하고, 세계 의료관광 시장에서 우리나라가 차지하는 비중은 아직은 미약하고 후발주자로서의 불리한 문제점 등이 있었지만, 최근에는 우리나라가 비약적으로 발전한 높은 의료수준의 기술과 장비 및 특화된 전통 한방 의료기술의 발전에 힘입어서 선발주자인 선진국에 비해서도 성장 잠재력과 경쟁력은 충분하다고 할 수 있다.

우리나라는 2009년 5월 1일 의료법 개정을 계기로 관광 상품으로 의료관광을 선정하여 지원해 오고 있다. 정부의 의료관광 활성화 정책 및 비약적으로 발전한 의료기술의 기반과 적극적인 마케팅으로 급성장하고 있다. 우리나라를 찾는 외국인 유치 환자가 실환자 기준으로 2009년에 비하여 2018년도에는 약 6.3배가 증가하였고, 외국인 환자의 진료수익도 2017년도 약 6, 399억 원으로 2009년도 대비 약 11.7배 증가하였고, 2009년 이후 총 3.7조 원을 누적 달성하였다.

이러한 결과에 따라 앞으로도 방한 의료관광 객의 수의 지속적인 증가와 의료관광시장 경쟁력 및 잠재력이 높게 전망되는 등 지속성장 시장으로 분석되고 있다.

1. 우리나라 의료관광의 현황

보건복지부의 2018 외국인 환자 유치실적 통계분석 보고서에 의하면, 우리나라를 방문한 외국인 유치 환자가 실환자 기준으로 2009년 이후 연평균 22.7% 상승하는 추이를 나타내고 있으며, 2017년 대비 17.8% 증가한 약 38만 명이었다. 2018년 외국인 연환자는 918,751명으로 전년대비 12.7% 증가하였으며, 누적 유치환자 수는 약 226만 명으로 보고되었다.

(1) 전체 외국인 환자 현황

표 2-1 2009~2018년 외국인 환자

(단위 : 명, %)

구분	2009년	2010년	2012년	2014년	2015년	2016년	2017년	2018년	연평균 증가율
실환자	60,201	81,789	159,464	266,501	296,889	364,189	321,574	378,967	22.7
연환자	162,638	224,260	474,939	816,691	790,730	815,360	918,751	918,751	21.2

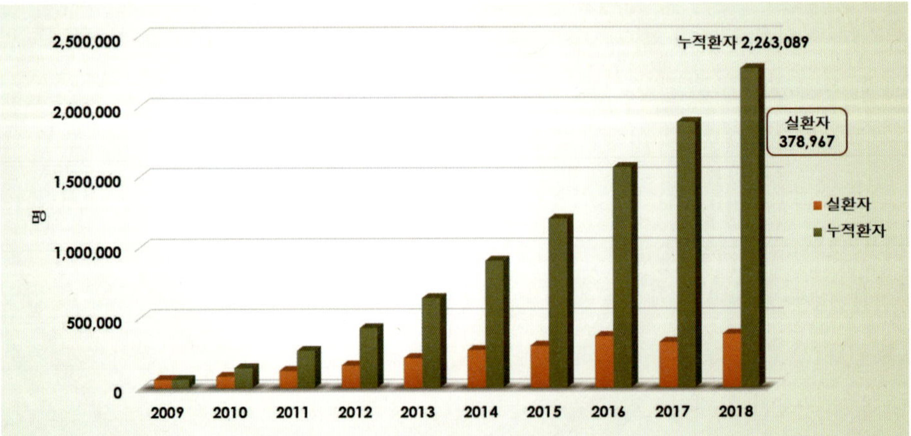

그림 2-3 외국인 환자 유치 현황(실환자)

(2) 총 진료수입 및 방문국가수(개국)

표 2-2 총 진료수입 및 방문국가수(개국)

년도	2009년	2010년	2012년	2014년	2015년	2016년	2017년
총진료수입(억 원)	547	1,032	2,673	5,569	6,694	8,606	6,399
방문국가수(개국)	139	163	188	190	187	186	190

① 진료수입 현황

2017년도 진료수입의 총 액수는 약 6,399억 원으로 2009년도에 대비하여 약 11.7배 증가하였고, 2009년 이후 총 약 3조 7천억 원을 누적 달성한 것으로 나타났다. 방문국가수도 2009년 139개국에서 2017년에는 190개국으로 증가한 것으로 나타났다.

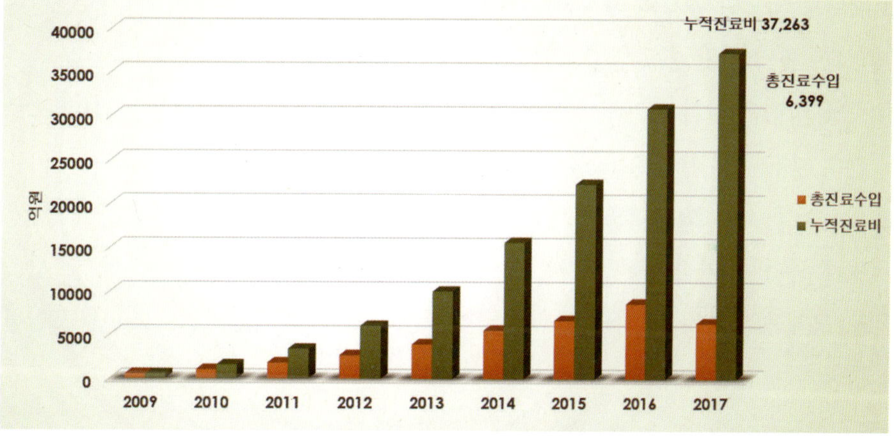

그림 2-4 외국인 환자 진료수입 현황

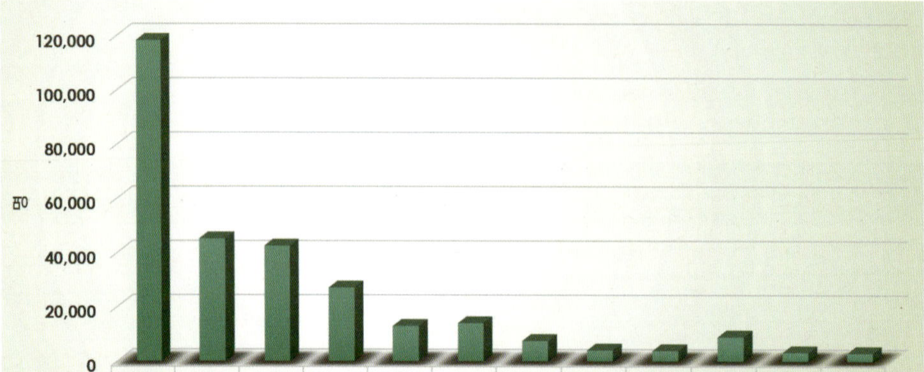

	중국	미국	일본	러시아	카자흐	몽골	베트남	캐나다	우즈백	태국	인도네시아	UAE
2018년도	118,310	45,213	42,563	27,185	12,987	14,042	7,532	4,098	3,915	8,998	3,270	3,034

그림 2-5 2018년도 주요 국적별 외국인 환자 현황 (실환자)

(3) 국적별 외국인 환자 현황

2018년도 외국인 환자의 국적별 순위로는 중국, 미국, 일본, 러시아, 카자흐스탄 순으로 많았고, 동남아 및 중동 환자도 증가하였다.

① 중국 국적의 환자는 2017년도에 대비하여 약 18.5% 증가한 11만 8,310명으로 여전히 가장 높은 비중31.2%을 차지하였다.

② 일본인 환자는 2017년도에 대비하여 약 56% 크게 증가한 4만 2,563명이 방문하여 전체 국가 중 가장 높은 증가율을 보였고 동남아태국 · 인도네시아 · 우즈베키스탄 환자도 크게 증가하는 등 거의 대부분 국가가 늘었으나, 아랍에미리트UAE를 포함한 중동국가는 전년에 비해 4.8% 감소하였다.

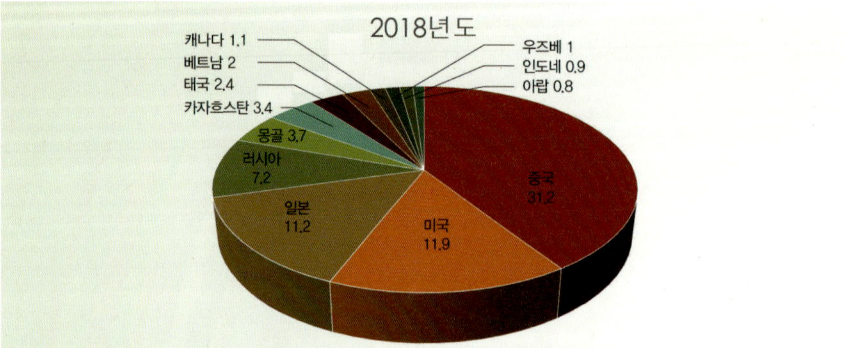

그림 2-6 주요 국적별 외국인 환자 분포(2018년도 실환자)

5. 의료관광의 진로 및 전망

전 세계적으로 의료관광은 고부가가치 산업이자 차기 세대의 성장 동력산업으로서 중요성에 대한 인식이 확대됨에 따라 국가 간 경쟁이 점차 치열해지고 있으며, 글로벌 의료관광 시장에서는 경쟁우위를 확보하기 위한 노력과 경쟁 구도는 한층 심화될 것으로 전망되고 있다. 의료관광을 국가적 미래의 성장 동력으로 육성하고 있는 각 신흥국 정부는 의료비자 발급 및 세제 지원을 비롯한 각종 우대 정책들을 선보이고 있으며, 민간을 중심으로 첨단 의료시설 및 수준 높은 의료인이 확충되면서 의료서비스의 질과 경쟁력 또한 높아지고 있다.

세계 의료관광시장 규모는 2012년 105억 달러 수준으로 성장하였으며, 2017년에는 538억 달러, 2025년 1,435억 달러로 약 3배까지 성장할 것으로 전망하고 있다All ied Market Research.com, 2019. 특히 아시아에서 의료 관광시장은 가장 빠르게 성장하고 있으며, 차세대 신산업으로 급부상하고 있다. 이러한 이유는 서구 국가들에 비해 저렴한 비용과 의료 대기시간의 장점으로 인해 의료관광객들에게 경제적이고 효율적인 선택의 기준을 제시함으로써 선호도가 높아지고 있는 추세이다.

아시아에서는 의료관광 목적지로서 태국 · 싱가포르 · 인도 · 말레이시아 · 필리핀 등 주요 5개국이 북미, 유럽, 인근 아시아 국가로부터 많은 의료관광객을 유치하고 있다. 의료선진 국가와 신흥 의료관광국 간 경쟁이 한층 심화되고 있으며, 차별화된 고급 웰니스 관광 상품을 내세운 유럽 국가의 중국, 러시아, 중동 국가 VIP와 VVIP 의료관광객 유치 경쟁 또한 점차 치열해지고 있는 상황이다.

우리나라 의료관광은 후발주자로서 선진 의료관광 국가나 도시에 대한 견제 및 아시아 신흥 의료관광국과 유럽 웰니스 국가의 경쟁위협에 대비하여 우리나라만이 가지고 있는 고유한 특징과 특화된 전략에 따라 선진 국가와 차별화된 경쟁력으로 의료관광국가 및 도시로서 입지를 확고히 할 필요성이 제기되고 있다.

우리나라와 인접해 있는 중국의 경제성장 및 소득향상에 따른 고급 의료서비스 및 Wellness형 의료 서비스에 대한 수요가 급속하게 증가하는 추세에 있으며, 의료관광을 목적으로 방문하는 국가로 미국 · 스위스 · 대만 · 싱가포르가 가장 많은 것으로 나타나고 있다. 중증인 암 예방 및 치료 목적으로는 미국을 주로 찾는 것으로 나타났고 성형 및 안티에이징 치료는 스위스와 대만으로 밝혀졌으며, 건강검진 목적으로는 싱가포르를 방문하는 것으로 조사된 바가 있다.

의료관광 상품 중 성형이나 건강검진 상품 수요가 많고, 상품유형별 선호 목적지가 점차 다양하게 나타나고 있으며, 중국 해외 의료관광 상품 중 약 60%는 성형과 건강검진이고 20%는 중증질환 치료 및 요양이 차지하고 있다. 최근 우리나라의 의료관광객 중 중국 의료관광객이 차지하는 비중이 약 45%로 나타나서 그 영향력이 가장 크다.

또한, 아랍 국가들의 의료시설과 의료 전문 인력 부족으로 인하여 전문 치료서비스를 받기 어려운 점과 아시아의 선진 의료관광국과 비교하여 자국의 의료비용이 고가인 점으로 인하여 지속적으로 의료관광 수요가 증가하고 있으며, 전 세계적으로 급속한 고령화에 따른 안티에이징Anti-aging의 추구와 더불어 웰니스 관광Wellness tourism의 인기가 급상승하고 있다.

웰니스 관광은 관광을 통해 건강증진과 삶의 질 향상을 추구하는 관광의 새로운 트렌드이며, 건강Health · 서비스Services · 돌봄Care · 스파Spa · 목적지Destination · 휴식Relaxation · 관리Treatment 등의 개념을 포함하고 있다. 안티에이징 상품인 보톡스 · 필러 · 줄기세포 · 레이저 시술 · 스파 등의 수요와 공급이 늘어나고 있으며, 관광과 결합된 다양한 의료관광과 웰니스 의료관광 상품들과 시너지 효과를 내며 지속적인 개발과 성장을 할 것으로 전망된다.

1. 의료관광의 새로운 패러다임

전문질환중심의 특화된 우수한 치료와 관리는 개인 만족도가 높은 의료관광 상품이다. 치료결과의 환자 만족도와 신뢰성, 나아가 우리나라 의료관광의 위상을 더욱 높이기 위해서는 특화된 전문 치료와 더불어 예방 및 관리의 차원에서 수준 높은 부가 서비스의 제공 및 제휴를 통해 중장기적 체류형으로 고부가가치 창출이 가능한 프로그램으로 연결 및 전환이 필요하다.

2. 전문적인 양·한방 의료관광 프로그램 개발

우리나라만의 특화된 의료관광산업의 지속성장 가능한 프로그램으로 세계적인 양 · 한방 의료 서비스가 있다. 전 세계적으로 급속한 인구의 노령화로 인하여 만성 질환자가 급증하고 있고 최근에는 항노화 · 미용 · 건강관리 등과 같은 영역의 중요성이 높아지고 있음에 따라 핵심 질환자 층을 우선적으로 선정하고 동서양의 의학을 기반으로 한 통합치료와 개인 맞춤형 치료 및 관리 · 회복 및 요양 · 건강을 관리해 주는 프로그램 개발이 필요하다.

3. 성인병 및 만성 질환 전문치료, 관리 및 예방 관광 상품개발

성인병 및 만성 질환 등 전문 질환 집중치료센터 · 난치병 치료센터 · 암 전문 요양병원 · 노인 요양병원 등에서 수준 높은 의료서비스를 제공함으로써 치료를 위하여 장기적으로 머물며 신체 건강을 회복하고 관리 및 예방하는 관광 상품개발은 의료관광산업의 효율성을 높일 수 있다.

4. IT+ BT가 결합한 헬스케어 상품개발

세계적으로 웰빙의 문화가 정착된 이래, 건강한 삶은 인류의 가장 중요한 요건이 되고 있으며, 이에 따라 건강관리도 질병 치료 목적에서 벗어나 질병 예방 및 관리 · 주기적인 검진 · 개인 맞춤형 음식과 운동처방 등을 통해서 질병을 사전에 예방하고 건강개선 및 유지를 목적으로 한 의료서비스의 방향으로 가고 있다.

현대생활의 급격한 발전과 변화는 환경공해, 불규칙한 생활 태도, 스트레스, 가공식품 중심의 음식과 과음, 과식, 흡연 등의 생활습관 등을 가져오게 하였다. 이러한 나쁜 습관에 기인하여 빈번하게 발병되고 있는 질환으로는 고혈압, 당뇨병, 고지혈증, 비만, 심근경색증, 동맥경화, 협심증, 뇌졸중, 만성 폐쇄성 폐질환, 알코올성 간 질환, 퇴행성 관절염, 각종 암 등을 예로 들 수가 있다. 이러한 질병은 단기적인 치료뿐만 아니라 장기적으로 지속적인 관리가 필요한 질병이다.

따라서 IT+ BT 융합기술을 기반으로 한 라이프 헬스케어 개념으로 혈액검사 · 다양한 정밀 건강검진을 통해서 치료뿐만 아니라, 질병 예방 · 관리 · 요양 · 생활습관교정 · 자신에게 맞은 음식과 운동을 처방받을 수 있는 종합적인 건강관리 서비스 프로그램 개발이 필요하다.

Chapter 3

의료관광 산업의 이해

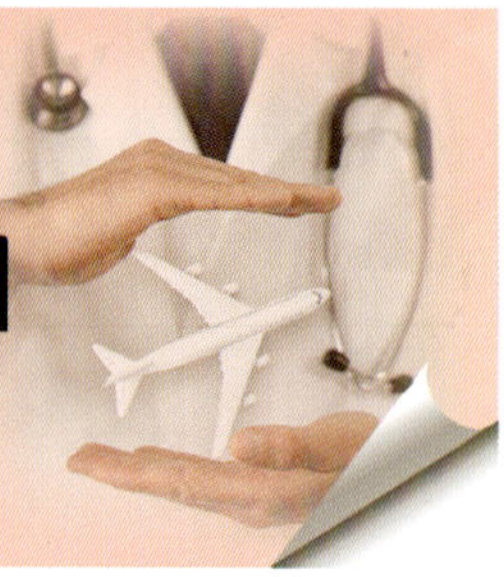

1. 병원코디네이터 정의

코디네이터Coordinator는 적절하게 의견을 종합하는 사람, 통합하여 진행하는 사람, 조화롭게 조정하는 사람 등의 의미가 있다.

병원코디네이터는 병원에서 의사와 환자 · 환자와 직원 · 원장과 직원 · 직원과 직원 사이의 관계를 원활하게 조정하는 역할을 하며, 단순한 조정자의 역할뿐만 아니라 병원경영 서비스의 주체로서 병원을 찾는 환자들의 요구에 부응하는 적절한 서비스를 제공하여 병원의 이미지를 높이고 병의원 조직과 직원 사이에서 중재자 역할을 하여 상호 간의 원활한 소통을 돕는 서비스 리더의 역할을 하게 된다.

고객만족 경영의 중요성이 나날이 높아지고 있는 최근의 상황에서 병원의 경쟁력은 진료품질을 포함한 의료서비스 그 자체에 있다고 볼 수 있다. 병원코디네이터는 내원하는 환자의 응대부터 전화 상담과 진료 상담 등을 하는 주된 업무와 직원 관리를 비롯한 병원의 다양한 업무를 담당하며 의료서비스의 큰 축으로서 역할을 하고 있다.

병원은 선의의 경쟁을 통한 우위에 서기 위해서 새로운 경영전략을 수립하고, 이를 추진하는 대내외적인 중재자인 병원코디네이터는 그 역할을 통하여 병원의 발전을 도모해야 한다. 병원이 지속적으로 발전하기 위해서는 병원을 둘러싼 경영환경 중에서 하드웨어적 요인에 대한 개선도 중요하지만 인적 자원에 대한 개선과 활용이 우선되어야 한다.

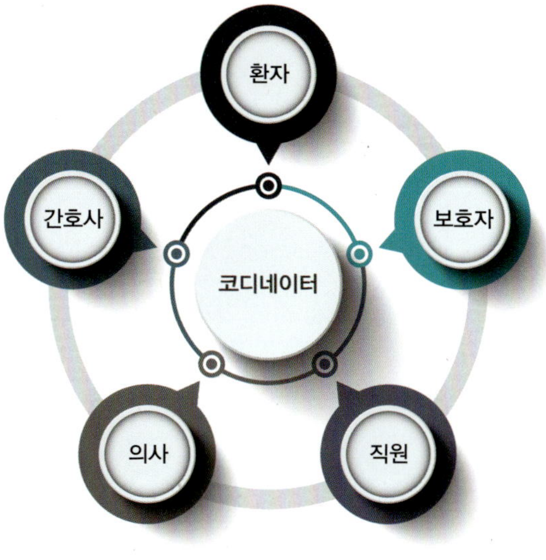

그림 3-1 병원코디네이터의 역할

이러한 관점에서 병원코디네이터는 병원조직과 고객 사이에서 의료서비스 중재자로서 의료 소비자인 고객의 요구에 부응하는 최적의 서비스를 제공하는 역할을 수행한다면 병원의 경쟁력 증대에 이바지할 수 있을 것이다.

2. 병원코디네이터 도입배경

병원코디네이터는 1990년대 초 미국의 의료기관에서 일정기간의 서비스 교육을 이수한 리셉셔니스트를 양성하고, 고객만족 서비스 질을 높이기 위하여 만든 새로운 직업이다. 우리나라에서는 1994년 예치과병원에서 미국 병원의 경영 사례를 벤치마킹하면서 치과 서비스 코디네이터로서 도입하였다. 다소 생소한 이름의 서비스 코디네이터는 단순히 접수만 하는 직원이 아니라 병원의 수납과 예약업무를 담당하고 환자와 의사 사이나 부서와 부서 사이를 연결해 주는 업무를 담당하여 적극적인 서비스로 병원 경쟁력을 높이는 견인차 역할을 하였다.

1997년 IMF로 경제위기를 맞이하게 되면서 나라 전체의 경기가 침체되고 병원의 경영 또한 위기를 맞게 되었을 때 병원의 경쟁력 강화를 위하여 환자를 고객으로 인식하며 고객 서비스 업무를 중점으로 하는 병원코디네이터의 필요성이 요구되기 시작했다.

병원의 경쟁력 강화를 위한 방법으로 첨단시설과 첨단의료장비의 구비가 우선적이지만 중소형 병원에서는 경영적 측면에서 감당하기 어려운 엄청난 비용보다 또 다른 중요한 경쟁력으로 꼽을 수 있는 요인인 서비스의 품질에 집중하는 고객만족 경영에 관심을 갖게 되었다.

고객만족 서비스에 병원의 모든 자원을 집중하여 경영하기 위한 일환으로 병원코디네이터 제도를 도입하게 되었다.

이후 의료산업은 치열한 경쟁에 접어들게 되고, 의료시장 개방이나 의약분업 등 외부적인 요인으로 인한 전문의들의 개원경쟁이 가속화되었고, 병원경영의 차별화 도구로서 병원코디네이터를 병원조직에 도입하였다. 그 결과, 의료 서비스 전문직으로서 처음으로 병원코디네이터를 도입한 치과를 비롯하여 성형외과, 피부과, 한의원, 안과, 건강진단센터, 전문 클리닉 등 여러 분야의 병원으로 그 수요가 꾸준히 증가하고 있다.

> 병원의 고객만족을 위해 의료서비스에 대한 기획, 관리, 개선의 업무를 담당하며, 더 나아가 고객상담, 조직관리, 병원마케팅, 직원교육 등의 세분화된 업무를 담당하는 의료서비스 전문가이다.

출처: 한국직업능력개발원 병원코디네이터 직무분석에 의한 정의

3. 병원코디네이터의 업무와 역할

의료시장의 개방과 해마다 배출되는 의사나 한의사의 개원이 증가되면서 병원들의 경쟁이 심화되었고, 병원들은 종래의 권위적인 의료진의 태도로는 고객의 만족을 이끌어 내기에는 어려운 현실에 직면하게 되었다.

병원코디네이터는 기존의 의사중심 의료 환경에서 벗어나 고객중심의 의료경영 마인드를 갖추고 고품질의 서비스를 제공해 주는 전문인력에 대한 요구가 높아지고 있는 현실에서 병원을 찾는 고객들에게 양질의 의료서비스를 제공하려는 목적으로 도입되었다.

병원코디네이터는 병원의 중간 관리자로서 병원과 환자와의 신뢰감을 조성하고 병원 내부 원활하고 긍정적인 근무 분위기 조성과 병원 이미지의 홍보를 담당하며 병원의 인사, 고객관리 등 환자의 치료업무 이외의 업무를 원활하도록 조정하는 역할을 하는 의료

서비스 전문가이다.

병원코디네이터는 의료서비스 전문가로서 기획, 관리, 개선 등의 전반적인 업무와 함께 접수와 수납 및 병원의 예약관리 지침을 작성하여 신속하고 편리한 진료를 위한 진료서비스 개선을 담당하는 역할을 한다.

의료서비스에 대한 요구증가와 함께 병원의 브랜드화를 위한 병원 마케팅과 이미지 홍보는 물론이고, 병원의 수익에도 직접적으로 영향을 미치고 있는 병원코디네이터의 역할과 존재에 대해 병원 내 다른 직무의 의료인들도 긍정적으로 받아들이고 있으며 다른 병원과의 경쟁력을 갖추기 위해 병원 서비스 업무에 대한 중요성은 더욱 부각될 것이다. 병원의 실내외 환경을 분위기를 밝고 따뜻하게 조성하여 환자에게 심신안정 유도와 편안한 진료 분위기를 제공하여야 한다.

다른 병원에 대한 벤치마킹을 통하여 차별화된 서비스를 개발하고 병원의 이미지 제고와 함께 경쟁력을 높이는 역할도 하여야 한다. 또한, 조직 관리와 직원 교육 등의 업무를 담당하는 리더로서 직원들의 핵심역량을 파악하고 평가하여 잠재된 업무역량을 이끌어 내고 병원 내 조정자로서 진료진과 환자, 환자와 직원, 병원 경영자와 직원 관계에서 연결통로 역할을 하여 업무 시너지 효과를 높인다.

병원코디네이터의 도입으로 고객들의 진료 서비스에 대한 만족도가 높아지고 의료진의 진료시간에 여유가 생기며 직원들의 병원 이직률도 낮아지게 되었다.

병원코디네이터는 업무 중심으로 나누어서 규모가 작은 병원에서는 유능한 한 사람이 다양한 역할을 담당한다. 규모가 큰 병원의 경우, 활동하는 장소나 업무 역할에 따라 리셉션 코디네이터, 진료상담 코디네이터, 서비스 코디네이터 등으로 세분화되기도 한다.

4. 병원코디네이터의 업무

의료서비스 전문가로서 병원코디네이터의 업무는 병원의 의료서비스 제공에 관련된 일련의 업무들로서 고객 응대 서비스, 진료 지원, 고객 상담 및 관리, 조직 및 재무 관리, 의료서비스 기획 및 마케팅, 병원 이미지 및 환경 관리업무 분야의 업무를 하면서 병원 문화를 주도하는 역할을 한다.

1. 병원코디네이터의 업무

양질의 고객서비스를 통하여 병원의 이미지 향상을 도모하고 병원경영을 도와주는 병원코디네이터는 병원의 규모에 따라 큰 병원에서는 업무를 세분화하여 전문 코디네이터가 활동하기도 하지만 작은 병원에서는 한 사람의 유능한 코디네이터가 전반적인 업무를 모두 담당하는 체제로 구성되어 있다.

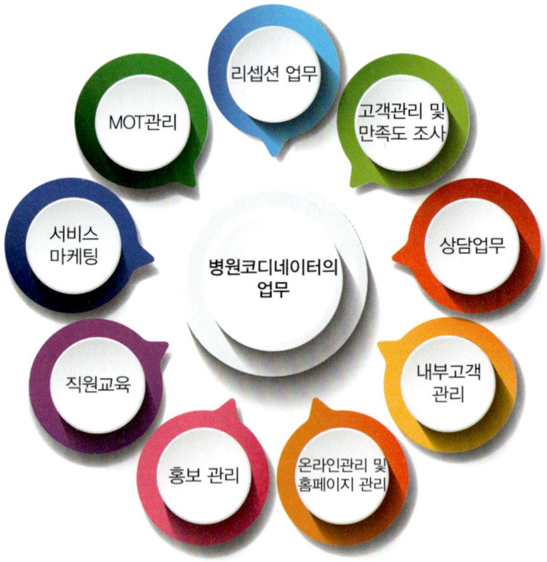
병원코디네이터의 업무
리셉션 업무
고객관리 및 만족도 조사
상담업무
내부고객 관리
온라인관리 및 홈페이지 관리
홍보 관리
직원교육
서비스 마케팅
MOT관리

(1) 리셉션 업무

대 고객서비스로서 안내, 접수, 대기고객 관리, 고객 진료예약과 수납 관련 업무 등의 고객 응대 관리를 한다. 환자 방문 시 방문목적을 확인하여 진료 접수를 한다. 초진의 경우, 문진항목 설문지를 작성하도록 안내하고 차후의 진료 예약관리를 한다.

(2) 고객관리 및 만족도 조사

고객만족도 조사는 의료서비스에 대한 고객의 요구를 파악하고 그에 대한 서비스를 개발하여 병원 환경을 개선하기 위한 방법이다. 친절하고 세심한 서비스를 통하여 환자에게 편안한 진료 분위기를 제공하고 심신을 안정을 도모하기 위하여 밝고 따뜻한 병원 분위기를 조성한다. 그 수단으로 설문지, 전화, SNS, E-Mail 등의 매체를 활용한다.

(3) 상담업무

대면 또는 전화나 메일 상담에 응대하여 의사가 진료에 전담할 수 있도록 의료상담과 진료계획 및 스케줄을 관리하고 불만 고객의 상담 관리, 사후 관리 상담, 기타 고객 관련 모든 상담을 통하여 고객의 만족도를 높인다.

(4) 내부고객 관리

병원의 서비스를 담당하고 있는 직원들의 긴장감과 스트레스를 감소시킴으로써 대고객 서비스를 집중적으로 수행할 수 있도록 한다.

내부고객 설문조사, 내부고객 고충 처리, 친절사원 선정, 병원 이미지 개선안 공모 등으로, 내부고객 만족 유도를 통한 질 높은 의료서비스를 제공하고 내부고객 만족도를 개선한다.

(5) 온라인 관리 및 홈페이지 관리

디지털 기술을 이용하여 홈페이지 상담업무, 홈페이지 공지 게시, 게시판 관리, 카페와 블로그 및 미니 홈피와 SNS 등을 관리하여 고객에게 정보를 제공하고, 고객과의 소통을 통한 이미지 홍보 마케팅 요소로 활용한다.

(6) 홍보 관리

병원 안내 및 이미지 홍보를 목적으로 각종 보조 자료를 발굴하고 언론기사 스크랩 및 체크 등을 통하여 병원의 홍보와 관련된 구체적인 업무 기획 및 관리를 한다.

(7) 직원 교육

병원의 이미지를 나타내는 직원들을 대상으로 서비스 마인드 교육을 진행하여 고객서비스 향상을 도모하거나 건전한 직업관 고취와 직원 간의 상호 관계 조정 역할을 기대할 수 있다.

(8) 서비스 마케팅

설문조사와 경쟁사 방문 등을 통한 경쟁 병원 모니터링을 실시하여 비교 분석한 결과와 의료 환경의 변화를 측정하여 병원 서비스 품질을 관리하고 고객에 대한 서비스 개선을 하기 위하여 시행한다. 병원 이미지 확립과 병원 내의 경영개선을 위한 마케팅을 기획하고 실천하여 재무관리를 통한 경영 안정화를 도모할 수 있다.

(9) MOT관리

고객접점 관리로서 업무 분야별로 나누어 하드웨어Hardware적 요소로서 대기실 환경 MOT, 소프트웨어Software적 요소로서 리셉션 MOT · 진료 MOT · 상담 MOT · 휴먼웨어Humanware적 요소로서 직원 이미지 MOT 등 접점 분석을 실시하여 그 문제점을 개선 관리하고 고객유형별 응대안 개발 등으로 총체적인 이미지를 개선한다.

2. 병원코디네이터의 업무 분류

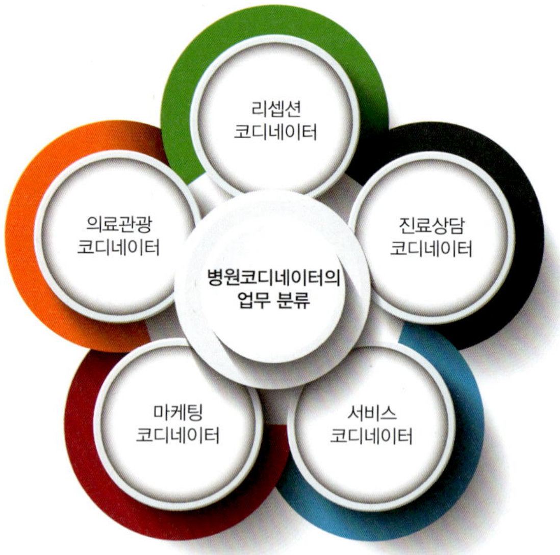

병원코디네이터는 병원의 중간 관리자로서 친밀하고 차별화된 서비스를 제공하여 고객과의 유대감과 신뢰감을 구축하고 병원 이미지의 홍보에 일익을 담당하며, 접수와 수납 및 진료예약 관리업무 외에도 밝은 병원 분위기를 만들고 실내·외 환경조성 및 분위기를 자연스럽게 연출하여 의료 소비자인 고객으로 하여금 병원을 편안히 찾을 수 있도록 하는 전문직이다.

병원에서는 수행하는 업무를 중심으로 크게 리셉션 코디네이터, 진료상담 코디네이터, 서비스 코디네이터, 마케팅 코디네이터, 의료관광 코디네이터 등으로 나눈다.

(1) 리셉션(Reception) 코디네이터

'Reception'에는 환영 또는 접수의 의미가 있는데, 리셉션 코디네이터는 환자는 물론이고 그 가족이나 동반고객을 포함한 외부고객 맞이하기와 응대가 주된 역할이고 이를 위해 대기실의 분위기 관리를 포함하여 리셉션에 관계되는 상황을 예상 또는 점검 관리하는 것을 총괄한다. 그 주된 업무로서 고객응대 및 대기실 환경관리, 안내, 접수, 수납, 대기고객 관리, 전화응대, 진료 예약관리, 리콜서비스 등을 맡고 있다.

리셉션 코디네이터는 병원을 찾는 고객이 처음으로 만나는 사람이므로 좋은 이미지를 가질 수 있도록 밝고 호감 가는 인상과 맑은 목소리로서 고객에게 신뢰감과 안정감을 주고, 다양한 연령층과 배경을 가진 고객들을 상대할 수 있는 대화 능력과 함께 폭넓은 상식을 갖추는 것이 필요하다.

(2) 진료상담 코디네이터

진료상담 코디네이터는 병원 진료실 환경과 분위기를 관리하고 개별 고객에 대한 구체적인 진료계획을 수립하며, 향후 진료 및 그 예후와 진료비 등을 상담하여 치료결정을 도와준다.

진료에 들어가기에 앞서, 지난번 진료에 대한 고객의 상태를 파악하고 진료에 대한 추가적 관심사에 대해서 대화를 나누고 일상생활 속의 주의사항을 알려주며 추후의 치료계획들을 상세히 안내한다. 진료상담 코디네이터는 임상경험이 풍부한 간호사와 같이 전문교육을 받은 의료인이 맡아서 의사의 진료가 원활할 수 있도록 돕는 역할을 한다.

(3) 서비스 코디네이터

서비스 코디네이터는 진료와 관련된 일을 제외한 병원서비스에 관계된 전반적인 일들을 처리한다. 병원의 내외적인 서비스향상과 이미지 제고를 위하여 다양한 아이디어를 내는 기획 업무는 서비스 코디네이터의 핵심적 기능이다.

대고객 서비스를 통하여 고객들의 애로사항을 들어주고 해결해 주기도 하면서 병원을 편리하게 이용할 수 있도록 하며, 이를 위한 사무 행정 · 진료 서비스 환경 개선 · 고객응대 교육 · 비서업무 등을 담당하며, 대외적으로는 병원 게시판 관리 · 홍보물제작 관련 업무 · 홈페이지 및 블로그나 카페 등을 관리한다.

(4) 마케팅 코디네이터

병원서비스를 향상시킬 수 있는 아이디어를 기획하고 수립하는 업무를 담당한다. 또한, 의료계의 환경변화와 시장조사를 분석하고 병원의 문제점 등을 파악하여 병원의 이미지 제고를 위한 병원홍보 및 마케팅을 담당하며, 병원 내의 원활한 의사소통의 중재자로서 활동한다. 지속적인 고객관리를 위하여 병원 전체 조직의 고객접점 서비스를 점검하고 다양한 방법을 통하여 병원의 고객응대 서비스를 설계한다.

정기적인 직원 교육으로 서비스 마인드를 고취시키고, 내 · 외부 고객을 대상으로 고객만족도 조사를 실시하여, 도출된 결과가 반영된 마케팅 전략을 수립하고 이를 병원운영에 활용하여 전반적인 병원서비스를 개선한다.

(5) 의료관광 코디네이터

우리나라 의료수준의 발전과 의료관광산업이 점차 발달되면서 통역전문 의료관광 코디네이터의 역할이 점차 크게 요구되고 있다.

국내 의료 시스템에 익숙하지 않은 외국인 고객의 내원에 따른 진료 과정의 전반적 절차와 병원시설 이용 등을 안내하고, 의료진에게 외국인 고객의 고객정보와 진료계획을 전달하여 치료를 위한 원활한 의사소통을 유도한다.

한류 열풍으로 인해 중국, 일본, 동남아 일대와 러시아, 아랍권에서도 많은 고객들이 방문하고 있다. 그에 따라 기본적으로 영어를 비롯하여 중국어, 일본어, 러시아어 등을 잘하는 직원이 유리하다. 외국어 능력도 중요하나, 그 나라의 의료제도 및 문화와 종교를 잘 이해하고 외국인 고객의 요구사항을 정확하게 파악하고 전달할 수 있는 능력도 갖추어야 한다.

3. 진출산업 분야

(1) 비만 코디네이터

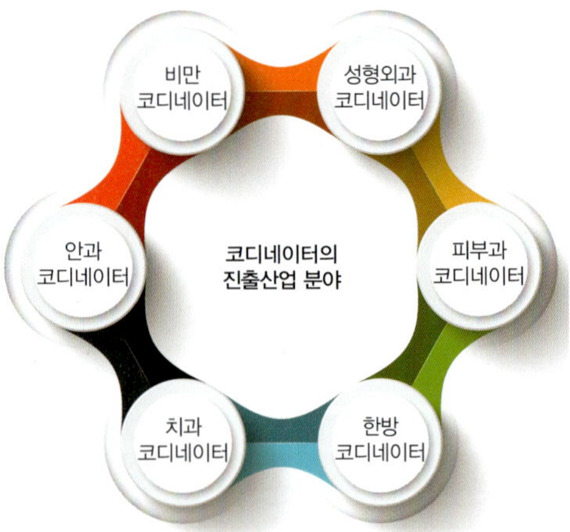
비만 코디네이터
성형외과 코디네이터
안과 코디네이터
코디네이터의 진출산업 분야
피부과 코디네이터
치과 코디네이터
한방 코디네이터

서구화된 식생활 패턴 및 신체적 활동이 줄어든 생활환경으로 인하여 과다한 체지방을 가진 비만인구가 늘어가는 현대사회에서 외모에 대한 자신감이 결여되고 불만인 사람들을 위하여 피부 · 비만 코디네이터는 운동요법 · 식이요법 · 비만 전문 기기사용법 등을 지도하며 비만 프로그램의 설계로 체형을 다듬어 주고 이미지 관리를 해주는 전문 코디네이터이다.

실무 내용으로는 비만도 측정, 체지방과 셀룰라이트 체크, 식이와 운동 상담, 생활습관 상담 등을 통하여 시술 후의 애프터케어 등이 있다. 활동 분야는 비만을 치료하는 비만 클리닉, 성형외과, 피부과, 산부인과, 한의원, 비만관리 센터 등으로 다양하다.

(2) 성형외과 코디네이터

외모와 신체에 대한 관심이 높아진 현실에서 매력적이지 못한 자신의 외모로 인하여 콤플렉스를 느끼거나 정신적인 스트레스를 겪는 사람들에게 성형수술을 통한 안정감과 자신감을 회복시켜 주고, 외모 스트레스에서 벗어나 사회생활 전반에 대한 적극적인 자세를 갖도록 돕는 전문 코디네이터이다.

또한, 성형을 고민하는 사람에게는 고객의 입장에서 도움이 될 수 있는 정보와 임상경험들을 전달하고 조언하며, 성형 시술로 인하여 발생할 수 있는 부작용이나 수술결과에 따른 불만족과 그로 인한 우울을 겪는 고객의 정서적 상담까지도 담당한다. 최근에는 외국인들의 성형을 위한 의료관광도 늘어나고 있는 추세이므로 영어, 일본어, 중국어 등 외국어 능력을 갖추는 것이 필요하다.

(3) 피부과 코디네이터

피부과는 진료 특성상 지속적인 치료가 많기 때문에 꾸준한 고객 관리가 필요하다. 진료 결과는 물론이고 코디네이터의 서비스 수준에 따라 병원의 수익에 영향을 미치는 경우가 많다. 데스크 접수와 진료안내, 전화응대, 예약 스케줄 관리, 마케팅 등 전반적인 병원서비스 업무를 담당하지만 여드름, 색소질환, 에스테틱, 아토피 등의 피부질환과 첨단의 피부진료 기기 등 진료과목인 피부에 관한 전문지식과 상담능력이 중요하며 피부미용사 국가자격증이 있으면 취업에 도움이 된다.

(4) 한방 코디네이터

동양의학의 한 분류로서 한의학은 고유의 체질론으로 개인의 성격과 체질을 분석하고 그 특성에 따른 증상을 치료하고 예방한다. 한방 코디네이터는 한의사의 진단과 치료법에 따른 간호와 물리치료, 상담을 통한 고객관리, 약재관리, 한의원 보험청구 등의 전반적인 업무를 한다. 한방 코디네이터의 상담업무를 원활하게 하기 위해서는 동양의학의 기본이론인 음양오행, 사상체질론, 경락학 등의 한방 지식과 한방 임상 지식이 도움이 된다.

(5) 치과 코디네이터

치과코디네이터는 효율적인 진료가 이루어지도록 예약 및 수납안내와 진료상담은 물론이고 의료진이 할 수 없는 고객관리와 상담, 고객응대를 주도하는 역할을 하며 보철치료와 교정치료 및 임플란트 시술 시 고객의 위생 관리와 주의사항을 안내하고 치과보험 청구 업무 등을 한다. 특히, 치과치료를 힘들어 하는 고객들을 위한 음악 선곡이나 부드러운 병원 분위기 조성 등의 환경관리와 병원의 이미지 컨설팅도 주요 업무이다.

(6) 안과 코디네이터

눈이라는 예민하고 섬세한 인체 기관을 치료하는 병원인 안과에서 고객들의 불편함을 줄이기 위한 안내 및 새로운 치료기술 등을 설명하고 진료에 대한 문의사항과 주의사항을 안내해 주는 기본적인 역할을 하며 체계적인 절차로 신속하게 진료를 진행할 수 있도록 한다. 접수와 수납 및 병원의 예약 관리부터 환자의 진료계획을 담당하며 상담 시 전문적인 지식으로 환자에게 심신의 안정과 신뢰감을 주어 편안한 마음으로 진료를 받도록 도와준다.

아울러 병원의 분위기를 밝게 유도하고 신뢰할 수 있는 병원 이미지를 만드는 역할도 담당한다. 다른 진료과목에 비하여 활동범위가 좁은 편이지만, 안과에 대한 지식을 갖추어서 상담에 임하게 되면 코디네이터로서 전문성을 인정받기 좋은 분야이다.

5. 병원코디네이터의 지식, 기술 및 태도

병원코디네이터는 의료현장의 밝은 분위기 조성과 친절한 서비스 제공으로 환자와 병원간의 친밀함을 도모하는 일을 한다. 병원경영의 주체로서 환자 관리와 병원 홍보 등 병원문화를 주도하며 병원 이미지 향상을 위해 다양한 일을 하게 되는데, 그 업무의 실행 중심으로 지식, 기술 및 태도가 필요하다. 더불어 고객만족과 병원조직의 발전에 얼마나 중요한 영향을 미칠 수 있는지를 생각하며, 진료업무에 관련된 전문지식 · 서비스를 위한 기술 · 긍정적이고 유연한 태도로 사명감과 열정 등을 가지고 적극적인 실천이 필요하다.

1. 지식 Knowledge

다양한 구성원이 존재하는 병원 조직에서 서비스 전문가가 되기 위해서는 기본적으로 의학 전문용어, 의료법, 소비자보호 및 피해구제 절차, 고객만족 요소, 병원 서비스의 특성, 서비스 품질, 서비스의 절차와 방법에 대한 전반적인 지식을 갖추어야 한다. 이들 기본지식 외에도 병원에서 일어나는 일들을 파악해야 함은 물론이고 풍부한 상식과 실제 현장에서 활용할 수 있는 창의적인 지식을 탐구해야 한다.

이를 위해서는 다양한 분야에 관심을 자지고 지식을 습득하여 원활한 업무와 연결하는 통합적이고 조직적인 사고가 필요하다.

2. 기술 Skill

병원코디네이터의 병원 내 업무는 다양한 분야에서 멀티플레이어 형의 업무가 요구되지만, 가장 많이 활용되는 기술은 대화 스킬이라고 말할 수 있다. 대화 스킬은 접수와 예약 · 대기시간 관리 · 상담 등 진료 서비스에 관련된 기본 고객응대 업무를 비롯하여 모든 과정에서 고객의 소리를 경청하고 그 요구를 정확하게 파악하는 능력에 해당하는 기술이며 병원진료를 설명하는 능력까지도 포함한다.

아울러 컴퓨터를 활용하여 병원 홈페이지와 블로그를 관리하며 병원정보 시스템을 이용하여 환자 관련 정보를 관리하고 상담일지 등의 문서를 작성하는 능력과 문제 상황에서 유연성 있게 문제를 처리하는 능력도 병원코디네이터가 갖추어야 할 기술이며, 의료서비스 전문가로서 의사표현이 확실하여야 하고 이미지메이킹 스킬을 이용한 자기관리 능력도 기술의 하나이다.

그 밖에도 직무의 능력에 따라 직원 CS교육, 팀워크 향상 프로그램 기획 및 팀 커뮤니케이션을 진행하고 병원 편의시설, 위생 · 안전 및 전반적인 병원 이미지 등을 효율적으로 관리하는 일도 병원코디네이터에게 요구되는 중요한 기술이다.

3. 태도 Attitude

병원코디네이터의 태도는 긍정적이고 유연한 서비스 마인드를 갖추고 자신의 업무에 대한 열정과 사명감으로 병원생활에서 모범이 되는 행동을 하도록 노력해야 한다. 업무의 특성상 다양한 상황에서도 인내심과 융통성을 발휘하여 편안하고 신뢰감을 줄 수 있는 용모와 태도로 고객을 이해하고 배려하며 친절하고 신속 정확하게 업무를 처리해야 한다. 여러 가지 상황에 대처해야 하므로 매사에 공감하고 경청하는 태도로 임하며 고객의 요청을 적극적으로 수용하고 고객만족도를 최우선으로 고려하는 태도의 견지가 필요하다.

뿐만 아니라, 업무상 내부고객인 동료들에게 조언을 해야 하는데 고객 간의 불만사항을 조정하고 해결하는 의지를 가지고 임해야 하며, 병원 내 편의 시설 등의 안전과 위생에도 관심을 가지고 관리하며 병원의 경쟁력을 위하여 최신 의료 트렌드를 적극적으로 수용하려는 노력도 유지되어야 한다.

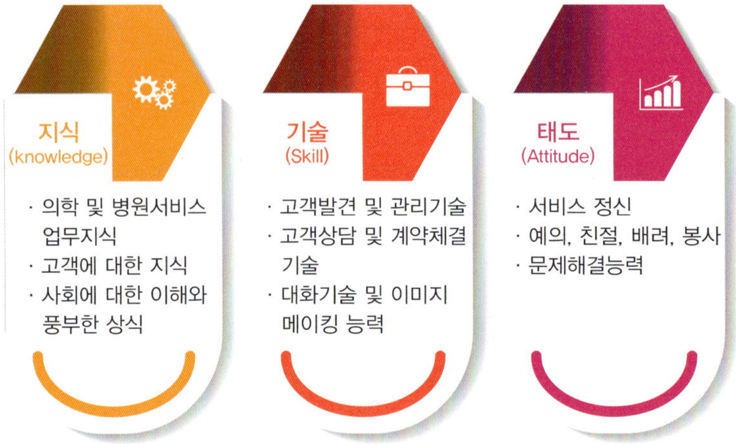
지식
(knowledge)
· 의학 및 병원서비스 업무지식
· 고객에 대한 지식
· 사회에 대한 이해와 풍부한 상식
기술
(Skill)
· 고객발견 및 관리기술
· 고객상담 및 계약체결 기술
· 대화기술 및 이미지 메이킹 능력
태도
(Attitude)
· 서비스 정신
· 예의, 친절, 배려, 봉사
· 문제해결능력

그림 3-2 병원코디네이터의 지식, 기술, 태도

(1) 환자 응대

내원한 환자의 진료정보를 파악하고 진료를 위한 접수, 응대, 배웅 관리

세부업무	지식	기술	태도
진료접수	• 진료 접수 절차 • 진료업무 프로세스 • 의료서비스 특성	• 병원 정보시스템 활용 이해력	• 환자중심의 서비스 마음 가짐 • 신뢰감을 주는 용모와 태도 • 환자에 대한 이해와 배려
환자진료 정보파악	• 환자의 접수, 진찰권 발급에 필요한 원무관련 지식 • 보험용어와 보험관련지식	• 병원 정보 시스템 활용 능력 • 신속 정확한 환자 유형 분류 능력	• 친절하고 신속 정확한 업무 처리 • 보험에 대한 정확한 주의력
대기 환자 관리	• 환자 유형별 특성 파악 • 의료서비스 특성 • 각 해당과에 대한 진료프로세스	• 대기환자에 대한 불만응대 기술	• 신뢰감을 주는 용모와 태도 • 대기시간을 꼼꼼히 관찰하는 자세 • 적극적이고 유연한 태도 • 환자의 불만사항을 해결하려는 의지
환자 배웅	• 임상 주의사항 • 진료 흐름도 • 의료서비스 매너 • 의료커뮤니케이션	• 병원 정보시스템 활용 능력	• 환자에 대한 이해와 배려 • 친절하고 신속 정확한 업무 처리

(2) 환자서비스 관리

내원한 환자의 정보를 파악하고, 서비스 접점별 매뉴얼을 작성하여 환자를 효율적으로 관리할 수 있는 능력

세부업무	지식	기술	태도
환자정보 분류	• 진료 흐름도 • 환자 유형 분류	• 환자 자료 작성을 위한 문서화 능력	• 환자 정보를 정확하게 이해하는 자세 • 환자에게 신뢰감을 주는 태도 • 환자의 개인정보 보호
환자 매뉴얼 관리	• 접점별 서비스 응대 매뉴얼	• FAQ 매뉴얼 작성 • 병원 정보 시스템 활용	• 환자매뉴얼을 꼼꼼하게 확인하는 태도 • 환자 서비스 마인드 • 환자를 최우선으로 고려하는 태도
환자 사후관리	• 환자 유형별 특성 파악 • 의료커뮤니케이션	• 환자 유형별 커뮤니케이션 기술 • 상황별 특성에 유연성 있는 대처	• 서비스 마인드 • 친절한 태도 • 환자의 만족도 향상

(3) 예약 관리

환자의 원활한 진료 진행을 위하여 온라인 및 내원환자 예약 관리와 예약일정 관리 실행

세부업무	지식	기술	태도
온라인 예약 관리	• 의료서비스 매너 • 의료 커뮤니케이션	• 병원 정보 시스템 활용 능력	• 환자에 대한 이해와 배려 • 신속한 업무처리
오프라인 예약	• 의료서비스 매너 • 의료 커뮤니케이션 • 진료 흐름도	• 병원 정보 시스템 활용 능력	• 예약자에게 친절한 태도 • 신속 정확한 업무 처리 • 서비스 마인드
예약 일정 관리	• 진료 흐름도	• 병원 정보 시스템 활용 능력	• 예약자에게 친절한 태도 • 신속 정확한 업무 처리 • 조직적이고 체계적인 업무

(4) 진료서비스 지원 관리

내원환자의 진료 편의를 극대화시키기 위해 환자정보를 공유하고 진료 전 주의사항을 설명하며 진료 대기시간을 관리하는 능력

세부업무	지식	기술	태도
환자정보 전달하기	• 진료과 기본지식 • 진료 흐름도 • 의료 커뮤니케이션	• 병원 정보 시스템 활용 능력	• 환자의 요청 적극적인 수용 • 원활한 커뮤니케이션 • 경청
진료대기 시간관리	• 진료 흐름도 • 의료 커뮤니케이션	• 환자 유형별 커뮤니케이션 기술 • 유연성 있는 대처 기술	• 친절하고 신속 정확한 업무 처리 • 환자에 대한 이해와 배려
진료 전 설명하기	• 진료 및 치료 프로세스 • 해당진료 관련 의학용어	• 환자에게 정보를 설명하는 상담기술 • 해당진료 관련 의학용어의 이해능력 • 진료 차트 이해능력	• 환자에 대한 이해와 배려 • 친절하고 신속 정확한 업무 처리

(5) 환자상담 관리

내원 전 내원 후 환자의 진료에 대한 궁금증을 해소 및 진료와 병원에 대한 신뢰도를 높이는 능력

세부업무	지식	기술	태도
온라인 상담	• 진료과 임상관련 기본지식 • 의료 커뮤니케이션	• 병원 홈페이지 활용능력	• 온라인의 중요성을 인식 • 친절하고 신속한 응대태도 • 상담내용을 정확하게 작성
전화 상담	• 진료 흐름도 • 의료 커뮤니케이션 • 전화응대 서비스 매너	• 환자 유형별 커뮤니케이션 기술 • 유연성 있는 대처	• 전화응대의 중요성을 인식 • 환자에 대한 이해와 배려 • 친절하고 신속 정확한 업무처리
진료 후 상담	• 진료 및 치료 프로세스 • 기본적인 의학용어 • 의료 커뮤니케이션	• 환자 유형별 커뮤니케이션 기술 • 유연성 있는 대처	• 환자에 대한 이해와 배려 • 친절하고 신속 정확한 업무처리 • 진료 후에도 책임을 다하는 태도
불만환자 상담	• 진료 흐름도 • 의료 커뮤니케이션 • 불만 환자응대에 관한 지식	• 불만환자의 욕구 이해	• 불만환자의 중요성을 인식 • 친절하고 신속 정확한 업무처리 • 환자에 대한 이해와 배려 • 공감하고 경청하는 태도
상담일지 작성	• 진료 흐름도 • 진료과 기본지식	• 상담일지 작성	• 친절하고 신속 정확한 업무처리

(6) 수납 관리

환자들에게 진료수속 절차상에 따른 영수증발행, 청구수납, 미수금관리, 증명서 발급, 진료비 수납기록 관리, 보험청구 등을 처리하는 능력

세부업무	지식	기술	태도
청구 수납	• 수납 흐름도 • 초 · 재진 및 급여유형 • 진료과목의 특성 • 의학용어 지식	• 병원 정보 시스템 활용 능력	• 환자의 요청 적극적인 수용 • 친절하고 신속 정확한 업무처리 • 경청
영수증 발행	• 수납 흐름도 • 초 · 재진 및 급여유형 • 진료과목 특성 • 의학용어 지식	• 병원 정보 시스템 활용 능력	• 환자의 요청 적극적인 수용 • 친절하고 신속 정확한 업무처리 • 경청하는 매너
미수금 환불관리	• 의료 커뮤니케이션 • 전화응대 서비스 매너	• 환자 유형별 커뮤니케이션 기술 • 유연성 있는 대처 • 미수금 노트 이해능력	• 환자에 대한 이해와 배려 • 친절하고 신속 정확한 업무처리
증명서 발급	• 의료 커뮤니케이션 • 증명서 발급 절차	• 병원 정보 시스템 활용 능력	• 환자의 요청 적극적인 수용 • 친절하고 신속 정확한 업무처리 • 경청하는 매너
진료비 수납기록 관리	• 의사의 지시에 따라 병원내 원무 담당자에게 보고 • 병원 매뉴얼	• 병원 정보 시스템 활용 능력 • 문서 작성 기초능력	• 환자의 요청 적극적인 수용 • 친절하고 신속 정확한 업무처리 • 경청
보험청구	• 보험 청구 • 초 · 재진 및 급여유형 • 진료과목 특성 • 의학용어 지식	• 문서 작성 능력 • 보험 청구 이해	• 환자에 대한 이해와 배려 • 친절하고 신속 정확한 업무처리

(7) 내부고객 관리

직원 CS교육, 팀워크 향상 프로그램 기획 및 팀 커뮤니케이션 진행 등을 통해 병원안내의 효율성을 증진

세부업무	지식	기술	태도
직원 CS교육	• 병원 CS관련 지식 • 의료서비스 마케팅 • 서비스 매너 • 동기부여 인사관리	• 병원 서비스 • 교육자료 문서화 • 병원 CS강의 • 병원 CS 교육 커리큘럼 계획	• 숙련된 병원 CS 태도 • 서비스 마인드 • 원활한 커뮤니케이션 창출 • CS 문제점을 적극적으로 해결 • 환자만족도를 최우선으로 고려
팀워크 향상 프로그램 기획	• 팀워크 프로그램 • 성격 유형 검사 • 병원조직 문화	• 성격 유형검사 분석 • 설문지 분석	• 원활한 커뮤니케이션 창출 • 동료 직원의 요청 적극적인 수용 • 팀워크 향상을 위한 적극적 의지
팀 커뮤니케이션 진행	• 팀 커뮤니케이션 • 성격 유형 검사 • 병원조직 문화	• 성격 유형검사 분석 • 행사 프로그램 기획 • 행사 계획서 및 보고서 작성	• 원활한 커뮤니케이션 창출을 위한 의지 • 동료 직원의 요청 적극적인 수용 • 팀워크 향상을 위한 적극적 의지

(8) 병원 마케팅 관리

병원정보와 온라인 잠재 고객을 관리하여 환자만족도를 증진시키며, 다양한 병원 홍보활동을 통해 병원안내의 효과를 높이는 능력

세부업무	지식	기술	태도
병원 정보관리	• 의료계 최신 정보 • 병원내부 최신 정보 • 병원 홈페이지 구성 내용 • 홈페이지 모니터링 체크리스트 검토	• 의료계 최신 정보 검색 기술 • 의료계 정보 보고서 작성	• 최신 병원정보 및 트렌드에 적극적으로 대비와 수용 • 의료계 변화에 유연하게 대처
온라인 환자관리	• 바이럴 마케팅 • 개인정보보호법 핵심조항	• 온라인 커뮤니티 관리	• 환자의 요청을 적극적으로 수용 • 개인정보보호법 핵심 조항 준수 • 온라인 환자와의 원활한 커뮤니케이션
환자 만족도 조사	• 고객만족도 조사 • 의료 서비스 마케팅	• 만족도 조사 계획 • 보고서 작성	• 원활한 환자만족도 조사를 위한 적극적인 노력 • 환자의 요청에 적극적으로 수용 • 환자만족도 조사결과를 수용
병원 홍보활동	• 의료계 최신 정보 • 의료광고법 • 의료서비스 마케팅	• 행사 기획서 작성	• 환자의 욕구를 적극적으로 파악 • 의료계의 최신 정보 수집

(9) 병원환경 관리하기

병원편의시설, 위생 · 안전 및 전반적인 병원 이미지 등을 효율적으로 관리하여 병원을 긍정적으로 안내하는 능력

세부업무	지식	기술	태도
병원편의 시설관리	• 병원편의시설 관리 방법	• 편의시설 안전성 점검	• 환자의 요청을 적극적으로 수용 • 병원 편의시설 위생사항에 관심
안전 위생관리	• 병원내 위험요소에 관한 지식 • 병원 안전사고 사례와 유형	• 위험요소 파악	• 안전 및 위생관리 사항 준수 • 병원 위생의 중요성을 인지
병원 이미지 관리	• 이미지 마케팅 • 병원 내 물품	• 체크리스트 활용	• 병원의 이미지를 중요시 • 타병원의 우수사례를 벤치마킹

(10) 문서 관리

고객들에게 영수증발행, 청구수납, 미수금관리, 증명서 발급, 진료비 수납기록 관리, 보험청구 등을 처리하는 수납관리와 함께 고객관리 차트나 진료 관련 서류 등의 병원 문서관리 역시 병원코디네이터의 업무 중 하나이다.

의료법 상 진료기록부 등의 보존규칙 15조은 다음 각 호에 정하는 기간 동안 보존하여야 한다.

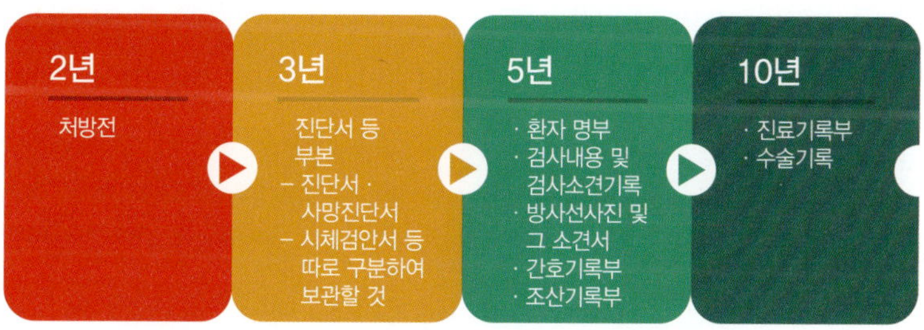

그림 3-3 의료법 상 진료기록부 등의 보존(규칙 15조)

6. 병원코디네이터의 전망

앞에서 살펴 본 바와 같이 병원들이 기술력과 함께 고객 서비스 분야에 많은 투자를 하고 있는 상황에서 서비스 문화를 주도해 나가는 병원코디네이터의 업무 비중이 커지면서 그 기대치도 높아지고 있다.

현재 병원코디네이터의 활동 분야는 성형외과 · 피부과 · 비만클리닉 · 한의원 · 치과 · 안과 등을 중심으로 정착화되어 가고 있으며, 그 외의 진료과목으로도 꾸준히 확대되어 가고 있다. 평소 병원을 통해 꾸준한 건강관리를 받고자 방문하는 고객들도 진료에 대한 긴장감을 안고 병원을 찾게 되는데 경직된 병원 분위기가 아닌 편안한 분위기에서 진료를 받을 수 있도록 안내하는 병원코디네이터의 손길이 무엇보다 절실한 때이다.

병원코디네이터는 고객의 입장을 우선적으로 배려하는 서비스 매너와 섬세한 감각을 지닌 사람에게 적합하며 고객과 의료진을 중재하고 조정할 수 있는 리더십과 친화력을 갖춘 사람이 유리하다. 또한, 문제 발생 시 환자에 대한 이해와 배려를 바탕으로 유연성 있는 대처로 문제를 신속하고 원만하게 해결할 수 있는 능력이 필요하며, 긍정적이며 활발한 성격으로 병원의 분위기를 밝게 조성할 수 있는 능력을 지닌 여성에게 적합한 직종이다. 고객의 다양한 연령층에 따라 병원코디네이터의 활동가능 연령대도 넓어져서 미래의 유망한 여성 직종으로 자리 잡고 있다.

사람들이 더 편리하게 살 수 있도록 도와주는 AI 기술의 비약적인 발달로 사람의 뇌를 모방하여 수많은 정보를 동시에 처리하며 다양한 이미지나 음성 · 얼굴 · 홍채 · 지문 등을 동시에 인식하여 분산 처리하고, 딥 러닝deep learning, 심층 학습 기술을 바탕으로 저장된 이미지를 더 빠르고 정확하게 인식하는 인공지능 로봇이 개발되었다.

인공지능 로봇이 사람보다 더 친절하게 병원코디네이터의 역할을 대신할 수 있는 일이 실현될 수도 있지만, 생명과학 기술은 사람을 존중하는 정신과 배려하는 섬세한 마음에서 출발한다고 생각할 때 로봇의 출현이 병원코디네이터의 직업전망에 위협적인 상황은 아니라고 예측한다.

21세기는 인공지능, 디지털, 가상현실, 빅-데이터로 상징되는 4차 산업의 시대이다. 그리고 이런 기술들이 자연의 세계와 융합되는 시대로 나아가고 있으며 그 파급효과로 인하여 인간의 삶은 혁신적으로 변화될 것이며 사회 · 경제구조는 물론이고 노동시장에도 큰 변화를 가져올 수 있을 것이다.

눈부신 과학의 발달이 의술의 발달에 긍정적 영향을 미칠 수 있지만, 사람에 대한 봉사와 배려 및 공감이 바탕이 되는 의료서비스에 대한 요구는 날로 커지고 있으며 어떠한 의료 환경의 변화에도 병원코디네이터는 병원의 포괄적인 의료서비스를 담당하는 주체로서 왕성한 활동이 전망된다.

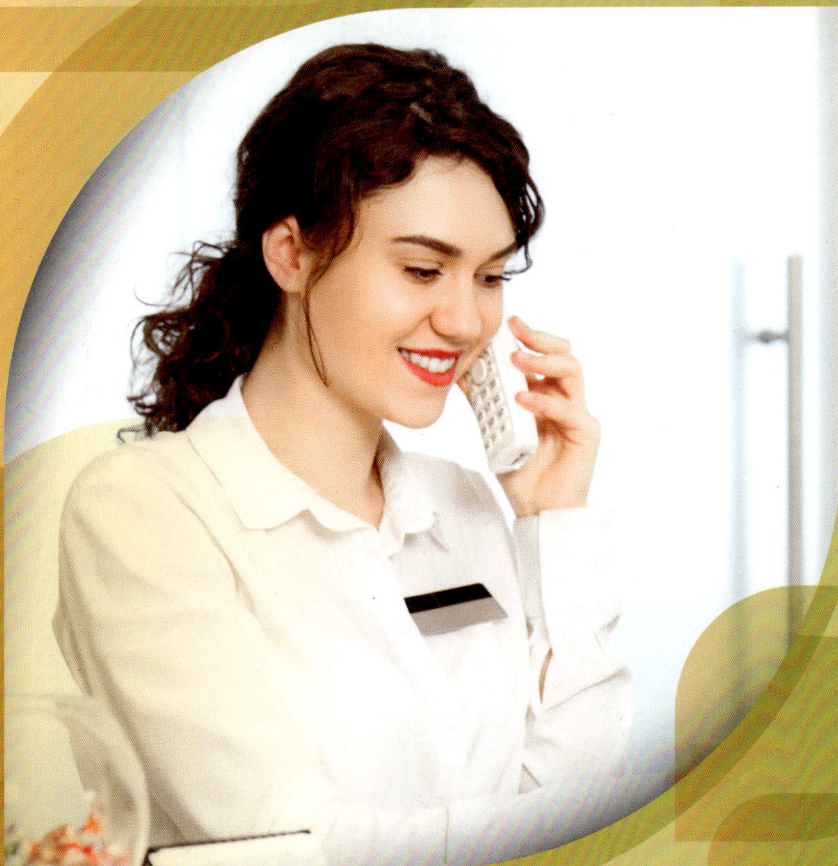

PART Ⅱ 병원코디네이터 실무

1. 병원환경관리
2. 병원마케팅관리
3. 진료서비스지원관리
4. 예약관리
5. 고객(환자)응대관리
6. 고객(환자)서비스관리
7. 고객(환자)상담관리
8. 수납관리

Chapter 4

병원 환경관리

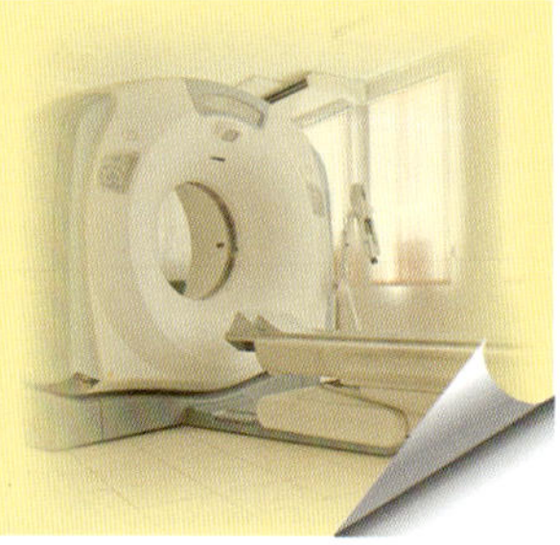

병원환경은 진료를 비롯한 고객의 건강회복과 유지라는 병원의 기능을 수행하기 위한 시설 투자로서 제반 설비들을 갖추는 것이 기본이라고 할 수 있다. 의료서비스 차원에서의 환경은 병원 종사자들 스스로가 조성해 가는 깨끗하고 쾌적한 공간을 만들고 세련된 분위기를 조성해 가는 비투자적인 부분도 포함된다.

각종 시설들은 시간의 경과와 함께 또는 고객의 이용도에 따라 점점 노후화되거나 파괴될 수 있으므로 코디네이터는 이러한 환경을 계속적으로 유지시키거나 원상복귀 시킬 수 있도록 관리해야 한다.

병원시설은 고객들이나 직원들의 활동에 직접적인 또는 간접적인 영향을 미치게 되며 이러한 결과는 고객들이 병원을 이용할 때 느끼는 편의성 부분의 만족도에 직접적인 영향을 미치게 된다. 이처럼 병원의 시설은 고객들로 하여금 진료의 질을 가늠하게 하고 병원에 대한 좋은 이미지를 형성하여 병원을 이용하는 편의성 및 만족도에 대한 척도로 작용하게 된다.

그러므로 병원 환경관리에 있어서는 병원의 편의시설이나 위생 · 안전 및 전반적인 병원이미지 등을 효율적으로 관리하여 병원을 긍정적으로 인식시킬 수 있도록 모든 것을 청결하게 정리 · 정돈하여야 한다.

1. 편의시설 및 내부 환경 관리

병원의 편의시설은 고객의 입장에서 먼저 생각하고 분석하는 것이 중요하다. 우리 병원에서의 고객 이동경로를 체크하여 평균적인 동선을 파악하고 합리적인 이동경로인지를 확인하도록 한다. 또한 대기시간 중에 접하게 되는 편의시설에 대하여도 다양한 서비스의 제공과 함께 고객층에 맞는 서비스를 갖추게 되면 고객의 안정과 심리적 만족감을 높여 줄 수 있다.

다음과 같이 관리항목을 분류하여 병원의 기본 환경 체크리스트에 알맞은 데스크 및 대기실 환경을 파악한다. 병원업무 환경 중 안내 데스크나 고객대기실의 환경을 구체적 항목과 확인 사항을 통해 알맞은 점검을 할 수 있다.

표 4-1 업무에 필요한 환경 체크리스트 - NCS 학습 모듈 발췌

구 분	항 목	확인사항
데스크	약속 노트	• 오늘 예약된 고객을 구분하여 일정표에 정리한다. 예 신규 및 기존 고객, 의사별, 진료 과목별, 기타 • 복사해서 주차실, 내부 게시판과 진료실에 붙여 둔다.
	진료기록지	• 어제 마감이 끝난 진료기록지를 다시 제자리로 정리한다.
	컴퓨터	• 인터넷 연결 등 작동에 이상이 없는지를 확인한다.
	전화 팩스	• 작동 여부를 확인한다. • 마른 걸레 또는 전용 도구로 청소한다. • 자동 응답기의 메시지를 확인하고 급한 용건은 바로 처리한다. • 팩스 메시지는 1부 복사해서 철해 두고 해당자에게 전달한다.
	데스크 상단	• 가급적이면 아무것도 올려 두지 않는다. • 항상 청결하고 정돈된 모습을 유지한다.
대기실	읽을거리	• 오늘 신문이 도착했는지를 확인한다. • 각 신문별로 한꺼번에 스테이플러로 고정시킨다. • 표지가 뜯어지지는 않았는지 등 잡지 상태를 확인한다.
	소파	• 이물질이 묻었거나 실밥이 뜯어지지 않았는지를 확인한다.
	음료대	• 차는 최소 3~5종 정도 다양하게 준비한다. • 커피는 알맞은 양을 조절하여 진료 시작 10분 전에 준비한다. • 냉장고에 시원한 음료를 준비해 둔다.
	음악	• 세미클래식 계열의 잔잔한 음악을 준비한다. • 하루 종일 시간대에 맞는 음악을 틀 수 있게 충분히 준비한다. • 인터넷 음악 사이트를 통해 다양한 음악을 서비스한다.
	게시판	• 전체 내용은 1주일에 1회 점검한다. • 진료 일정표는 매일 바꾸어 게시한다. • 신규 고객 환영 안내문을 마련한다.

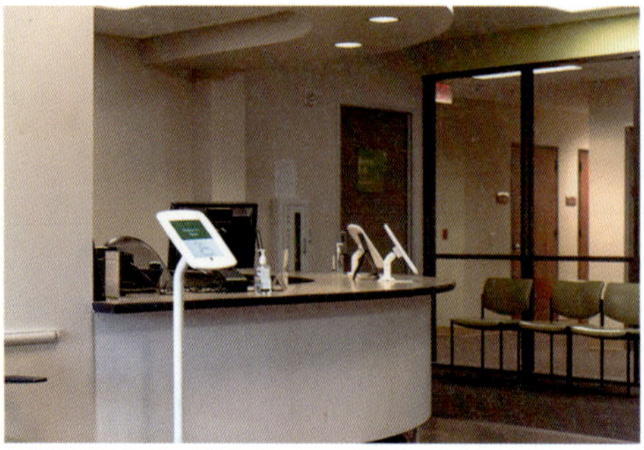

그림 4-1 병원 데스크

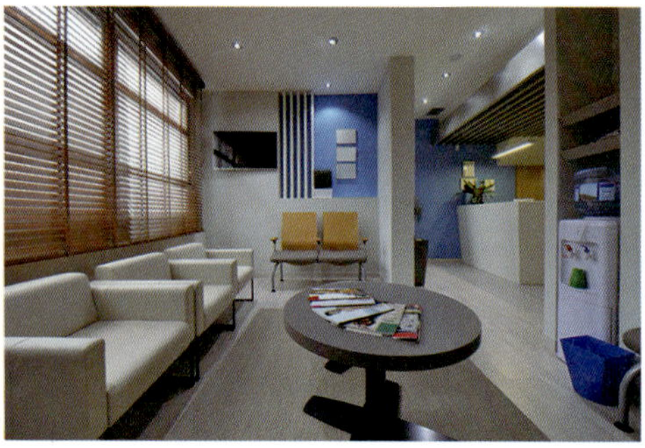

그림 4-2 병원 대기실

2. 안전 위생관리

1. 병원시설 안전관리

병원시설의 안전관리는 병원에 출입하는 사람들의 생명과 신체 및 재산과 병원에 피해를 줄 수 있는 안전사고를 관리하는 것이다. 안전사고는 시설물에 기인한 사고, 전기 안전사고, 전력 및 상수도 공급 중단에 의한 사고, 시설 장비의 고장으로 인한 사고, 기타 시설물 및 물리적 환경에 의한 사고 등을 말하며 예방과 대응 및 복구를 하기 위하여 행해지는 모든 활동을 시설 안전관리라고 한다.

시설 안전관리 활동의 목적은 병원 내 안전 관리 관련 법규를 준수하며, 시설물 관련 사고로부터 내원 고객 및 직원이나 협력 업체 등 병원을 출입하는 모든 사람의 안전을 보장하고 생명 및 신체와 재산을 보호하기 위한 것이다. 병원에서 수행하는 시설 안전관리 활동에는 전기 기기의 안전관리, 전기 배선의 안전관리, 전기화재 및 화기 위험물 안전관리 등이 있다.

2. 병원 환경 위생관리

병원 환경 위생관리는 병원을 찾는 환자나 보호자 및 내원 고객에게 안전한 병원 환경을 제공하고 오염물로부터 보호하기 위한 방법 또는 정보 제공 방법 등을 말한다. 이러한 위생관리는 병원을 내원하는 고객뿐만 아니라 보호하고 병원에서 근무하는 모든 직원을 감염으로부터 보호하는 목적을 지닌다.

병원 환경에서는 다양한 미생물이 존재하여 고객이나 직원들에게 감염을 일으킬 수 있으므로 병원 내의 물리적인 환경을 깨끗하게 유지하여야 한다. 또한, 병원 감염의 예방을 위해서는 직원들 모두에게 적절하고 새로운 감염 예방을 위한 지식과 실무에서 활용 가능한 기술을 교육함으로써 양질의 서비스를 제공하기 위한 최선의 노력을 다하여야 한다.

표 4-2 병원 내 위생관리를 위한 점검 항목

점검 항목	세부 항목	O	×
진료실 및 처치실	근무 시작 전후 손 씻기를 하였는가?		
	진료실이나 처치실 등의 내부 청결상태는 양호한가?		
	진료실 등의 환기 상태를 점검하였는가?		
현 관	복도에 휴지가 떨어져 있지 않은가?		
	바닥이 먼지나 껌 등으로 얼룩져 있지 않은가?		
	문은 먼지나 이물질로 인해 더렵혀져 있지 않은가?		
대기실	소파나 방석에 먼지가 쌓여 날리지 않는가?		
	TV와 탁자에는 먼지가 쌓여 있지 않은가?		
	정수기의 물의 양은 충분히 채워져 있는가?		
	화분의 식물은 죽어 있지 않은가?		
	냉장고 위에 먼지가 쌓여 있지 않은가?		
	냉장고 안에 오래되어 먹지 못하는 음식이 있지는 않은가?		
화장실	바닥에 물이 고여 있지 않은가?		
	벽에 껌이나 이물질이 붙어 있지 않은가?		
	변기의 청결 상태는 어떠한가?		
	세면대가 청결한가?		
	비누와 수건은 제대로 구비되어 있는가?		
	휴지는 충분하게 준비되어 있는가?		
	불쾌한 냄새가 나지는 않은가?		
	쓰레기통은 깨끗하게 비워져 있는가?		
	거울에 얼룩이 묻어 있지는 않은가?		
	문고리가 고장이 나 있지는 않은가?		
기 타	기구나 장비의 소독은 철저히 하고 있는가?		
	세탁물은 청결히 관리 되고 있는가?		
	의료 폐기물은 적절하게 처리되고 있는가?		
	위생 및 감염예방에 대하여 직원 교육을 하였는가?		

출처: NCS 학습모듈 발췌

3. 병원 이미지 관리

어떤 사람이나 어떤 병원을 생각하면 마음속에 떠오르는 얼굴이나 생김새, 표정, 음성과 말투, 느낌, 성격, 실력, 신뢰감 등의 느낌이나 감정이 있다. 이렇게 그 사람이나 그 병원에 대해 떠오르는 생각의 덩어리, 하나로 통합되는 독특한 감정이나 고유한 느낌이 바로 한 사람이나 한 병원이 가지고 있는 이미지라고 할 수 있다.

병원코디네이터의 기본적인 이미지 콘셉트concept는 정결하고 단정한 이미지이다. 직업인으로서 코디네이터에게 요구되는 이미지는 어떤 것인지, 자신이 속한 병원에서 추구하는 직원의 이미지는 어떤 방향인지, 코디네이터 역할을 통하여 자신이 실현하려고 하는 궁극적인 목표와 가치는 무엇인지 등에 대한 분석을 통해 자신이 원하는 이미지를 파악하고 이미지 콘셉트를 결정하는 것이 중요하다. 또한, 병원의 이미지는 한 개인이 어느 병원에 대하여 가지고 있는 신념, 즉 고객이 병원의 여러 속성들에 대하여 가지게 되는 신념을 바로 그 병원의 이미지라고 한다.

1. 이미지메이킹

코디네이터는 병원 서비스의 전문가이다. 이미지를 어떻게 관리할 것인가는 자신의 능력과 개성, 교양, 또는 직업적 지위를 충분히 활용하여 '병원코디네이터'라는 프로 직업인의 이미지를 표현할 수 있어야 한다. 코디네이터가 개인적으로는 이미지를 잘 표현했다고 하더라도 직업인으로서 상황에 맞는 이미지를 표현하지 못한다면 이미지 관리에 실패한 것이다. 이미지를 관리함에 있어서는 다른 사람들의 눈높이를 고려해야 하는데, 병원코디네이터의 이미지를 평가하는 다른 사람들은 병원을 방문하는 고객이다.

병원을 방문하는 고객이 코디네이터에게 기대하는 것은 편안하고 친절하며 신뢰감을 주는 서비스이다. 그러므로 코디네이터는 고객에게 친절함으로 호감을 주면서도 편안함과 신뢰감을 느끼게 하는 이미지를 창조해야 하는 것이다. 병원코디네이터는 전문가로서의 자신이 가지는 삶의 가치와 목표, 그리고 고객의 요구 및 병원의 비전에 맞게 자신의 이미지를 체계적으로 잘 관리해야 한다.

2. 이미지 형성과정

이미지 형성 과정은 다음과 같은 세 가지 기본적인 심리적 과정의 상호 작용으로 이루어진다. 크리시 Crissy 에 의하면, 인간이 환경에 대하여 의미를 부여하는 지각 과정 perception process, 과거와 관련된 기억과 현재의 지각이라는 두 가지 투입 요소가 혼합된 사고 과정 thinking process, 지각과 사고 이전의 감정에 의하여 반응하는 감정 과정 feeling process 의 세 가지 심리적 과정의 상호 작용을 통하여 이미지가 형성된다는 것이며, 그 의미는 다음 표와 같다.

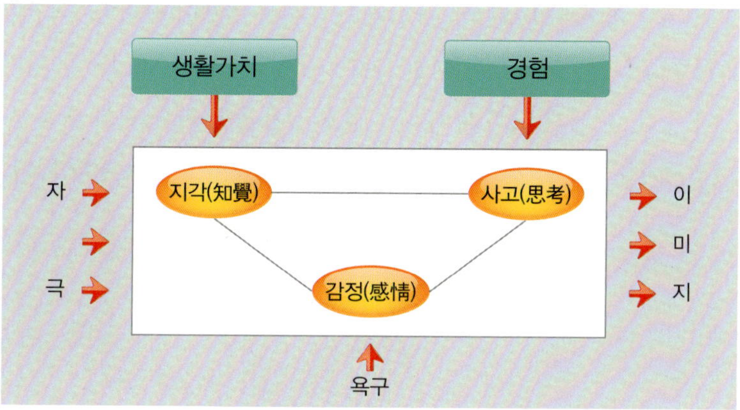

출처: NCS 학습 모듈 발췌

그림 4-3 이미지 형성과정

표 4-3 이미지 형성과정의 의미

구 분	내 용
지각 과정	인간이 환경에 대하여 의미를 부여하는 과정이다. 이 과정은 주관적이며 선택적으로 이루어지기 때문에 동일한 대상에 대하여 다른 의미를 부여하게 되는 것이다.
사고 과정	과거와 관련된 기억과 현재의 지각이라는 두 가지 투입 요소가 있다. 사고는 이들 요소를 혼합한 것이며, 어떤 대상에 대하여 개인이 갖는 이미지는 과거의 기억과 현재의 지각이 혼합되어 형성되는 것이다.
감정 과정	지각과 사고 이전의 감정에 의하여 반응하는 과정이다. 감정적 반응은 확장 효과를 가진다. 어떤 대상에 대한 감정은 좋은 이미지와 나쁜 이미지의 형성과 직접적으로 관련된다.

3. 병원과 이미지

병원의 이미지는 병원 구성원의 용모와 첫인상이나 고객을 대하는 행동 등에 대한 총체적 느낌이다. 또한 병원의 시설이나 장비 등의 분야도 병원에서 제공하는 서비스와 함께 환자나 보호자의 경험에 직접적인 영향을 미치며 병원에 대한 포괄적인 이미지를 형성한다. 의료 기술 및 장비의 발달에 따라 의료의 질이 전반적으로 향상되면서 병원 시설이나 장비도 병원 차별화의 중요한 요소로 부각되고 있다.

병원에 대한 긍정적인 이미지는 고객의 경험을 좀 더 만족스럽게 해주는 역할을 하며, 좋은 병원 이미지가 형성되어 있다면 사소한 문제점은 기꺼이 받아들이게 된다. 기대한 이미지만큼 서비스가 제공된다고 인식될 경우, 이미지 구축에 긍정적인 이미지를 강화하고 유지시켜 준다. 이렇게 고객의 기대와 상호 작용을 하며 병원의 활동에 대한 환자의 인식을 여과시키는 작용을 하는 이미지는 병원의 귀중한 자산이 된다고 할 수 있다.

Chapter 5

병원마케팅 관리

마케팅은 소비자의 필요need와 욕구want를 충족시키기 위해 시장에서 교환이 일어나도록 하는 일련의 활동들을 말한다. 마케팅이라는 용어에 대하여 1985년 미국마케팅학회America Marketing Association, AMA에서는 개인이나 조직의 목적을 충족시켜 줄 교환을 창출하기 위한 아이디어나 상품 또는 서비스에 관한 개념, 가격결정, 판매촉진, 유통 등을 계획하고 실천하는 과정이라고 정의하였다.

그동안 마케팅은 주로 영리를 추구하는 기업에 적용되는 용어였으나 요즘에는 대학, 박물관, 교회 등과 같은 비영리 조직의 운영에서도 중요한 전략적 요소가 되고 있다. 따라서 마케팅 개념은 더 이상 영리를 목적으로 하는 기업의 전유물이 아니며, 우리나라 의료기관에서도 최근 마케팅 개념이 도입되고 있다.

로우랜드Rowland and Rowland, 1984는 병원 마케팅 개념을 "환자가 필요로 하는 의료서비스를 파악하고 이에 부응하는 의료서비스를 제공함으로써 국민의 건강을 유지하고 향상시키는 데 기여함과 동시에 병원의 유지와 발전 및 병원의 설립목적을 달성하고 병원의 모든 경영활동을 합리적으로 수행하는 과정"이라는 정의를 내리고 있다.

다시 말해서 병원마케팅은 의료서비스 필요로 하는 이들에게 그들의 니즈를 파악하고 이에 부응하는 의료서비스를 제공함으로써 고객인 환자의 건강을 유지 · 향상시키고, 병원의 기능과 역할을 최대한 효율화하여 병원의 경영활동을 합리적으로 진행해 가는 모든 활동이라고 할 수 있다.

병원마케팅에 대한 활동으로는 병원 정보의 관리, 온라인 환자의 효율적인 관리, 환자 만족도를 조사하여 개선점을 찾고, 병원 홍보를 위한 전략Strategy의 수립 등이 있다. 의료기관이 마케팅 활동을 합리적으로 전개하면 많은 성과를 얻을 수 있을 것으로 기대된다.

1. 병원정보 관리

병원의 경쟁력 향상을 위하여 의료계 관련 최신 정보를 파악한다. 의료계 관련 최신 정보란 최신 의료 기술, 최신 의료 장비, 의료 산업 추이 등을 말한다. 관련정보 의료계의 최신 정보검색은 보건복지부, 국가건강정보포털, 한국보건의료연구원, 한국보건산업진흥원, 한국보건산업진흥원, 한국건강증진재단, 대한의사협회, 세계보건기구 등의 홈페이지를 참고한다.

(1) 병원 경쟁력 향상을 위한 보고서 작성

수집한 최신 정보를 바탕으로 병원의 미래 전략 및 현재의 경쟁력을 확보하기 위한 정보를 선별하고, 이와 관련된 제언 및 보고서를 작성한다. 보고서 작성 시에는 주제가 명료하며 부각되게 작성하고, 두괄식 문장으로 단문을 사용하여 전개하는 것이 좋으며, 객관성을 유지하여 작성한다.

① 의료계 최신 정보를 각 분야별로 분류한다.
② 해당 분야에서 병원에 적용할 수 있는 정보를 선별한다.
③ 선별한 정보를 바탕으로 병원의 단 · 장기에 도움이 되는 자료로 분류한다.
④ 단기 계획에 도움이 되는 자료는 병원 홍보에 적극 활용한다.
⑤ 장기 계획에 도움이 되는 자료는 앞으로 병원 운영 계획 설립에 지침이 되도록 보고서를 작성하여 제언한다.

(2) 병원 게시물 점검

다른 홍보 매체와는 달리, 병원 게시물은 병원 관계자나 내원환자 및 그 방문객이 병원 게시물을 접하게 되므로 이를 인지하고 게시물을 만들어야 한다. 병원 게시물의 가장 큰 목적은 소통과 정보공유이므로, 병원 내부의 공지 사항과 내부 정보를 이용한 홍보가 주된 내용이 될 수 있다.

병원 게시물은 병원 내부의 최신 정보를 주기적으로 업데이트하는 것이 필요하며, 게시물은 홍보용과 공지용으로 나누어 관리한다. 공지용 게시물은 새로운 정보가 있을 때마다 게시물을 구성하며, 홍보용은 병원 내부의 최신 자료를 바탕으로 병원을 방문한 사람에게 정보 및 홍보가 되는 자료를 선별하여 구성한다.

(3) 병원 홈페이지 점검

병원 내부의 최신 정보를 파악하여 지속적으로 병원 홈페이지를 점검하며, 점검 시에는 고객의 입장과 홈페이지 제작자의 입장에서 생각하도록 한다. 사람들이 적극적으로 정보를 수집하게 되면서 병원에 내원하기 전에 홈페이지를 먼저 검색해 보고 참조하는 경향이 늘고 있다. 그러므로 병원의 세부 정보를 알고자 홈페이지를 방문한 사람에게 최신 내부의 정보 제공이 필요하다.

(4) 홈페이지 게시물 업데이트

병원 홈페이지 온라인 게시물 업데이트를 통해 병원의 강점을 강화하는 방안이 필요하다. 새로운 방문자가 사이트를 방문했을 때 사이트 게시물을 읽은 수와 댓글 수 및 게시물의 등록 날짜 등은 사이트의 인상을 결정하는 데 커다란 영향을 준다. 온라인 게시물이 최근 정보가 아닐 경우에 홈페이지의 정보 활성화 정도를 의심할 수 있기 때문에 지속적인 온라인 게시물 업데이트가 필요하다.

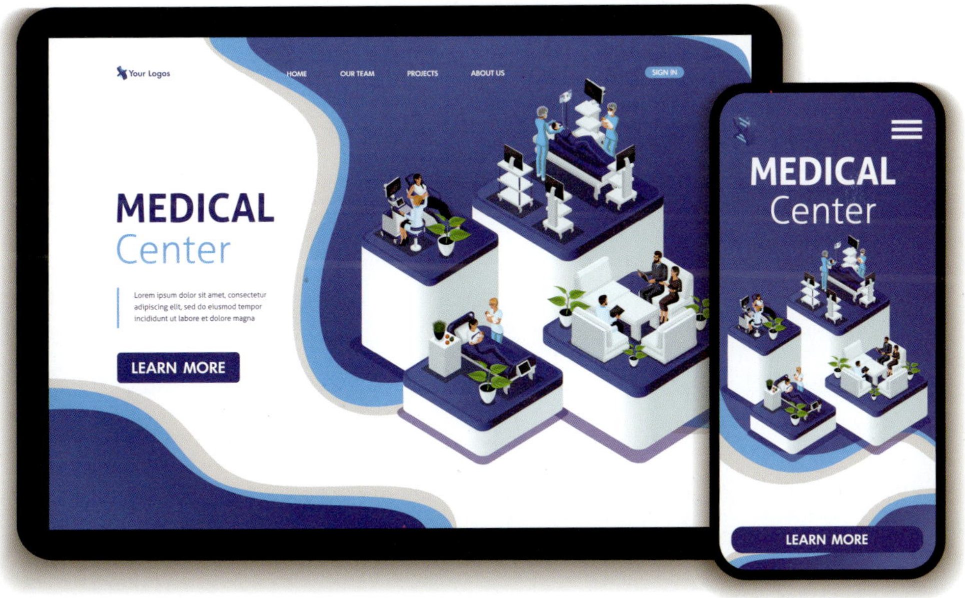

그림 5-1 병원 홈페이지 업데이트

2. 온라인 환자 관리

온라인 마케팅은 시공간의 제약이 없고 무제한적으로 정보를 공유할 수 있으므로, 정보 제공자와 수용자 간의 커뮤니케이션이 용이하다. 실시간, 1:1 마케팅으로 고객 맞춤형 정보를 전달할 수 있으므로 기업과 소비자 간에 직접 거래로 비용 절감의 효과가 있다. 또한, 소비자의 입장에서는 게시판 등에 자신의 의견을 반영할 수 있으므로 온라인 콘텐츠 제작이 중요하다.

(1) 온라인 환자에 대한 질의응답

병원의 홈페이지를 방문한 사람은 원하는 목적을 가지고 있다. 이들의 특성을 파악하여 홈페이지의 역할과 최적화 방법 색출이 필요하다. 그러기 위해서는 고객이 원하는 콘텐츠를 확인하고, 온라인 게시판에 문의를 남긴 사람을 직접 내원하도록 연결하는 것이 필요하다.

온라인 문의자들을 직접 내원하도록 하기 위해서는 병원이 가지고 있는 호의를 표현하는 것이 중요하다. 질문에 답하는 자세에 친절함과 공손함이 있어야 하며 임상적인 질문에 대한 답변 작성보다는 환자 중심의 친절함과 감정이입에 중점을 두고 온라인 게시판의 지속적인 관리를 한다. 질의에 대한 신속한 응답은 병원의 신뢰도를 높이고 고객의 방문을 좀 더 이끌어 낼 수 있다.

(2) 환자 개인정보 보호 이해

개인정보보호법에 대해 숙지하고 환자의 개인정보를 보호해야 한다. 개인정보보호법은 개인정보의 수집 · 유출 · 오용 · 남용으로부터 사생활의 비밀 등을 보호함으로써 국민의 권리와 이익을 증진하고, 나아가 개인의 존엄과 가치를 구현하기 위하여 개인정보 처리에 관한 사항의 규정을 목적으로 하고 있다.

특히 병원 기록과 관련된 정보는 특히 민감 정보로 분류되어 있으며 개인정보보호법에서는 관련 정보에 대해 강력하게 규제하고 있다.

환자가 동의하지 않은 사진의 무단 도용은 의료법에 위배되며, 홈페이지에 가입할 때 주민등록번호를 기재하도록 하는 것은 개인정보보호법에 위배된다. 병원에서는 개인의 병원 기록을 이용한 마케팅을 실시할 때 이에 대해 주의해야 한다.

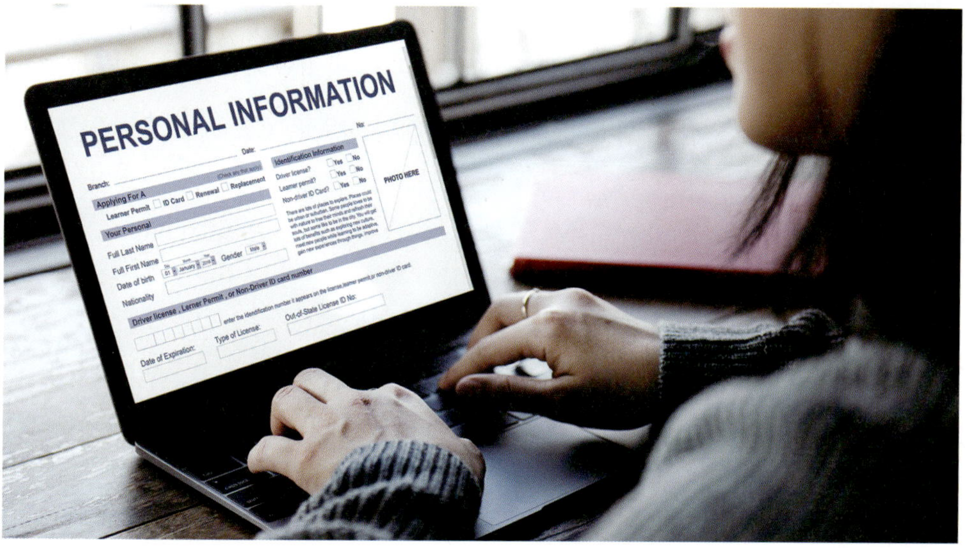

그림 5-2 개인정보 보호 관련 이미지

(3) 환자 데이터 수집

신규 고객은 의료서비스를 이용할 때 정보의 제한, 이용의 불편성 등으로 마케팅 활동만큼의 성과를 조기에 달성하기 어렵다. 따라서 고객정보 DB를 구축하고 고객에게 만족을 주는 의료서비스 마케팅을 실시함으로써 의료서비스에 대한 재구매 의사를 향상시킨다. 고객의 성향을 파악하고 대응하며, 고객의 욕구를 충족시키고, 고객이 우리 병원을 이용할 때 장애 요소가 무엇인지를 예측 판단하여 제거하거나 최소화함으로써 상품 구매율을 향상시키도록 노력해야 한다.

정기적으로 의료와 건강 및 관광 관련 뉴스를 e-매거진 형태로 발송하여 고객들이 재구매 욕구를 높이도록 하며 병원과 유사하게 서비스를 제공하는 업체에서 활용한 고객 DB의 사례도 분석하여 병원 홍보에 도움이 될 수 있게 한다.

(4) 온라인 병원 홍보

온라인으로 병원의 이미지를 홍보하는 방안으로는 카페나 블로그 등의 온라인 커뮤니티를 통하는 방법이 있으며, 정보 제공자가 아닌 정보 수용자를 중심으로 메시지가 퍼져나가는 바이럴 마케팅이 있다.

① 바이럴 마케팅

바이럴 마케팅viral marketing은 기업이나 제품을 홍보하기 위해 자발적으로 이메일과 같이 전파 가능한 매체를 통하여 널리 퍼뜨리는 마케팅 기법을 말한다. 입소문 마케팅과 일맥상통하지만 입소문 마케팅은 정보를 제공하는 자를 중심으로 메시지가 퍼져 나가는 방식이고 바이럴 마케팅은 정보 수용자를 중심으로 전파되어 가는 방식이다.

② 블로그 마케팅

블로그 마케팅은 여러 포털 업체들에서 서비스되고 있는 블로그를 통하여 캠페인을 전개하는 마케팅 기법으로서, 직간접적으로 홍보되는 효과와 소비자 중심의 쌍방향 커뮤니케이션이 작용하게 된다. 블로그 마케팅은 감성 마케팅, 브랜드 마케팅, 체험 마케팅, 입소문 마케팅, 검색엔진 마케팅 등의 채널 역할을 수행하기에 기업과 개인 간의 밀접하고도 효율적인 마케팅 수단으로 활용되고 있다.

블로그 마케팅의 특징은 이메일이나 일반 광고보다 거부감이 적으며 입소문 마케팅의 일종으로 고객들과 1:1 커뮤니케이션을 할 수 있다. 또한, 일반적인 게시판보다 고객 접근이 쉽기 때문에 친숙하게 다가갈 수 있으며 대부분 실명제이므로 신뢰성이 높다는 것이다.

블로그 마케팅은 관리와 업데이트가 쉽고 검색 엔진과 같이 노출되므로 효과적이며 콘텐츠를 통해 잠재 고객을 모을 수 있다는 장점이 있다. 또한, 다른 마케팅 방법보다 파급이 빠르며 제휴 마케팅을 통해 수익을 창출할 수 있다.

③ 카페 마케팅

카페는 커뮤니티를 위한 인터넷 서비스이다. 인터넷 카페는 동일한 취미 활동이나 정보를 나누려는 목적을 가진 사람들의 모이게 되며, 이 모임을 통하여 타깃화된 집단을 구성하고 이들을 대상으로 비즈니스를 수행하려는 마케팅 기법을 말한다. 카페를 이용한 마케팅의 장단점은 다음과 같다.

표 5-1 카페를 이용한 마케팅의 장단점

장 점	단 점
• 회원 가입 절차가 쉽다. • 사이트보다 쉽게 회원을 모집할 수 있다. • 검색 엔진과 연계되어 있다. 카페 제목이나 설명 문구에 키워드 나열 • 구축 비용이 무료이다. • 진료 서비스에 대한 반응을 알 수 있다. • 고객의 취향을 알 수 있다. • 고객과의 커뮤니케이션이 쉽다. • 잠재 고객을 만들 수 있다. • 타깃화된 회원에 이메일 마케팅을 할 수 있다. • 우수 카페에 가입하여 벤치마킹한다. • 오프라인 모임을 통해 친목을 다진다.	• 최초 트래픽traffic을 위한 노력이 필요하다. • 지속적인 콘텐츠를 업데이트해야 한다. • 많은 노력과 시간이 필요하다. • 노력에 비해 효과가 떨어질 때가 있다. • 상업적인 카페에 대한 단속이 심하다. • 부분적인 의견이 나올 수 있다. • 경쟁 업체에 정보가 노출될 수 있다.

3. 환자 만족도 조사하기

고객의 만족 요소는 하드웨어적 가치 디자인, 편리성, 색상, 스타일, 상표, 소프트웨어적 가치 품질, 성능, 기능, 효능, 가격, 서비스적 요소 점포 서비스, 판매원의 접객 서비스, 사후 정보 서비스, 기업 이미지 등 복합적인 요소에서 결정된다.

의료서비스 마케팅에 대해 이해를 바탕으로 환자 만족도 조사를 위한 조사 계획을 수립하고 설문지를 작성해 본다. 또한 예상되는 문제점을 파악해 보고 환자 만족도 조사를 실시한다. 환자 만족도 조사에 있어 유의할 점은 정기적으로 실시하여 그 전 상태와의 비교를 통해 추이를 파악하는 것이 중요하다는 점이다.

그렇게 하기 위해서는 정량적인 조사로 비교할 수 있어야 하며, 조사의 정확도 측면에서도 조사 항목의 충분성, 조사 표본의 적절성, 조사 담당자의 능력 등을 고려하여 면밀한 검토가 필요하다. 환자 만족도 조사 방법으로는 대인 면접 조사, 우편 설문 조사, 전화 조사, 인터넷 조사 등이 있다.

(1) 대인 면접 조사

① **장점** : 응답자의 확인이 가능하고 비교적 긴 시간을 확보하여 다양한 질문을 할 수 있으므로 정확한 질문과 응답을 얻을 수 있다. 표본 분포의 통제가 가능하며 대면하여 조사하기 때문에 응답률이 높아서 정해진 조사기간 내에 조사를 완료할 수 있으므로 가장 융통성 있는 자료 수집 방법이다.

② **단점** : 조사비용이 많이 들고, 면접자가 감독하므로 답변에 영향을 미치며, 익명성이 보장되지 않는다.

(2) 우편 설문 조사

① **장점** : 표본의 분포가 폭넓고 모집단이 지역에 구애를 받지 않는다는 장점이 있다. 대인 면접 조사와는 달리, 면접의 오류가 발생하지 않고, 현장 조사자가 필요하지 않게 됨에 따라 조사비용이 저렴하다. 또한, 익명성이 보장되기 때문에 솔직한 응답이 가능하고, 대표성을 지닐 수 있다.

② **단점** : 질문에 대한 통제가 불가능하며, 특정 질문을 할 수 없다.

(3) 전화 조사

① **장점** : 표본 분포가 폭넓고, 현장 조사가 필요 없어 비용이 저렴하다. 또한, 신속한 정보 획득이 가능하고 응답 회수율이 높은 편이며 간단하고 경제적이다.

② **단점** : 면접 시간이 5분 이내에 진행되어야 하므로 질문이 짧고 질문 유형이 제한된다.

(4) 인터넷 조사

① **장점** : 인터넷을 이용하기 때문에 동영상 · 3차원 이미지 · 사운드 등을 이용한 입체적인 질문을 할 수 있고, 조사 범위에서도 광범위한 발송을 할 수 있다. 또한, 비용 측면에서 표본 수 증가에 따른 추가 비용이 적고, 24시간 조사 수행을 할 수 있다는 것도 장점으로 꼽힌다. 양쪽 방향 커뮤니케이션이 가능하고, 설문에 대해서도 빠른 회수와 실시간 분석을 할 수 있다.

② **단점** : 스팸spam에 대한 부정적인 인식이 있고, 표본이 인터넷 사용자로 편중되는 단점이 있다. 또한, 조사에 응하는 사람만을 조사할 수 있기 때문에 대표성을 상실할 수 있다.

4. 병원 홍보 활동하기

1. 홍보의 개념과 필요성

최근 대부분의 의료기관은 의료기술 및 수가 또는 장비 및 시설이나 규모면에서 경쟁력이 거의 평준화된 상황이므로 의료 구매자에게 의료기관의 전문성과 우위성에 관한 차별화 된 정보를 제공해야 할 필요가 강조되면서 홍보 기능은 마케팅 믹스의 가장 중요한 분야로 인식되고 있다.

이러한 홍보 기능을 광고와 혼동하는 경향이 있어 의료기관이 마케팅 활동을 전개하는 데 큰 장애요인이 되고 있다. 사전적 의미에서 홍보Public Relation란 언론 매체들이 독자나 시청자들을 위하여 뉴스로서의 가치가 있다고 판단되는 상업적 정보들을 스스로 선택하고 보도하게 함으로써 소비자들에게 도움이 될 수 있는 자사의 정보를 전달하는 행위를 말한다. 즉, 어떤 것을 이해시키려는 것이 목적이다. 이에 반하여 광고Advertisement는 불특정 소비자들을 상대로 상업적인 정보를 유포시키는 행위로서 제품을 사거나 사용하도록 소비자의 심리를 자극하는 행위를 말한다.

의료기관이 홍보 활동을 활발히 전개해야 할 필요성은 다음과 같이 구분할 수 있다. 첫째, 홍보 활동을 통하여 고객이 필요로 하는 서비스를 선택할 수 있도록 진료과목을 비롯한 의료인, 시설, 장비 등에 관한 기본정보를 제공해야 하기 때문이다. 둘째, 제공되는 의료서비스는 일반 서비스나 상품에 관한 정보와는 달리 인간의 생명을 대상으로 하므로 과학적으로 검증되고 근거가 있는 매우 엄정하고 확실한 정보를 필요로 하기 때문이다. 셋째, 의료에 대한 수요가 증가하면서 경쟁이 심화되면서 의료사업도 차별화된 신기술, 처치 및 간호 능력, 첨단 의료기기와 시설, 수진절차 등에서 경쟁력을 확보해야 할 필요성이 있다. 이는 홍보를 통해 확보한 차별성을 부각시킴으로써 경쟁 우위를 확보해야 하기 때문이다.

2. 마케팅 요소 4P와 mix의 개념 이해

조직이 제공하는 서비스와 관련한 통제 가능한 모든 요소를 표적 고객이 만족하거나 쉽게 교환할 수 있도록 집단화하는 것을 마케팅 믹스Mix 라고 한다. 마케팅 믹스의 구성요소는 상품product, 가격price, 유통place, 촉진promotion 등과 같은 4Ps가 활용되어 왔다.

마케팅 믹스의 효과를 높이기 위해서는 상품, 가격, 유통, 촉진 등의 모든 요소들을 유기적으로 결합하여 마케팅 목표에 입각한 마케팅 활동을 해야 한다. 마케팅 믹스는 우선 상품 믹스, 유통 믹스, 촉진 믹스 등의 하부 믹스를 먼저 형성하게 되고, 이러한 하부 믹스들을 통합統合 및 구성함으로써 가장 효율적인 마케팅 믹스를 구현하게 된다. 마케팅 믹스는 고정된 것이 아니라, 서비스와 상품의 형태와 종류 또는 표적 시장에 따라 전략적으로 다르게 형성된다.

표 5-2 마케팅 요소 4Ps

Product	• 유형의 제품보다 서비스와 같은 또 다른 특성이 부가된 무형적 요소가 중요 • 기업은 산업 내 자사 서비스의 위치를 분석하여 서비스 계열의 확장 또는 축소에 대한 결정을 내려야 함. → 여기에는 진료의 종류와 품질, 진료의 스타일, 치료 후의 관리 서비스에 관련한 것들을 포함하는 것. 이러한 서비스 계열의 범위에 의해 차별화 마케팅 전략을 구사할 것인지, 비차별화 마케팅 전략을 구사할 것인지를 결정할 수 있음.
Price	• 기업은 이익 극대화와 시장 점유율 증대 등의 기본적 방침에 따라 가격 결정 • 고객의 반응, 경쟁사의 가격, 수요와 공급, 원가 구조에 대한 분석을 통해 경쟁력 있는 가격을 제시해야 함. • 가격이 촉진 분야Promotion에 흡수되어 촉진 도구로 쓰이기도 하므로, 원가계산 등의 전통적 접근보다는 치료비를 통해 어떻게 유통 경로를 넓히고 시장 점유율을 확대할 것인지에 대한 관심이 높아지는 추세임. • 제품의 경우에 구매 후 대금을 지불하는 반면, 서비스의 경우에 서비스가 수행되기 전 또는 제공되는 즉시 대금이 지불되는 특징이 있음.
Place	• 상품을 어떤 경로를 통해 유통시킬지를 결정하는 문제 • 병원 서비스에서는 접근 및 전달 방법을 의미하며, 환자와 병원 간 의사소통을 좀 더 원활하게 하여 진료 서비스를 효율적으로 제공하기 위한 통로라고 할 수 있음.
Promotion	• 마케팅 목표를 달성하기 위해 광고, 인적 판매, 홍보, 판매 촉진 등을 효과적으로 결합하여 활용하는 활동. 불특정 다수를 대상으로 한 광고나 홍보 • 고객에게 일관된 브랜드 이미지를 전달하기 위해 통합적 관리가 필요함.

3. 의료 경영학자 케시(Keith)의 병원 마케팅 요소

의료서비스 마케팅은 기존 서비스 마케팅 전략 네 가지 요소 외에 세 가지 마케팅 요소people, process, physical-evidence가 추가되는데, 그중 인적 의존도가 높은 만큼 사람은 중요한 요소로 부각된다.

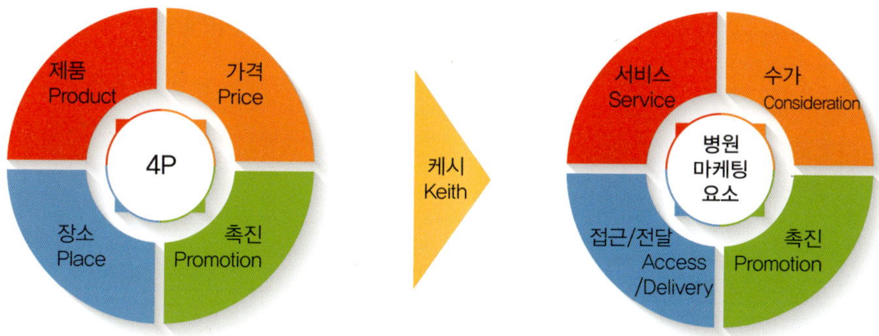

그림 5-3 케시(Keith)의 병원에서의 마케팅 요소

표 5-3 케시(Keith)의 병원 서비스 마케팅 추가 요소 3P

people	• 서비스 제공자로, 병원 서비스의 경우는 서비스 제공자에 대한 인적 의존도가 높아 사람의 문제가 매우 중요한 요소로 부각됨.
process	• 서비스가 제공되는 절차 • 포괄적 의미에서 서비스의 제공 및 운영 시스템 전체를 포함.
physical Evidence	• 서비스 수행을 촉진하는 유형의 요소들로 서비스가 전달되는 환경 • 서비스 제공 공간, 장비 안내 책자, 치료 주의 사항, 팸플릿이나 장비 등을 포함하며, 서비스 품질에 대한 단서로서 고객의 기대와 평가에 영향을 줌.

4. 홍보를 위한 소비자 판매 촉진(consumer promotion)

소비자 판매를 촉진하는 방법에는 혜택을 덤으로 얹어 주도록 인센티브를 제공하는 방식positive-type incentive과 비용 부담을 덜어 주도록 인센티브를 제공하는 방식negative-type incentive의 두 가지가 있다. 혜택을 덤으로 얹어 주는 양+의 방향으로의 인센티브 제공 방식에는 샘플sample, 보너스팩price pack, 사은품premium, 마일리지mileage, 콘테스트contests, 추첨sweepstakes, 게임game 등이 있으며, 비용 부담을 덜어주어 음-의 방향으로 인센티브를 제공하는 판매 촉진에는 쿠폰coupon, 할인price-offs, 환불rebate 등이 있다.

① 샘플 sample

샘플이란 잠재 고객의 시험 구매trial를 유발하기 위해 무료로 배포하는 서비스 체험 기회를 지칭하는 것으로, 주로 신규 서비스 출시 직후에 배포하는 경우가 많으며, 일회적인 체험만으로도 서비스의 특성을 충분히 체감할 수 있는 경우에 사용되는 판매촉진 방식이다.

② 보너스팩 price pack

하나의 가격에 그 이상의 서비스를 묶어서 제공하는 판매 촉진 전략으로, 준거가격 Reference price을 낮추지 않으면서 가격 할인의 효과를 베풀 수 있어 단기적인 매출 신장에 좀 더 효과적인 장점이 있다.

③ 사은품 premium

서비스 구매 시에 무료로 추가 제공되는 소정의 답례품이라고 할 수 있으며, 해당 서비스와는 다른 서비스나 제품을 인센티브로 제공하는 경우가 대부분이다. 이러한 점이 동일한 서비스를 제공하는 샘플과의 차이점이다.

④ 마일리지 mileage

단골 고객일수록 더 많이 제공되는, 현금 또는 그에 준하는 보상을 의미하며, 사용량이나 빈도가 증가함에 따라 그에 부가되는 혜택도 증대되는 판촉 프로그램을 말한다.

⑤ 콘테스트 contests

콘테스트는 소비자가 제시하는 아이디어나 노력을 평가하여 소정의 상품이나 상금을 제공하는 판매 촉진 방식이다.

⑥ 추첨 sweepstakes

소비자의 노력 여부와 무관하게 불특정 다수인, 또는 일정한 조건을 갖춘 특정인들을 대상으로 무작위로 상품 또는 상금을 제공하는 판매 촉진 방식이다.

⑦ 게임 game

서비스 구매 시마다 퍼즐이나 빈칸 채우기 등 간단한 게임을 풀어서 답을 제시하면 추첨을 통해 상품이나 상금을 제공하는 프로모션이다.

⑧ 쿠폰 coupon

쿠폰은 정해진 기간 내에 특정의 서비스 구매 시에 쿠폰에 기재된 조건만큼 할인 판매를 한다는 약속을 명시한 각종 증빙 자료를 말한다. 쿠폰은 시험 구매를 유발하는 효과가 있으며 가격 민감도가 높은 고객을 선별하는 기능을 보인다.

⑨ 할인price-offs

할인은 기본 가격을 일시적으로 낮추는 판매 촉진 방안으로서 소비자들에게 비용 부담을 덜어 줌으로써 즉각적인 구매 활성화의 효과를 거둘 수 있다. 하지만 잦은 가격 할인은 소비자들의 지각된 준거 가격 자체를 낮추는 결과를 초래하여 부정적인 영향을 미칠 수 있다.

⑩ 환불refund & rebate

환불은 서비스 구매 시에 소정의 금액을 돌려주는 판매촉진 방식이다. 그중에서도 리펀드refund는 구매 시점에 즉시, 또는 소비자가 요구하는 시점에 이루어지는 현금 반환을 말한다. 이와는 달리, 리베이트rebate는 원래 지불된 금액의 전부가 아닌 일부를 돌려받는 것을 말한다.

5. 내부고객관리

고객은 두 가지 부류로 나누어 생각할 필요가 있다. 하나는 외부고객인 소비자이고 또 하나는 내부고객인 직원이다. 외부고객이 중요하다는 것은 다시 언급할 필요 없이 잘 인식하고 있지만 또 다른 고객군인 내부고객의 중요성에 대해서는 많은 기업들이 방관하고 있는 경우가 많다.

외부고객에게 잘하라는 서비스 교육은 많이 이루어지지만 내부고객인 직원들의 니즈 파악을 잘 해보고자 하는 노력은 소홀하다는 것이다. 내부고객인 직원들이 원하는 것이 무엇인지, 어려움은 없는지 등을 파악해서 요구하기 전에 해결해 준다면 병원에 대한 충성도는 높아질 것이고, 자연히 외부고객을 위하여 최선을 다해 일해야 하겠다는 생각을 가지게 될 것이다.

내부고객만족은 곧 직원만족이고 병원의 입장에서는 고객만족을 달성하기 위해서는 직원을 만족시켜야 하는 것이다. 현장 접점에서 내부고객의 사기와 만족도는 외부고객에 대한 서비스와 연결되어 내부고객의 만족 없이는 외부고객 또한 만족시킬 수 없다. 즉, 내부고객의 만족이 곧 외부고객의 만족으로 이어지는 것이다.

내부고객관리란 이처럼 직원 관리에 많은 투자를 하고 체계적인 프로그램을 통하여 종업원에게 동기를 부여하며, 직무에 대한 만족감이 고객에게 긍정적인 방향으로 전달

될 수 있도록 하기 위한 일련의 과정인 것이다. 그러므로 직원 CS 교육과 팀워크 향상 프로그램의 기획 및 팀커뮤니케이션 진행 등을 통하여 병원 안내의 효율성을 증진시켜야 한다.

1. 직원 CS교육하기

병원 CS 경영은 병원의 고객 만족을 목표로 하는 경영으로, 고객에게 최대의 만족을 제공해 주는 것에서 병원의 존재 의의를 찾으려는 경영 방식이라고 할 수 있다.

CS란, 'Customer Satisfaction'의 약자로서, 고객 만족을 위해서는 고객과 근접해 있는 서비스인의 역할이 중요한 것으로 대두되면서 CS 교육을 통해 고객의 요구에 능동적이고 적극적으로 대응하고, 고객의 각종 요구와 정보를 신속히 수집하여 관련 부서로 피드백 하며, 고객의 욕구와 불만에 대해 적극적으로 대응하도록 한다.

다양한 요구와 행동을 보이는 고객들을 상대로 매일 일정한 서비스를 제공하는 것은 스트레스가 많고 어려운 작업이다. 차별화된 고객 서비스 기술과 고객 서비스 지향성에 대해 교육을 받은 직원들은 긴장을 감소시키고 서비스 회복을 위한 방법을 찾기 위하여 노력할 수 있다. 그러므로 서비스를 수행하는 직원이 서비스 회복을 위한 효과적인 수행을 할 수 있도록 그에 알맞은 적절한 훈련을 시키는 것은 매우 중요한 일이다.

(1) 고객응대 문제점 파악

병원에 맞는 MOT고객 접점별 서비스 체크리스트를 작성하여 활용하고 최대한 상세하게 환자의 관점에서 관찰하여 고객응대에 있어 가장 문제가 되는 부분을 파악한다. 내원하는 환자의 욕구를 이해하여 환자의 만족도를 높일 수 있게 하고 벤치마킹했던 우수 병원의 사례를 활용하여 실천할 수 있는 서비스 방안을 찾도록 한다. 또한, 정기적으로 병원 서비스에 대한 환자의 만족도 조사를 통해 병원 내부 직원들의 CS 문제점에 대한 파악이 필요하다.

병원 자체 모니터링 체크리스트를 통해 서비스를 평가하거나 고객 소리함 등의 환자 불만을 수렴하여 자주 지적되는 문제 상황에 대해 개선안을 제시하는 노력도 필요하다.

(2) 직원 CS 교육 프로그램 기획

병원에 맞는 MOT고객 접점별 서비스 체크리스트를 중심으로 의료 환경과 서비스 트렌드 변화에 따른 직원 CS 교육 프로그램을 계획한다.

① **병원 CS 교육의 목표 및 주제 선정** : 사전에 모니터링 또는 설문을 통해 병원 내부의 CS 문제점을 파악하여 교육 주제를 선정한다.

② **병원 CS 교육의 대상자 파악** : 교육생의 수, 성별, 직급, 연령대, 학력, 전공, 교육 경험 및 진료 과목의 서비스 특성 등을 고려하여 진행한다.

③ **병원 CS 교육장 환경 파악** : 교육장소의 크기, 책상이나 의자의 배열, 기자재의 배치, 마이크 등 교육장 시설을 파악한다.

④ **병원 CS 교안 작성** : 교안은 크게 도입, 전개, 마무리로 나누어 작성하도록 한다. 교안에는 교육 시간에 전달하고 싶은 학습 내용과 교수 활동을 상세한 시나리오처럼 작성하고, 강의의 소요시간이나 수업할 때 필요한 보조 자료 및 질문 등의 참여 수업방법이나 과제 등도 작성하도록 한다.

⑤ **병원 CS 교육 진행 후의 피드백** : 강의가 끝난 후에는 강사의 연락처를 알려주어 강의가 끝난 후에도 교육생들이 다른 질문사항이 있을 때 연락을 할 수 있도록 배려한다. 자신의 강의가 교육의 목적에 부합되었는지, 교육생들의 욕구에 맞게 진행되었는지 확인하는 평가서를 만들어 교육생들로 하여금 작성하도록 하며, 강의 만족도 조사 결과를 통해 차후 중요한 보완 자료로 활용하도록 한다.

2. 팀워크 프로그램 기획

고객만족 경영은 기업의 최고경영자 혼자서 운영하는 것이 아니라 종업원의 적극적인 참여를 필요로 하며, 이는 생산과 소비가 동시에 이루어지는 동시성이라는 서비스의 특징 때문이기도 하다. 이렇듯 병원환경에서도 의료인의 우수한 의료 기술뿐만 아니라 병원 내에서의 모든 접점에서의 직원들, 즉 내부고객의 적극적인 참여가 있어야만 한다. 이는 병원서비스의 방침이나 전략을 고객에게 맞추어도 결국 최종 접점에서 환자와 직접 대면하여 서비스를 제공하게 되는 주체는 병원 내 직원들이기 때문이다.

의료서비스를 제공하는 직원들은 본인의 직무만족도에 따라 고객에게 제공하는 서비스의 질도 달라지게 되는 것이며, 고객들은 내부 직원이 표현하는 감정과 행동을 고스란히 느끼며 의료서비스를 받게 되므로 직원들의 팀워크는 매우 중요한 요소가 된다.

(1) 직원 만족도 개선을 위한 내부 고객 유형 파악

직원들의 적극적인 참여를 유도하기 위해서는 함께 근무하는 병원 조직 팀원들 간의 인간관계 만족도 향상이 궁극적으로 고객의 만족도 향상과 밀접한 관계가 있다는 점을 이해하고 병원직원들의 직무만족 요인을 제고하여야 한다.

성격 유형을 파악할 수 있는 DISC나 MBTI 등의 도구를 이용하여 내부고객인 직원들의 다양한 유형을 이해하는 것이 하나의 방법이다. 유형을 파악한 결과를 바탕으로 유형별 특성에 맞는 부서에 직원들의 적절히 배치하여 고객 지향성을 높일 수 있도록 하고, 구성원들이 자발적으로 소속감을 가지고 헌신할 수 있도록 동기를 부여한다.

또한, 성격 유형의 선호 경향에 따른 조직 내 커뮤니케이션 스킬과 역량을 강화하는 교육이나 훈련 등을 통해 개인의 효율성과 조직의 효과를 높이고 부서 간의 상호 커뮤니케이션이나 고객지향 조직 시스템을 구축해야 한다. 이러한 내부고객의 유형을 파악한 자료는 직원들의 서비스 마인드를 함양하는 교육과 고객이 이해하기 쉽도록 의료 지식을 쉽게 전달하는 방법의 개발 및 개선에도 활용할 수 있다.

(2) 병원 내 조직 문화의 우수 사례 연구를 통한 벤치마킹

실제 고객 서비스가 우수하여 만족도가 높은 병원이나 기업의 사례를 탐구하여 조직문화 내에서 직원들의 만족도가 다양한 항목별로 어떻게 나타나는지를 조사해 본다. 이러한 조직 문화 우수사례 연구를 통한 벤치마킹으로 직원들의 만족도를 높이고 병원 경영의 목표인 고객만족과 경쟁우위를 실현하며, 결과적으로 의료서비스 발전에 기여하게 된다.

3. 팀 커뮤니케이션 진행

팀 커뮤니케이션은 조직의 구성원들 간에 정보 공유나 의사 결정을 전달하는 중요한 수단이 된다. 특히 병원의 조직 문화는 직원들 사이에서 끊임없는 대화를 통해 업무가 진행되고, 많은 고객환자들과의 대화를 통해 그들의 불편 사항과 요구 사항을 경청하고 해결해야 한다는 면에서 매우 중요하다. 따라서 병원 내에서 직원들 간에 또는 각 부서 간의 대화가 원활히 이루어져야만 고객의 만족도 또한 높아질 수 있음을 이해해야 한다.

병원 내 직원들 사이의 또는 부서 간의 장애 요인을 이해하고 직원들 간의 조화로운 병원 생활을 위해서는 정기적인 회의와 직무 교육 등이 필요하다. 특히 신규 직원이 들어왔을 때 병원 문화의 고유한 특성을 함께 공유하여 병원 생활에 빨리 적응할 수 있도록 하는 것이 중요하다. 업무에 대한 이해뿐만 아니라 조직 구성원들과 병원 철학을 함께 공유하고, 소속감을 갖고 적극적으로 업무에 임할 수 있도록 다양한 팀 커뮤니케이션의 진행이 필요하다. 정기적으로 진행하는 공식적인 커뮤니케이션과 더불어 다양한 형태의 비공식적인 커뮤니케이션의 활성화도 필요한 것임을 주지해야 한다.

(1) 병원 내 팀 커뮤니케이션의 종류

병원 내 공식적 팀 커뮤니케이션으로는 정기적 스태프 미팅이나 부서장급 및 중간 관리자급 미팅 등이 있고, 그 밖에도 직원 교육을 위한 정기 세미나 · 월례회의 · 연례행사 등이 있다. 비공식적 팀 커뮤니케이션에는 비정기적 회식 또는 생일이나 입사 기념일 및 경조사 챙겨 주기나 기타 비정기 화합 등을 들 수 있다.

비공식 커뮤니케이션 모임의 진행시에는 리더의 역할이 매우 중요하며, 리더의 구체적인 역할은 다음과 같다.

① 주의 환기, 사회자 소개, 모임 목표 및 모임 주제의 필요성을 제시한다.

② 특정 부서끼리만 단합하는 분위기가 되지 않고 다양한 형태로 교류할 수 있도록 배려하는 진행이 필요하다.

③ 모임을 마무리할 때에는 모임의 의의 및 병원의 철학과 비전을 제시하도록 한다.

(2) 병원 내 팀 커뮤니케이션의 문제점 파악을 통한 개선 방안 제안

내부 고객, 즉 직원들 간에 의사소통을 하는 데 문제점은 없는지 경영자와 각 부서장 및 직원들의 관점에서 간단한 설문이나 인터뷰를 진행한다. 환자 정보의 신속한 전달 및 공유를 통한 고객만족도 향상뿐만 아니라, 병원 내 팀의 시너지 확보를 위한 관점에서 팀 커뮤니케이션 리더들의 리더십의 강 · 약점을 파악해 본다.

직원들의 관점에서 조직에 바라는 구성원들의 의사소통에 대한 욕구를 구체적으로 정리하여 작성해 본다. 내부 고객을 인터뷰를 할 때에는 다양한 직원들의 욕구를 반영하기 위한 질문 리스트를 작성하고, 인터뷰 결과를 바탕으로 팀 커뮤니케이션의 개선 방안을 보고서로 작성해 본다.

보고서에는 ① 회의 일시와 장소, ② 참석자 명단, ③ 안건주제과 회의 내용 포함, ④ 결정 사항, ⑤ 향후 과제, ⑥ 결재란 등을 포함하는 것이 좋다. 회의가 끝난 후에 회의록을 정리하여 각 부서장과 경영자에게 공유하도록 함으로써 과제나 활동에 대해 명확하고 자세하게 기술해 준다.

(3) 병원 내 팀 커뮤니케이션 문화의 우수 사례 연구를 통한 벤치마킹

의료서비스의 성공사례 중에서 CS 경쟁력 향상에 도움이 되는 팀 커뮤니케이션 성공사례를 정리하여, 직원들 간의 의사소통이 근속 여부와 업무의 동기부여 및 효율성 면에서 얼마나 큰 영향을 미치게 되는지를 파악해 본다.

실제로 팀워크가 좋고 그로 인하여 고객만족도가 높은 병원이나 팀 커뮤니케이션 리더로서 성공적인 기업이나 병원의 사례를 탐구하여 우리 병원의 조직 문화에 맞게 활용할 수 있는 방법을 연구해 본다. 또한, 원내 공식적인 커뮤니케이션을 위해서는 정기적인 회의도 중요하지만 성과를 시상하고 실행하여 병원 발전에 도움이 되는 것도 중요하다.

Chapter 6

진료서비스 지원관리

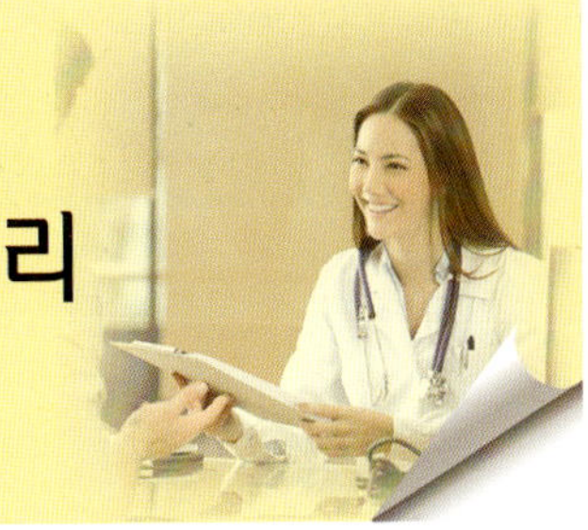

진료서비스 지원관리란 병원에 내원한 고객의 진료과정에 편의성을 극대화하기 위해 환자의 정보를 신속하고 정확하게 등록하고, 진료 대기시간을 관리하는 일이나 환자 또는 보호자에게 제공하는 진료 전 설명 등을 통하여 전반적인 진료서비스를 관리하는 것을 말한다.

1. 환자등록 관리

1. 전자의무기록 환자등록 관리

전자의무기록에 대한 병원 전산화시스템은 과거의 행정 지원청구 중심에서 현재의 진료지원 중심으로 변해 가는 추세이다. 정보화 사회로 진입하기 이전에는 병원의 모든 기록을 수기로 진행하였으나 컴퓨터의 보급이 일반화되면서 이와 함께 병원에서의 진료기록도 의료정보화의 과정을 거치게 되었다, 전자의무기록EMR : Electronic medical record은 모든 의료 기록을 전자 문서로 기록 · 보존하는 것이며, OCS Order Communication System와 PACS picture archiving and communication system를 모두 포함한다.

처방 전달 시스템OCS은 여러 가지 각종 의학 정보와 환자의 진찰과 관련된 자료들을 보관한 DB 및 의사가 환자를 진단한 후에 작성한 처방전 등을 통신망을 통해 각각의 해당 진료지원 부서로 전달해 주는 시스템이다. 이러한 시스템은 환자의 내원 시 등록부터 진료, 수납까지 원내에서 발생하는 모든 DB를 관리 전달하는 것뿐만 아니라, 병원에서의 모든 행정이 효율적으로 관리될 수 있도록 하는 통합의료정보시스템이다.

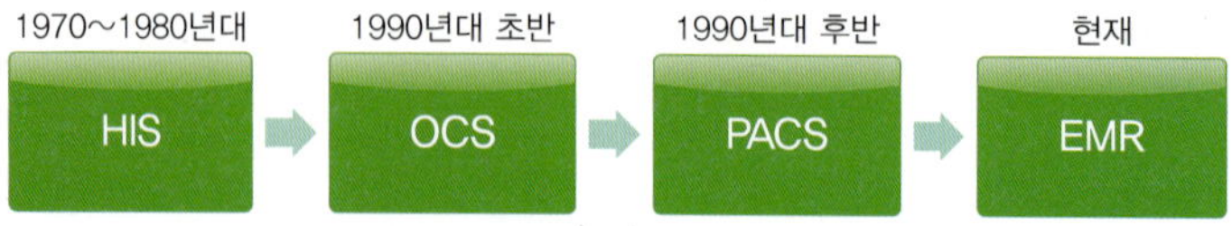

HIS: Hospital Infomation Service
EMR: Eletronic Medical Record 전자의무기록

그림 6-1 환자등록 관리 시스템의 변화 과정

2. 전자의무기록의 효과

대부분의 병 · 의원에서는 고객환자의 등록에서부터 진료과정이나 수납관리 등 병원 내에서 모든 데이터를 병원정보 시스템을 통해 관리 · 전달한다. 병원정보 시스템은 컴퓨터와 통신 장비를 이용하여 병원 내에서 제반 활동과 관련된 임상 진료정보와 행정 자료를 수집하고 저장, 처리, 인출 및 전송함으로써 병원운영의 효율을 극대화하는 것을 목적으로 구축된 통합 시스템이다. 처방전달 시스템은 병원정보 시스템의 가장 핵심이 되는 부분으로, 처방내용을 중심으로 진료와 진료지원 부서 및 원무 행정 부서 사이에 전달되는 모든 과정을 전산화한 시스템이다.

이러한 전자의무기록은 고객환자의 정보와 진료기록을 실시간으로 조회하고 공유할 수 있어 진료 대기시간을 단축하고 진료서비스를 향상시킬 수 있다. 의료기관의 수기 작업 최소화 및 문서 관리 비용 절감 효과가 있으며, 정보 저장의 편의성이 높다. 또한, 의료인이 환자기록에 접근하기 용이하고 정보의 다양한 활용이 가능하며, 실시간으로 임상 정보를 제공할 수 있어 진료 업무의 효율을 증가시킨다. 이외에도 의무기록 작성의 표준화에 따른 질적 향상을 도모하며, 신속하고 정확하게 각종 통계를 위한 정보를 추출할 수 있다.

3. 전자의무기록의 조건

병원 내 다른 부서와의 원활한 자료공유를 위해서는 처방전달 시스템OCS: order communication system이 필요하다. 전자의무기록은 진료에 지장을 주지 않을 정도로 의사가 자료를 입력하기에 작업이 간단하여야 하며, 진료기록의 보안이 잘 유지되어야 한다.

4. 전자의무기록 고객등록 관리

고객환자이 내원하면 고객 정보를 전자의무기록에 등록 및 저장하게 된다. 전자의무기록 프로그램을 작동하고 공인인증서로 접속하며, 전자의무기록을 통한 고객의 기초 조사 및 정보수집 입력 및 저장 방법은 다음과 같다.

① 최초 내원일을 입력한다. 자동 설정

② 환자의 이름과 주민등록번호를 입력한다. - 필수 항목

③ 피보험자세대주 성명을 입력한다. - 필수 항목

④ 환자의 보험 유형 정보를 입력한다.

표 6-1 고객의 보험 유형

구 분	내 용
국민건강보험	국민건강보험공단에서 수신자 자격 정보 제공
의료 급여	국민건강보험공단에서 수신자 자격 정보 제공
교통사고	14개 보험회사와 6개의 공제조합 총 20개 대상 기관에서 정보 제공
산업재해 사고	근로복지공단에서 정보 제공
보훈 대상자	보훈공단 보훈병원에서 정보 제공
일반	1~5에 해당되지 않는 환자이며, 환자 자신이 진료 비용을 전액 부담한다.

* 수신자 자격 확인은 공인인증에 의한 건강보험공단 자격 조회를 접속한다.

⑤ 환자 및 보호자 연락처 또는 휴대전화 번호를 입력한다. - 부가 항목

⑥ 환자의 주소를 입력한다. - 부가 항목

⑦ 차트 번호를 입력한다. 자동 설정

⑧ 기타 정보를 입력한다.

⑨ 고객의 문자 수신 거부 또는 동의를 확인한다.

⑩ 입력한 정보 내용을 저장한다.

5. 개인정보 동의서 작성 및 보관

① 개인정보보호법에 따라 동의서를 받아야 한다.

② 각 병원에서는 동의서 양식을 작성하여 환자에게 확인과 동의서를 받는다.

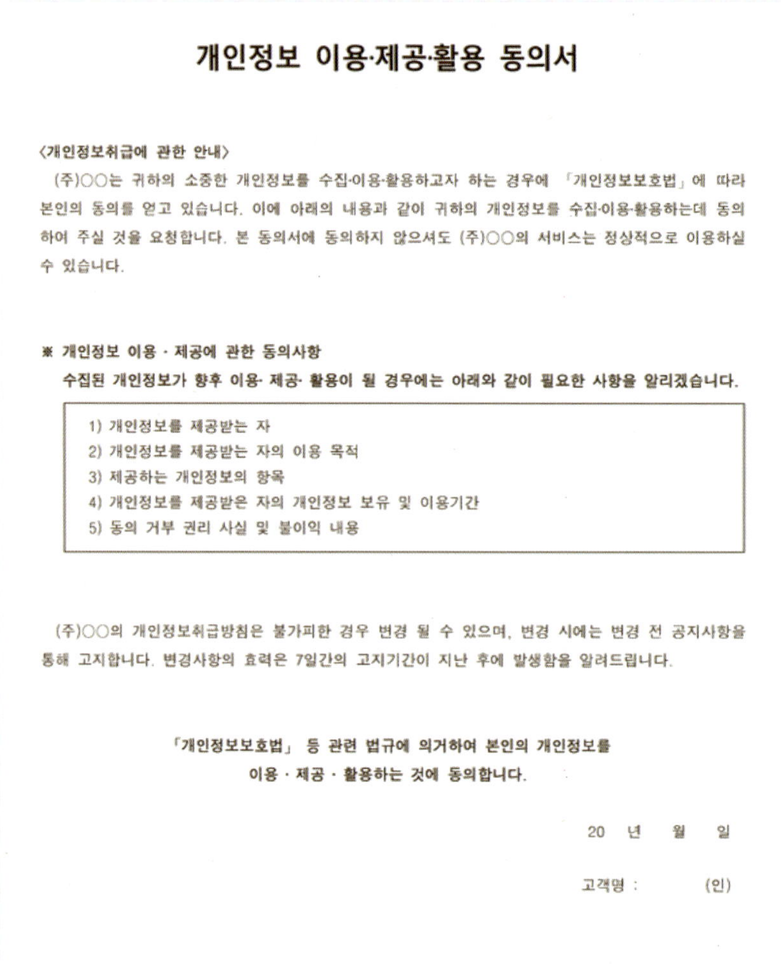

개인정보 이용·제공·활용 동의서

<개인정보취급에 관한 안내>

(주)○○는 귀하의 소중한 개인정보를 수집·이용·활용하고자 하는 경우에 「개인정보보호법」에 따라 본인의 동의를 얻고 있습니다. 이에 아래의 내용과 같이 귀하의 개인정보를 수집·이용·활용하는데 동의하여 주실 것을 요청합니다. 본 동의서에 동의하지 않으셔도 (주)○○의 서비스는 정상적으로 이용하실 수 있습니다.

※ 개인정보 이용 · 제공에 관한 동의사항

수집된 개인정보가 향후 이용· 제공· 활용이 될 경우에는 아래와 같이 필요한 사항을 알리겠습니다.

1) 개인정보를 제공받는 자
2) 개인정보를 제공받는 자의 이용 목적
3) 제공하는 개인정보의 항목
4) 개인정보를 제공받은 자의 개인정보 보유 및 이용기간
5) 동의 거부 권리 사실 및 불이익 내용

(주)○○의 개인정보취급방침은 불가피한 경우 변경 될 수 있으며, 변경 시에는 변경 전 공지사항을 통해 고지합니다. 변경사항의 효력은 7일간의 고지기간이 지난 후에 발생함을 알려드립니다.

「개인정보보호법」 등 관련 법규에 의거하여 본인의 개인정보를
이용 · 제공 · 활용하는 것에 동의합니다.

20 년 월 일

고객명 : (인)

그림 6-2 개인정보 동의서 예시

2. 진료 및 검사의 대기시간 및 대기관리

진료의 과정에서 진료 및 검사 흐름이 순간순간 끊어지는 현상이 발생하는데, 이를 진료 및 검사를 위한 대기시간이라고 한다. 진료 대기시간이 길어지면 고객환자은 심리적인 불안감과 신체적 고통이 뒤따르므로 스트레스가 가중되는 요인이 된다. 따라서 진료나 시술 대기시간을 최소화하여 빠른 진행으로 환자의 만족도를 높이기 위한 관리가 필요하다.

1. 진료 대기시간의 활용

① 진료접수 후에는 진료 대기자 인원과 진료시작 예상시간을 고객이 기다리는 동안 직접 눈으로 볼 수 있도록 모니터 설치 및 프로그램을 가동한다. 모니터가 없는 경우에는 구두로 대기 인원과 대기 시간을 안내한다.

② 기다리는 동안 해당 진료와 관계되는 시술 및 치료에 대한 안내 책자 등을 볼 수 있도록 비치한다.

③ 대기 중인 환자에게 해당 진료에 대한 과정을 사전에 설명해 준다.

④ 휴식이 필요한 고객환자은 회복실이나 휴게실 등에서 안정을 취하게 하고, 빠른 진료가 이루어지도록 조치를 취하며 설명해 준다.

2. 대기시간 관리의 중요성

① 대기 시간의 단축이 병원 서비스의 가장 큰 핵심이다.

② 고객을 대상으로 한 설문 조사에서 대기시간에 대한 불만이 언제나 상위를 차지하고 있다.

③ 대기시간 관리를 어떻게 하고 있는지가 다른 병원에 대한 경쟁력을 의미한다.

④ 접수, 검사, 상담, 수납 등 병원 내 구성원의 노력으로 대기시간이 감축되어야 한다.

3. 진료 전 설명하기

1. 진료 전 설명의 중요성

병원에서 고객환자들이 진료를 받기 전에 대기하는 시간에 비하여, 실제로 진료실 안에서는 모든 궁금증을 충분히 이야기하고 답변을 들을 만큼의 시간이 넉넉하지 않은 경우가 많다. 이러한 고객들의 불만과 불안한 심리를 해소하기 위해 병원코디네이터는 진료 전 고객이 전하고자 하는 증상과 이와 관련된 이야기들을 충분한 상담시간을 갖고 들어주는 것이 중요하다. 이를 통해 핵심내용들이 의료진에게 전달될 수 있도록 하고 앞으로 진행될 진료내용들에 대한 자세한 사전설명이 매우 중요하다.

그러므로 진료 전 설명은 병원에서의 부족한 시간 자원을 효과적으로 사용하기 위해서 반드시 필요한 접점이라고 할 수 있다.

병원코디네이터와 충분한 상담을 하고 진찰실로 들어온 고객환자은 의사와의 상담을 쉽게 이해하게 되고 상담 내용에 대한 동의율이 매우 높아지게 된다. 병원에서의 의료진과 환자와의 의사소통 문제는 가장 중요한 부분이면서도 그동안 가장 이루어지기 힘들었던 부분이다. 병원코디네이터로 인해 고객은 알 권리를 충족하고, 병원의 입장에서는 그것을 효과적으로 만족시킴으로써 고객 관리에 지속적으로 도움이 되고 있다는 것이다.

2. 병원 진료과의 예진표 작성

진료 전 예진표 및 문진표는 병원, 진료과, 대상의 조건에 따라 조금씩 다를 수 있으나 고객환자이 진료 및 시술 등을 하기 전에 기본적 항목을 작성하게 하여 진료에 도움을 준다.

(1) 예진표(문진표)의 작성 시 목록 및 내용은 다음 사항을 포함한다.

① 주민등록번호, 성별, 집 전화, 휴대전화, 환자 성명, 가족 성명, 주소 등을 기록

② 환자의 신체 측정 신장, 체중, 혈압, 체온 등

③ 환자의 병력PMH 및 가족력FH : 본인 과거 병력, 가족의 병력, 유전적 질병 유무 등

④ 환자의 생활 습관 및 사회력 SH : 음주, 흡연, 약물 복용, 직업 등

⑤ 약물 부작용 경력

⑥ 운동 종류 및 운동량

⑦ 현재 가장 불편한 사항 등

(2) 해당 진료과의 예진표를 작성한 후, 진료과에 안내해 준다.

① 예진표를 보면서 환자의 상태를 일차적으로 경청하고 질문한다.

② 환자의 상태를 파악하여 진료과로 안내한다.

③ 환자에게 진료대기 소요시간을 설명한다.

④ 진료대기 지연 시에는 환자에게 양해를 구한다.

지연사유를 먼저 설명하고, 진료 순서와 대기 시간 등을 같이 안내한다.

3. 진료 후 예후 사전정보 안내

진료 특성에 따라 예후에 대한 정보를 미리 제공하는 것이 고객의 불안감을 줄여 줄 수 있다. 예후는 치료나 시술 후의 경과를 미리 예측하는 것이며, 환자고객가 가지고 있는 문제의 진행 정도에 따라, 비슷한 만큼의 진행정도를 보였던 과거 환자들의 치료 성과를 기준으로 예측하게 된다.

(1) 진료 예후 정보 안내

① 병원의 진료 특성에 따라 진료와 검사를 통한 진료 예후 정보를 미리 습득하여, 고객환자들을 배려하는 태도로 사전 정보 안내 책자를 제공할 수 있다.

② 진료의 특성에 따른 치료 검사 예후에 대한 일련의 프로세스의 습득이 필요하다.

③ 환자에게 정확한 정보를 제공하기 위해서는 진료 차트에 대한 이해가 필요하며, 해당 진료과의 의학적 지식과 용어를 이해할 수 있어야 한다.

④ 진료 예후 정보는 병원의 정보 사이트, 보건복지부 국민건강정보센터, 의학회지에 수록되어 있다.

(2) 진료 예후에 대한 정보 전달 기법

① 설명을 할 때는 영어 등의 전문 용어를 피한다.

② 인체 모형이나 사진, 또는 그림 등을 갖추어 놓고 설명 시 활용하도록 한다.

③ 책상에 항상 설명을 위한 메모지를 마련하는 것도 좋은 방법이다.

④ 설명을 마친 후에는 '더 물어보고 싶은 것이 있으신가요?'라고 하는 식으로 마지막까지 환자의 궁금증을 해소시킨다.

Chapter 7

예약관리

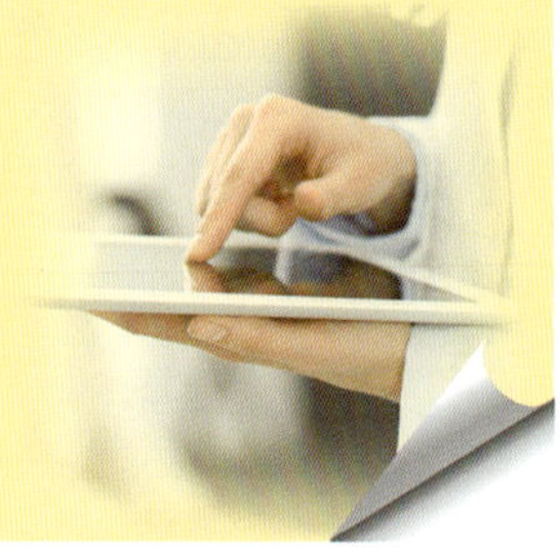

예약은 장래에 어떤 계약을 체결할 것임을 약속하는 예비적인 계약으로, 사전 약속 및 수단이라는 의미이다. 예약 접점은 병원의 이미지 형성에 매우 중요한 접점임을 인지하고, 고객에게 병원 진료 안내에 대한 일관성 있는 정보를 줄 수 있도록 하여 신뢰감 있는 의료서비스가 제공될 수 있어야 한다.

병원의 이용은 대부분 단발성으로 끝나지 않고 지속적인 단계를 거쳐야 하므로 병원 코디네이터는 오프라인 예약이나 온라인 예약과정에서 현재 환자의 치료 단계와 케어의 필요 정도를 숙지하여 양질의 서비스를 제공하도록 노력해야 한다.

1. 예약관리 시스템

진료예약제도는 병원과 고객 양쪽의 시간을 모두 절약하고 계획적인 시간관리를 통해 원활한 진료를 위한 효율적인 시스템이다. 이는 고객의 시간을 소중하게 관리해 준다는 의미를 가지며 병원 입장에서도 서비스에 대한 수요관리를 잘해서 서비스의 공백을 메우고 병원의 시설과 인력을 최대한으로 활용하고 통제할 수 있다는 장점을 가진다.

진료예약제도가 시행된 초기에는 고객들이 이 제도를 기피하는 경우도 있었지만 예약제도를 통하여 고객이 취하게 되는 이득을 강조하여 설득하는 것이 중요하며, 효율적인 관리를 위해 예약제도를 적절히 이용하는 것이 바람직하다. 동시에 많은 고객을 진료할 수 없는 환경에 있거나, 고객이 많이 밀릴 때와 한가할 때가 일정하지 않은 병원에서는 예약제도의 운영을 이용하는 것이 필요하다.

예약관리는 인적 자원의 시간과 자원배분을 적정하게 운용하여 고객의 의료서비스 이용 만족을 향상시키는 한편, 이를 통해 병원 수입을 증대시키고 재무구조를 개선시키고

자 하는 것이 목적이다. 또한, 예약관리의 효율적인 운용은 고객이 병원을 긍정적으로 생각하고 편리하게 이용할 수 있도록 한다.

병원코디네이터는 고객들의 진료가 원활히 진행될 수 있도록 온라인 및 내원 환자의 예약내용을 관리하고, 예약일정관리 프로그램을 잘 이용할 수 있는 능력을 갖추도록 노력해야 한다. 이를 위해서는 병원의 특성과 예약 관리 프로세스를 이해하고, 사람들과의 원활한 의사소통 능력을 갖추어야 한다.

2. 예약관리의 기본 원칙

① 의사의 진료시간이 많이 요구되는 치료나 수술 · 신환 상담 · VIP 고객 · 치료시간이 오래 걸리는 고객은 예약에 있어 중요하게 우선되어야 하므로, 예약 시 신중한 배려가 필요하다.

② 중요한 예약은 하루 전에 전화로 확인한다. 특히 신환환자, 수술, VIP고객, 상습 예약 불이행 환자 등

③ 예약 시에는 2~3가지의 선택 시간을 먼저 제시하여 고객으로 하여금 선택할 수 있도록 한다.

④ 대기시간이 길어지는 것에 민감한 고객은 오전 진료의 첫 시간이나 오후 진료가 시작되는 첫 시간에 예약하여 최대한 대기시간을 줄이도록 한다.

⑤ 문제 환자예민한 환자나, 컴플레인complaint이 잦은 환자, 질문이 많은 환자 등은 보통 일반 고객의 2배 이상의 진료시간이 필요하다. 따라서 이러한 환자 예약 시에는 시간을 충분히 배정하며, 문제 환자끼리 동시에 예약이 되지 않도록 하는 것이 바람직하다.

⑥ 세심한 진료가 필요한 고객일수록 가급적이면 오전에 진료 약속을 한다.

⑦ 약속시간을 상습적으로 잘 지키지 않거나 어기는 고객의 약속시간에는 항상 약속 부도율에 대비하여 예약을 진행한다.

⑧ 하루 중 예약이 가장 많은 시간대를 고려하여 그 시간 전후에 대기 고객이 밀리지 않도록 완충시간을 둔다.

⑨ 신규 환자 예약은 최대한 고객이 원하는 시간에 예약이 될 수 있도록 배려하며, 2~3일을 넘기지 않도록 한다.

⑩ 신규 환자가 많이 오는 시기에는 예약하지 않고 갑자기 내원하는 신규 환자를 위한 진료 시간을 고려하여 예약 시간을 배정한다.

⑪ 가급적이면 한 번 내원으로 할 수 있는 최대한의 진료를 하도록 한다.

3. 온라인 예약의 종류

온라인On Line은 전기통신설비를 이용하거나 전기통신설비와 컴퓨터의 이용기술을 적절히 활용하여 정보를 수집, 검색, 송신 또는 수신하는 정보통신체제를 말한다. 온라인 예약은 장래에 어떤 계약을 체결할 것을 예비하는 약속으로서 사전에 날짜나 시간을 정하기 위해 이용되는 수단이다.

온라인 예약을 하는 고객은 병원의 예약 담당자 혹은 병원 직원을 직접 대면하지 않고 병원의 실체만을 믿고 예약을 하게 된다. 예약을 하려는 고객은 병원까지 내원하지 않고 자신이 원하는 날짜와 시간에 예약을 할 수 있으므로 시간을 절약할 수 있다는 장점이 있다.

1. 전화 예약

전화 예약은 고객이 병원에 전화를 걸어서 내원을 원하는 날짜와 시간을 상담자와 조율 후에 예약을 하거나 또는 사전 상담진료을 위한 별도의 약속을 잡는 방법으로 고객환자에 따라 응대하는 요령이 조금씩 다르다. 대형 병원이나 대형 병원의 콜 센터는 고객의 전화 통화를 조직적으로 처리하는 컴퓨터 자동화기기를 설치하여 고객과 병원 모두에게 다양한 서비스를 제공하고 있으며 중소 병원에서는 안내자 또는 코디네이터가 병원의 예약관리시스템을 통하여 전화예약 업무를 담당한다.

(1) 초진환자의 예약 업무

① 고객 또는 보호자가 전화로 예약신청을 하면 성명, 주소, 생년월일 등을 받아 컴퓨터에 입력하고 고객의 인적 사항을 다시 확인한다.

② 진료가능 일자와 시간을 확인한 후 고객의 동의를 받아 진료일시를 등록한다.

③ 진료 당일 예약 진료시간 10분 전에 방문할 것을 설명하고, 당일에는 각 진료과 접수창구에서 접수수속을 마치고 접수예약번호 및 진료카드를 교부받는다.

④ 고객환자은 해당 진료과 안내표지판의 진료 순번에 따라 진료를 받는다.

⑤ 전화예약을 한 후 여러 번 취소하는 경우에 전화예약 불가 등의 패널티를 적용하도록 병원 내의 내규를 정할 수 있으며, 이를 고객에게 사전 고지하도록 한다.

(2) 재진환자의 예약 업무

① 등록번호 또한 생년월일을 컴퓨터에 입력하여 기본 정보가 화면에 나타나면 고객환자의 인적 사항을 다시 확인한다.

② 고객이 희망하는 진료의사의 진료예약 일정을 확인하고 고객의 동의를 받아서 진료가 가능한 일시를 예약일시로 등록한다.

③ 진료 당일 예약진료시간 10분 전에 각 진료과의 접수창구에서 접수 수속을 마치도록 안내하고 접수예약번호를 교부받는다.

④ 고객환자은 해당 진료과 안내표지판의 진료 순번에 따라 진료를 받는다.

2. 인터넷 예약

인터넷 통신망의 발달로 예약을 함에 있어 병원의 운영시간에 구애받지 않고 자유롭게 예약할 수 있는 방법으로 병원 홈페이지를 통해 내원을 원하는 날짜와 시간 및 진료과목을 입력하는 방법이다. 인터넷 예약은 병원의 전산시스템이 발달되어 있다면 효율적인 비용 면에서 장점이 있다. 인터넷이 익숙하지 않은 환자는 인터넷 예약방법에 대한 내용을 전화로 문의할 수 있으므로, 안내자는 인터넷 예약시스템에 대한 방법과 그 과정을 잘 설명할 수 있어야 한다.

(1) 인터넷 예약에 따른 응대방법

① 개인의 인터넷을 이용하여 의료 기관별 진료 예약을 선택한다.

② 진료 예약 신청 양식에 따라 주민등록번호, 전화번호, 희망 진료과, 초진/재진 구분, 희망 진료 의사를 입력한다.

③ 예약자가 자신의 증상이 어느 과에 해당되는지 모를 경우에는 증상을 입력한다.

④ 등록 절차를 마치면 인터넷으로 예약된 사항을 예약 담당자가 확인하여 희망 진료

과와 일시 등을 이메일로 전송한다.

⑤ 예약 고객은 전송된 이메일을 확인하고, 진료 당일에는 10분 전에 해당 진료과로 접수한다.

3. 모바일 예약

모바일 기기를 사용하여 병원 홈페이지의 모바일 예약시스템에 접속한 후 내원을 원하는 날짜와 시간 및 진료과목을 입력하는 방법으로 인터넷 예약처럼 시간과 장소에 구애받지 않고 자유롭게 예약할 수 있는 방법이다. 스마트폰을 사용하는 인구가 늘어나면서 스마트폰용 진료예약 애플리케이션을 개발하거나 모바일 홈페이지를 구축하는 병원이 늘고 있다.

(1) 모바일 문자서비스 활용

① 예약이 정해지는 날 예약내용에 대한 일정 확인 문자를 보낸다.

② 오전 진료 고객은 전날 오후에 확인 문자를 송부한다.

③ 당일 늦은 오후 진료 고객은 오전에 확인 문자를 보낸다.

④ 진료받은 날 진료를 잘 받았는지 여부와 내원에 대한 감사 문자를 보낸다.

⑤ 진료받은 날과 다음 예약일 사이의 기간이 긴 고객에게는 중간에 확인 문자를 발송한다.

⑥ 예약 불이행 고객과 예약 취소 고객에게도 확인 문자를 보낸다.

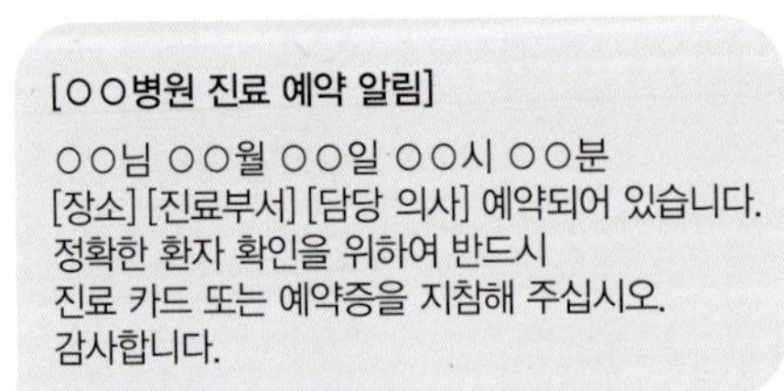

그림 7-1 병원진료 예약문자 예시

(2) 모바일 문자서비스 활용 매뉴얼

① 고객관리 전자 차트를 수시로 점검하여 예약확인 문자서비스가 제때에 정확히 전송되고 있는지를 점검한다.

② 전송되는 문장에는 병원을 표시하는 병원명 전체를 표시하거나 문장이 길 경우에는 간략하게 병원을 알릴 수 있는 표기를 하도록 한다.

③ 고객에게 송부되는 문장이 상업적인 느낌이 나거나 딱딱한 느낌이 들지 않도록 작성하는 것이 좋다.

④ 병원코디네이터는 고객의 감성에 터치할 수 있는 문장을 개발하고 새로운 문안을 추가하여 고객에게 어필하려는 노력이 필요하다.

⑤ 고객에게 보내는 문장은 개인 상황에 따라 개별화시키도록 하며 단체 문자 서비스의 형태로는 고객에게 감동을 줄 수 없다는 것을 명심한다.

4. 온라인 예약의 효과 및 문제점

1. 온라인 예약의 효과

온라인 예약은 고객의 의료서비스 이용 만족을 향상시키는 한편, 이로 인한 병원 업무 능률의 증대와 병원 인력관리의 효율화를 통해 고객의 증가와 비용 절감의 효과를 가진다. 또한, 고객은 병원까지 내원하지 않고 자신이 원하는 진료 날짜와 시간을 예약할 수 있기 때문에 시간 소모를 줄일 수 있으며 이러한 과정을 통하여 고객 불만을 사전에 예방하는 효과도 있다.

대형 병원들을 중심으로 환자유치를 위한 예약문화가 확산되면서 예약시스템도 진화하고 있다. 훈련된 전담 직원을 배치한 콜센터를 운영하여 고객들의 진료관련 문의와 예약에 대한 답변서비스를 제공한다. 과거에는 전화예약이 주를 이루었으나 인터넷 예약 서비스에서 모바일 예약으로 다양화되고 있다.

마케팅 기능을 강화한 병원들의 홈페이지는 고객이 원하는 정보를 실시간으로 제공함으로써 일대일 맞춤식으로 대응하기 때문에 병원의 이미지를 높이고 장기적으로는 충성고객을 확보하는 효과가 있다.

2. 온라인 예약의 문제점

① 병원에서는 고객의 예약 불이행으로 말미암은 수입 감소를 막기 위해 적정 인원보

다 많은 예약을 하여 예약된 시간에 정확하게 진료를 받는 것이 불가능하게 하는 문제가 발생하기도 한다.

② SNS 이용이 일반화되면서 카카오톡 등을 이용하여 상담이나 예약을 진행하는 병원이 늘어나는 추세이며, 이와 함께 병원의 예약부도율도 증가하고 있으므로 병원과 다른 고객의 피해로 이어진다.

③ 당일 접수 환자를 동시에 진료하는 병원의 외래진료 프로세스에서는 예약 환자의 진료시간이 지연되어 내부 · 외부 고객의 불만족 원인이 되고 있다.

④ 과도하게 예약이 되는 경우에는 업무의 효율성이 저하되고, 병원 이미지 저하의 원인이 된다.

5. 예약 일정 관리하기

예약은 소멸적인 특성을 가지고 있으므로 환자의 예약 취소와 예약 불이행은 병원의 수익과 직결된다. 그뿐만 아니라 예약 환자와 당일 접수 환자를 동시에 진료하므로, 예약상태와 취소 여부의 파악이 빨리 이루어져야 진료시간의 지연을 줄이고 내 · 외부 고객의 불만을 감소시킬 수 있다. 그러므로 진료항목에 맞는 약속시간의 단위를 결정하여 예약 담당자들과 함께 공유하고, 병원에서 시행하고 있는 진료 · 치료 · 검사 · 시술 · 수술의 종류와 이에 필요한 소요시간 등을 숙지하는 것이 중요하며 고객들의 약속이행률을 높이기 위해서는 다음과 같은 관리가 필요하다.

1. 예약날짜 알림 서비스

① 예약이 완료되었을 경우에 병원에서는 예약이 완료되었음을 환자에게 재확인시켜주어야 한다. 예약 날짜, 예약 시간, 병원 도착 시간, 진료 장소, 방문 전 준비 사항 등

② 예약일 하루 전 또는 이틀 전에 SMS 문자 서비스를 보낸다.

③ 중요한 치료나 시술의 경우에는 하루 전에 전화로 다시 한 번 예약일과 시간을 확인한다.

④ 엽서나 우편물, 메일을 이용하여 예약일과 시간을 알린다.

2. 예약기록 서비스

① 고객이 다음 예약일과 시간을 기억할 수 있도록 인쇄물 등에 기록하여 준다. 예약 카드, 환자 수첩, 예약 스티커

② 다른 직원이 확인하더라도 고객의 예약 상태를 파악할 수 있도록 기록한다.

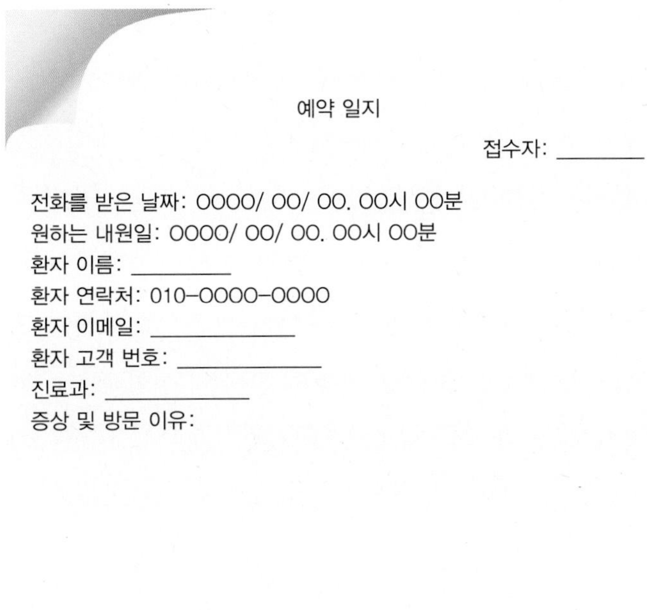

예약 일지

접수자: ________

전화를 받은 날짜: OOOO/ OO/ OO. OO시 OO분
원하는 내원일: OOOO/ OO/ OO. OO시 OO분
환자 이름: ________
환자 연락처: 010-OOOO-OOOO
환자 이메일: ____________
환자 고객 번호: ____________
진료과: ____________
증상 및 방문 이유:

그림 7-2 온라인 예약서비스 예시

3. 예약제의 중요성에 대한 직원교육

① 병원의 시간 관리는 매출과 직결되는 중요한 요소이므로 스텝 또한 시간과 예약관리의 중요성을 함께 인식해야 한다.

② 고객의 약속불이행은 단순히 본인의 약속만을 어기는 것이 아니라 다른 고객의 진료 기회마저 상실시키는 것임을 기억하게 한다.

③ 고객이 예약을 어긴 것에 대하여, 스텝이 고객에게 관대하거나 대수롭지 않은 것처럼 하는 행동이 예약관리를 어렵게 하는 원인이 되므로 주의한다.

④ 직원들에게 자신의 시간이 중요하듯이 고객의 시간도 중요하다는 것을 항상 인식하도록 교육한다.

Chapter 8

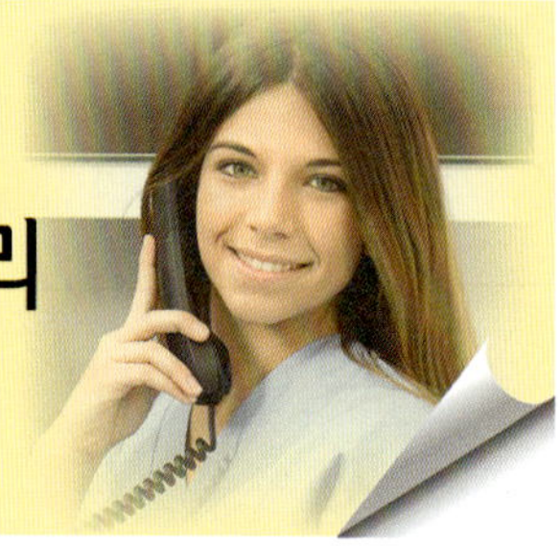

고객(환자) 응대 관리

1. 고객(환자) 응대의 필요성

1. 병원코디네이터의 고객(환자) 응대 역할

병원코디네이터는 고객(환자)을 응대하기 이전에 그 심리를 이해해야 한다. 고객(환자)은 병원을 방문할 때 신체적인 불편감 또는 불만족을 가지고 내원하는 특수성을 가지고 있다. 또한, 신체의 문제점을 전문 의료인으로부터 치료를 받을 수 있다는 기대감과 결과가 나쁠 경우에 대한 불안감을 느낀다.

높은 기대치와 불안한 마음을 동시에 가지고 병원을 방문하기 때문에 자신이 소비하는 가치만큼 대우를 받지 못한다는 생각을 하기 쉽다.

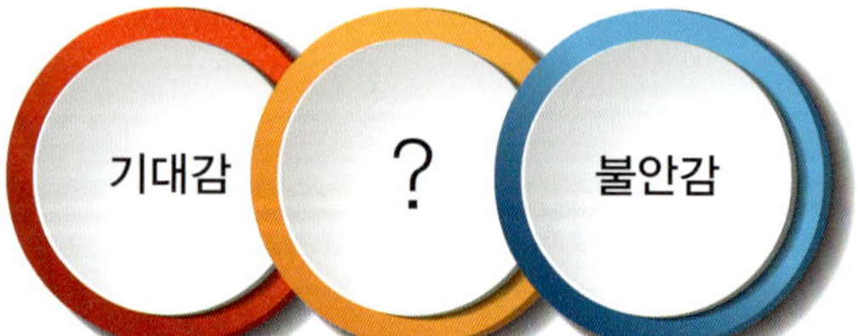

그림 8-1 환자의 병원 방문 시 심리상태

이러한 고객(환자)의 심리를 이해하여 병원의 의료서비스에 만족할 수 있도록 서비스와 관련된 모든 응대를 하는 것이 병원코디네이터의 역할이다. 병원코디네이터는 고객(환자) 응대의 중요성에 대해 인식하고, 올바른 응대 방법으로 고객(환자)에게 접근하여 의료서비스에 만족을 줄 수 있도록 노력해야 한다.

2. 고객(환자) 응대의 중요성

(1) 첫 접점, 첫 순간 (Moment of Truth: MOT)

① 고객환자이 병원에 처음 방문했을 때 진료 접수대에서 병원코디네이터와의 첫 만남이 이루어지는 것을 고객환자과의 첫 접점MOT이라고 한다.

② 병원에 방문을 하면 예약확인과 안내를 받기 위한 접수, 진료 전 상담, 상담 후 안내 등 모든 병원 시스템에서 고객환자과 병원 직원들 사이에 접점Moment of Truth: MOT이 이루어진다.

Check point

접점(MOT, Moment of Truth; 진실의 순간)

스페인의 투우 용어인 "Moment De La Verdad"로 투우사가 소의 급소를 찌르는 중요한 순간이라는 유래에서 나온 말로, 리처드 노먼(Richard Norman)이라는 스웨덴 경제학자가 최초로 사용한 용어이다. MOT는 "피하려 해도 피할 수 없는 순간" 또는 "실패가 허용되지 않는 매우 중요한 순간"을 뜻한다.

(2) 병원에서의 접점 (MOT)

병원의 서비스 품질에 관하여 어떤 인상을 받는 아주 짧은 순간의 닿는 점으로 '진실이 느껴지는 순간', '첫인상이 결정되는 순간'이라는 뜻으로 표현한다. 즉, 병원에서의 접점이란 고객환자과 병원코디네이터가 처음 만나서 병원의 이미지가 결정되는 결정적 순간을 말한다.

(3) 병원에서의 첫 접점과 첫인상

병원코디네이터와의 첫 만남의 접점은 병원의 첫인상을 결정하는 시간으로 매우 중요하다. 첫인상은 처음 대면對面하는 순간에 느껴지는 것으로 타인他人에게 비치는 자신의 모습을 의미하는 것으로, 대략 10초 안에 결정되며 처음 받은 이미지는 쉽게 바뀌지 않는다. 고객환자과의 짧은 접점은 병원의 첫인상을 결정할 뿐만 아니라 의료서비스에 대한 평가와 만족도에 큰 영향을 주므로 관리를 철저히 해야 할 것이다.

① 고객환자과의 접점

접점별로 고객환자 응대 요령을 표준화하여 고객환자을 접점별로 세분화하여 응대함으로써 의료서비스에 대한 만족도를 높일 뿐만 아니라 병원의 이미지와 수익을 높일 수 있다.

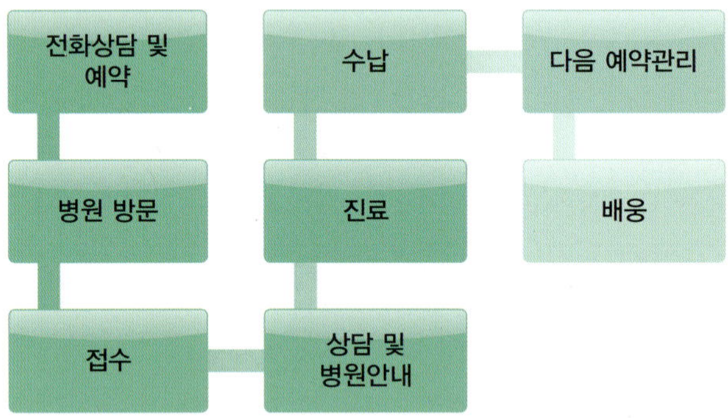

그림 8-2 고객(환자)의 병원에서의 접점(MOT) 사이클

② 첫인상의 특징

신속성	첫인상이 결정되는 시간은 몇 초에 불과할 정도로 매우 짧다.
일회성	처음 전달된 정보는 오랫동안 기억 속에 자리 잡으며 쉽게 바뀌지 않는다.
일방성	첫인상을 평가하는 사람의 일방적인 판단과 가치관에 따라 인식된다.
영향력	첫인상은 머릿속에 오래 남는다. 좋지 않은 첫인상을 바꾸는 데는 많은 시간과 노력이 필요하다.
연관성	익숙하게 기억하고 있던 것과 비슷한 것으로 연상하게 된다.

첫인상은 먼저 알게 된 정보와 인상이, 뒤에 알게 된 것보다 더 강력한 영향을 끼친다고 하여 초두 효과Primacy Effect에 비유되기도 한다.

초두 효과(Primacy Effect)	처음에 알게 된 것이 기억에 남아 그 후에도 그 영향이 지속되는 것

③ 병원코디네이터의 첫인상

병원코디네이터의 첫인상은 병원의 첫인상을 결정한다. 병원코디네이터의 사소한 실수로 첫 이미지가 결정되었을 때, 병원의 이미지가 회복되는데 많은 시간과 노력이 필요하다. 그러므로 병원의 이미지를 결정하는 병원코디네이터의 역할은 매우 중요하다.

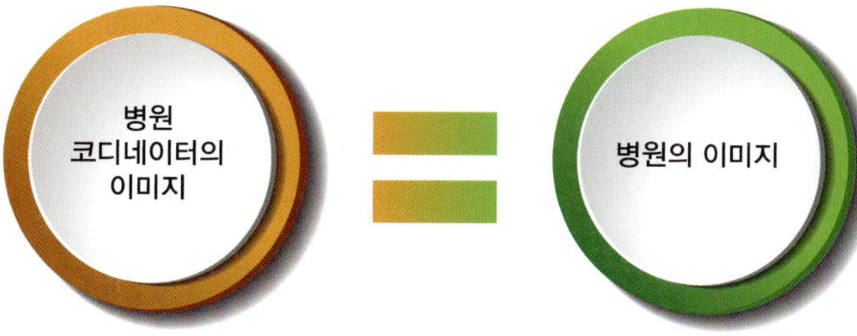

그림 8-3 병원코디네이터와 병원의 이미지

(4) 병원 환경의 변화로 인한 병원코디네이터의 역할 변화

① 의료서비스의 중요성 대두

현대의 병원 경영에 있어서 의료서비스 과정의 중요성이 확대되고 있음에도 불구하고 병원 특성상 인적 서비스를 체계화하기란 쉽지 않다. 의료서비스가 고객만족 서비스로 변화하고 있는 시점에서 어떤 방법으로 고객환자에게 만족할 수 있는 서비스를 제공하는 것이 효과적인지를 연구하는 것이 필요하다.

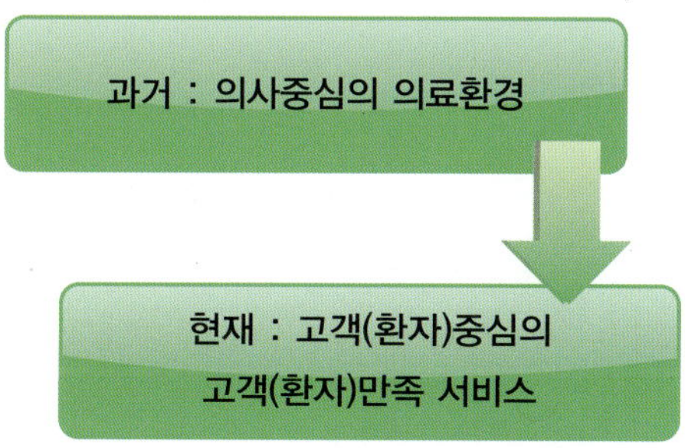

그림 8-4 의료환경의 변화

② 의료서비스의 질 평가 시대

현대의 의료서비스는 단순히 서비스를 제공하는 것뿐만 아니라 의료서비스의 질을 평가하여 병원 환경의 질적 개선에 적극적으로 반영하여 개선하는 단계까지 이르렀다. 미국의 의사인 도나 베디안은 진료의 모든 과정에서 환자의 복지를 가장 높은 수준으로 올릴 수 있는 방법을 양질의 의료라고 하였다. 의료서비스의 질을 평가하는 데 있어서 진료와 기술적 측면뿐만 아니라 의료 과정에서 발생하는 서비스 제공자병원 의료진와 고객환자 사이의 인간관계적인 상호작용 과정이 중요함을 강조하였다.

표 8-1 도나 베디안(Donabedian, 미국의사. 1919~2000)의 의료의 질 구성요소

진료, 기술적 측면	의학기술
인간관계 측면	서비스 제공자병원 의료진와 고객환자 간의 사회적 · 심리적 상호작용
진료환경의 쾌적성	쾌적한 대기실, 편안하고 사생활 보호가 가능한 진찰실 등 환경 요소

이렇듯 인간관계적 측면의 중요성이 대두되고 있으나, 의료서비스 질 평가에 있어서 정확한 기준을 마련하기 어렵다. 진료 · 기술적 측면이나 진료환경의 개선은 자본이 투자되면 빠른 개선이 가능하나 인간관계적 측면은 오랜 시간과 노력 비용이 많이 든다. 하지만 뛰어난 의료상품과 진료환경이 갖추어졌더라도 고객환자 응대 서비스 품질이 떨어진다면 병원경쟁에서 도태될 수밖에 없다.

③ 병원코디네이터의 업무영역 확대

과거에는 안내 위주의 단순 업무를 담당하는 진료 접수 보조자로서의 역할이었다면, 현재는 고객환자을 맞이하는 것뿐만 아니라 상담, 대기관리, 수납과 다음 내원을 위한 예약관리, 사후 상담, 배웅 등의 모든 과정을 관리하여 의료서비스 만족을 높이는 병원코디네이터로서 업무영역이 확대되고 있다.

④ 병원 의료진과 고객환자과의 관계 형성자로서의 병원코디네이터

병원 의료진과 고객환자간의 관계 형성을 통하여 고객환자의 사생활을 보호하고 신뢰감을 형성한다. 고객환자에게 지속적인 관심을 표현하는 것은 고객환자의 감성을 자극하여 의료서비스 만족도에 큰 영향을 미친다.

⑤ 의사소통의 매개체로서의 병원코디네이터

병원 의료진과 고객환자 사이는 의료전문지식의 수준 차이가 크고 상대방을 바라보는 관점이 다르기 때문에 의사소통이 쉽지 않다. 병원코디네이터는 고객환자의 심리를 이해함으로써 의료진이 고객환자의 내원 의도를 빨리 이해하고 적절한 진료를 할 수 있도록 도울 뿐만아니라 고객환자이 병원 의료진에게 신뢰감을 가질 수 있도록 소통의 다리 역할을 해야 한다.

⑥ 고객환자과의 감정 교류자로서의 병원코디네이터

미국의 정신의학자 에릭 번Eric Berne, 1910~1970은 그의 저서인 「교류분석」Transational Analysis에서 "사람은 Stroke자극를 얻기 위해서 사는 것이다."라고 하였다. 교류분석에서 말하는 스트로크의 의미는 "어루만지다" 또는 "문지르다"라는 뜻으로 "타인의 존재를 인정하기 위한 행위"를 말한다. 어릴 때부터 쓰다듬어주거나 어루만져 주는 직접적인 피부 접촉들이 자기 자신을 인정받는다는 느낌을 주게 되어 존재를 확인하게 된다고 한다.

병원코디네이터는 고객환자과의 관계 형성을 위해 감정과 정서와 같은 접촉을 주고받는 일종의 자극으로서 스트로크를 적용할 수 있어야 한다.

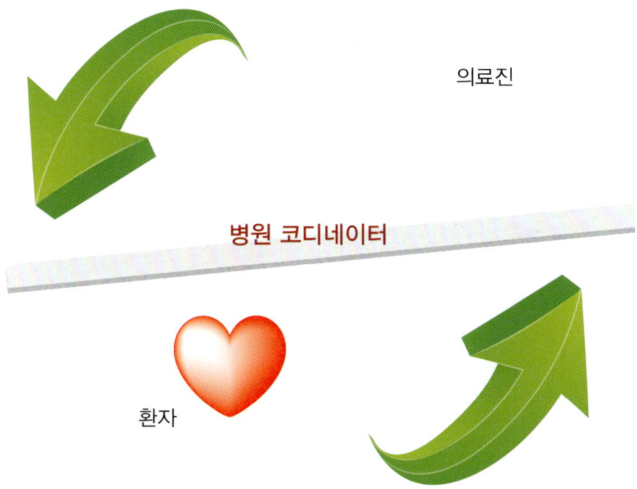

그림 8-5 병원코디네이터의 역할

⑦ 고객환자 감동을 만드는 병원코디네이터

고객환자이 주위 사람들에게 병원을 소개하여 '공헌자'로서 자신의 역할과 임무를 훌륭히 수행했다고 생각하게 하는 것은 고객환자 응대 관리 중 최고의 완성물이다. 병원코디네이터는 고객환자에게 만족을 넘어서 감동을 선사하여 우리 병원의 옹호자 또는 공헌자로 만들어야 한다. 병원코디네이터의 성공적인 고객환자 응대는 병원의 이익과 직결되므로 중요하다.

key word

고객(환자)응대, 의료서비스, 고객접점(MOT), 초두 효과

2. 고객(환자) 응대의 기본 자세

1. 고객(환자) 응대를 위한 준비 자세

병원코디네이터는 고객환자 응대를 위한 준비로 자신의 이미지를 연출할 수 있어야 한다. 이것은 타인에게 좋은 인상을 남길 뿐만 아니라, 자기 자신에게 긴장감을 유지시켜 전문인으로서 높은 품격과 자신감 있는 행동을 할 수 있다.

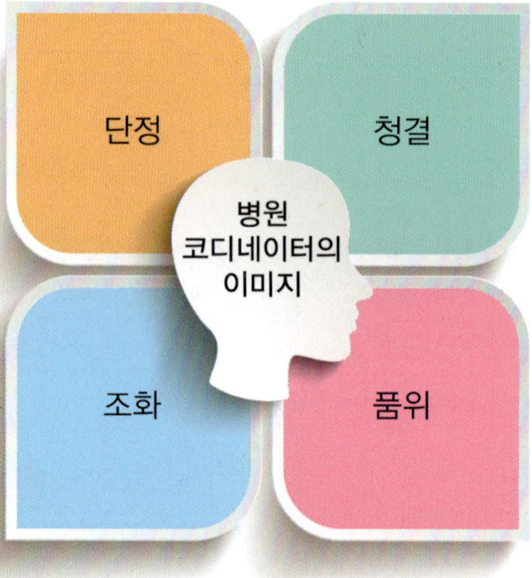

그림 8-6 병원코디네이터의 이미지

(1) 복장

- 유니폼은 항상 단정하고 구김 없게 관리한다.
- 유니폼은 절대 근무지에서만 착용한다.
- 외출 시 겉옷을 입어 유니폼을 노출시키지 않는다.
- 스타킹은 살색이나 연한 색상을 착용하고, 올이 나가지 않았는지를 점검한다.
- 신발 또는 구두를 꺾어 신거나 끌고 다니지 않는다.
- 명찰을 바르게 착용하고, 근무지 이탈 시 명찰을 제거한다.
- 장신구는 단순한 디자인으로 색이 없는 1cm를 넘지 않는 작은 크기를 사용하고, 화려한 팔찌보다는 시계를, 시곗줄은 메탈 소재보다는 가죽을 착용하는 것이 단정해 보인다.

(2) 위생 상태

- 손톱의 길이는 1㎜ 이내가 되도록 관리하고, 손톱 사이는 깨끗해야 한다.
- 큐티클cuticle이 깨끗이 정돈되어야 하며, 투명이나 연한 베이지색의 매니큐어는 사용해도 무방하다. 단, 고객환자 진료 보조의 업무를 같이 하는 경우는 매니큐어는 피하는 것이 좋다.
- 고객환자 응대를 하다 보면 손이 자주 보이므로 손등이 트거나 갈라지지 않도록 로션을 자주 발라 준다.
- 구취口臭나 체취體臭가 나지 않도록 항상 청결하게 관리한다.

(3) 헤어

- 잔머리가 흘러내리지 않도록 검은색 헤어 망을 이용하거나 검은색 실핀을 사용하여 어깨에 머리가 닿지 않도록 단정하게 묶는다. 클래식한 당고머리가 가장 좋고, 요즘 유행하는 상투머리는 어울리지 않는다.
- 모발의 색은 너무 밝은 색보다는 자연스러운 색상이 좋다.

(4) 표정

- 밝게 웃는 표정은 첫인상을 좋게 한다.
- 밝은 표정은 자신과 상대방을 즐겁게 한다.
- 온화한 미소는 상대방을 편안하게 해준다.
- 긍정적인 표정을 유지하는 것은 업무를 효율적으로 진행하게 한다.

(5) 메이크업

- 반드시 화장밑바탕, 눈썹, 입술을 하되, 진하지 않은 자연스러운 메이크업이 좋다.
- 과도한 길이의 속눈썹 연장은 피한다.
- 수시로 화장 상태를 점검한다.
- 컬러나 서클렌즈는 사용하지 않는다

2. 인사예절

인사는 인간관계의 첫 시작이며, 가장 기본이 되는 예의이고, 상대방을 존중하는 마음의 표시이다. 또한 인사는 자신의 인격과 교양을 보여주는 가장 기본적인 활동의 표현 방법이다.

Check point

인사의 중요성

- 친절의 시작은 인사이다.
- 인사는 고객(환자) 맞이의 기본이다.
- 인사는 만남의 첫걸음이다.
- 인사는 인간관계의 윤활유 역할을 한다.
- 인사는 업무의 활력소가 된다.
- 인사는 신뢰감을 형성한다.

(1) 인사의 방법

① 즉시 자리에서 일어나거나 업무로 부득이한 경우에는 앉은 자리에서 인사를 한다.
"안녕하십니까", "어서 오십시오."

② 시선을 맞춘 뒤에 상대방을 확인하고 나서 방문 동기에 대해 듣는다.
"어디가 불편하셔서 오셨습니까?" 또는 "무엇을 도와드릴까요?"

③ 미소를 지으며 고객환자의 이야기를 경청한다.

④ 진료 후 종결 시 응대할 때에도 인사, 미소, 경청을 잊지 않는다.

Check point

인사의 중요 포인트

- 인사는 상대방보다 내가 먼저 한다.
- 인사는 적극적인 자세로 한다.
- 인사는 내 몸을 상대방 쪽으로 향하게 하며, 밝고 명랑하게 한다.
- 인사는 상황에 맞는 인사말을 함께 하면 더욱 좋다.
- 인사를 먼저 받은 경우에는 항상 답례 인사를 건넨다.

(2) 상담실, 진료실 안내 예절

- 문을 당겨 여는 경우에는 문을 열어 고객(환자)이 먼저 방 안으로 들어가도록 안내하거나, 문을 밀어야 하는 경우는 문을 먼저 열고 들어가서 고객(환자)을 안으로 들어오게 한다.
- 고객(환자)에게 의자를 권하여 앉게 한다. 고객(환자) 자리에 미리 상담 자료 등을 볼 수 있도록 준비해 둔다.
- 대기 시간이 길게 느껴지지 않도록 빠른 상담과 진료를 진행한다.

3. 의료 커뮤니케이션의 이해

현재 우리나라의 의료환경은 최첨단 의료장비의 발달과 의료의 질 평준화로 병원 간의 임상 기준의 질적인 차이가 적어지고 있다. 이에 병원 경쟁의 차별화 방법으로 의료 커뮤니케이션을 통한 의료서비스를 집중적으로 개발하고 있다.

의료서비스의 특성상 고객환자은 개인별로 진료방법과 치료 형태가 다양하기 때문에 무엇보다도 의사소통이 중요하다. 병원은 진료에서 검사, 수술 또는 시술에서 일어날 수 있는 모든 과정과 절차를 고객환자에게 사전에 설명하고, 고객환자의 의문사항을 정확히 파악하여 의료서비스가 진행되기 이전에 충분히 조율될 수 있도록 해야 한다.

이러한 병원 서비스 환경에서 병원코디네이터의 커뮤니케이션 역량이 병원 서비스 품질과 고객만족에 결정적인 영향을 미친다. 성공적인 의료 커뮤니케이션을 위해서는 의료진과 고객환자과의 관계에 있어서 확신確信을 동반해야 한다.

신뢰를 동반하지 않은 커뮤니케이션은 의료진과 고객환자 간에 입장 차이가 커져서 치료 과정과 결과에 좋지 않은 영향을 미칠 뿐만 아니라, 의료소송으로까지 이어질 수 있으므로 병원코디네이터는 의료진과 고객환자 사이에서 신뢰를 동반한 올바른 의사 전달을 하여 소통의 매개체가 되어야 한다.

의료 커뮤니케이션이 잘 되었을 때, 고객환자은 의료의 질적 수준뿐만 아니라 고객환자에 대한 관심과 대화 및 예우 등의 의료 커뮤니케이션의 노력에 만족을 느낄 수 있을 것이다.

Check point

의료 커뮤니케이션의 목적

- 정확한 진단과 치료
- 신뢰를 바탕으로 한 관계 형성
- 고객(환자)의 의사결정을 돕기 위함.
- 정확한 의료 정보를 제공
- 건강을 유지와 개선을 위한 필요성 인식
- 시술 또는 수술 및 치료 효과를 높이기 위함.

1. 고객(환자)과의 의사소통의 중요성

사람이 언어를 통해 상대방과 정보를 교환하는 과정Process을 의사소통이라고 한다. Communication은 라틴어인 'communis공유'와 '공유하다'를 의미하는 'communicare'에서 유래된 단어이다. 의사소통은 서로 다른 환경과 사고방식이나 경험 등을 가진 사람들이 상호 간에 어떤 일에 관하여 유사한 의미와 이해를 만들어 공유하는 과정을 말한다.

의사소통은 말하기Oral language나 쓰기Written language를 통한 언어적 요소와 자세, 몸동작, 표정, 시선 마주침Eye contact, 태도 등과 같은 비언어적 요소를 통해서 이루어진다.

표 8-2 언어적 요소와 비언어적 요소

언어적 요소	비언어적 요소
읽기, 쓰기	자세, 몸동작, 표정, 시선 마주침, 태도

미국 캘리포니아대학 심리학 교수인 앨버트 메라 비언Albert Mehrabian은 자신의 저서 "Silent Message침묵의 메시지"1971에서 사람과의 만남에서 받는 이미지는 음질 · 크기 · 빠르기 · 말투 · 억양 등의 음성 의사소통 방법이 38%, 자세 · 표정 · 목소리 · 태도 등의 동작 의사소통 방법이 55%, 말의 내용이 그 나머지인 7%를 차지한다고 한다.

"The Law of Mehrabian 메라 비언의 법칙"에서 비언어적 의사소통 방법이 이미지를 결정하는 데 있어서 93%의 높은 영향력을 나타내 화려한 말솜씨보다 신뢰감을 주는 외모와 따뜻한 마음이 느껴지는 음성과 눈빛이 상대방에게 높은 호감을 준다는 것을 확인하였다.

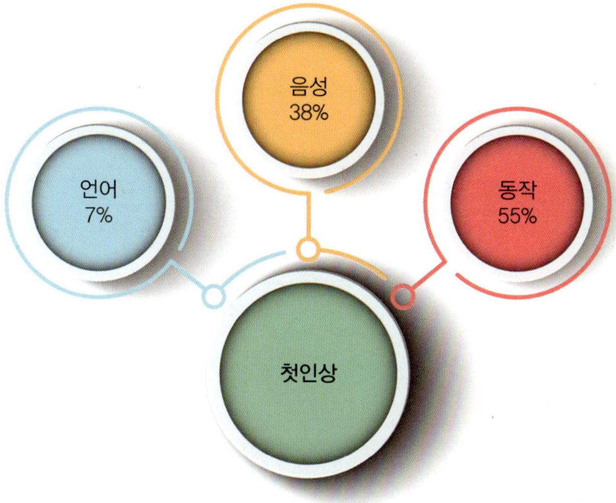

그림 8-7 메라비언의 법칙 low of mehrabian

현대사회의 더불어 살아가는 인간관계 속에서 소통을 통한 관계 형성은 무엇보다 중요하다. 일상생활에서 사람과의 소통이 잘되지 않을 때 우리는 스트레스를 받고 외로움을 느끼게 된다. 몸이 아프거나 신체적인 부족함이 있어 병원에 방문했을 때 의료진들의 객관적인 시선과 냉정한 말투는 소통의 단절을 가져온다.

이에 병원코디네이터는 따뜻한 미소와 웃음, 열린 몸짓, 다정한 음성과 눈빛으로 고객환자과 공감을 형성하는 의사소통을 유도하여야 한다.

언어적 의사소통 방법

(1) 올바른 말하기 방법

① 정확한 발음과 적당한 속도로 말하고, 목소리에 높낮이 주기

② 적절한 간격으로 말하기

③ 상황에 맞는 감정을 담아 말하기

④ 호감 가는 표현법으로 말하기

〈서비스 화법의 예〉

청유형 표현 또는 레이어드 화법	명령어를 청유형으로 주로 부탁할 때, 의견을 구할 때 기다리세요, 잠시만요 → 잠시만 기다려 주실 수 있겠습니까? 상대방이 내 부탁을 듣고 스스로 결정하여 따라올 수 있도록 표현한다.
쿠션 화법	고객환자을 보호하고 완충시켜 주는 화법, 완곡 화법이라고도 한다. 번거로우시겠지만, 공교롭게도, 죄송합니다만, 불편하시겠지만, 바쁘시겠지만, 괜찮으시다면, 실례합니다만~.
Yes, But 화법	부정형을 긍정형으로 네, 고객님 제가 알아보았는데 정확한 정보를 전달해 드리기가 힘들 것 같습니다. 그렇지만 다른 방법이 있는지 찾아보겠습니다.
신뢰형 화법	상대방에게 신뢰감을 줄 수 있는 화법 "저희 병원에서 최선을 다해 해결해 드리도록 하겠습니다." "송구합니다만 다시 말씀해 주시면 감사하겠습니다."

〈효과적인 의사소통 방법〉

나 전달법 (I-Massage)	너 전달법 (You-Massage)
'나'를 주어로 하여 상대방의 행동에 대한 생각이나 감정을 표현하는 대화방식 "나는 이런 기분이야"	'너'를 주어로 하여 상대방의 행동을 표현하는 대화방식 "너 때문에~"
"일처리가 늦어서 걱정이네" 상대방은 일이 늦어서 걱정하고 있음을 깨닫는다.	"일처리를 왜 빨리 못 하는 거지" 나를 무능력한 직원이라 비웃고 있다고 생각한다.
상대방에게 나의 입장을 전달함으로써 상호 이해를 유발할 뿐만 아니라 나의 느낌을 수용하고 자발적으로 자신의 문제를 해결하고자 하는 의도를 갖게 된다.	상대방에게 문제가 있다고 표현하여 반감, 저항, 공격성을 유발한다.

(2) 정중한 표현 사용하기

겸양어 (자신을 낮춘 말)	자기 자신을 낮추고 상대방을 높여 주는 의미 말하는 주체가 본인 자신인 경우 겸양어 사용
존칭어 (상대를 높인 말)	상대방에게 경의를 표하며 높이는 말 상대를 말하는 주체인 나보다 높여야 하는 경우에 사용
정중어 (공손어)	상대방에게 존경의 의미를 담아 정중함을 나타내기 위한 말

〈경어 표현의 좋은 예〉

말	말씀	묻다	여쭈다.	하다	하시다.	그렇군요	그러시군요.
집	댁	주다	드리다.	왔다	오셨다.	꾸중	꾸지람, 걱정
먹다.	드시다.	보다	뵈다.	내가	제가	수고 하셨습니다.	윗사람에게 사용 시 실례
있다.	계시다.	미안	죄송	할까요?	해드릴까요?	그 회사	귀사

〈틀리기 쉬운 호칭의 예〉

×	○
그 이벤트는 끝나셨습니다.	그 이벤트는 끝났습니다.
커피 나오셨습니다.	커피 나왔습니다.
회의는 끝나셨습니까?	회의는 끝났습니까?
그렇게 하셔도 되시는데요.	그렇게 하셔도 되는데요.
어떤 문제가 있으세요?	어떤 문제가 있습니까?

(3) 바른 고객(환자) 응대 용어 사용하기

어서 오십시오	안녕히 가십시오.
잠시만 기다려 주시겠습니까?	기다려 주셔서 감사합니다.
네, 고객님	네, 잘 알겠습니다.
죄송합니다만,	감사합니다.

(4) 비 권장 용어

- 아저씨 !, 와이프가~
- 목소리가 잘 안 들릴 때 네? 뭐라구요? 안들려요~
- 왜요? 왜 그러시는데요?
- ~하세요. 명령조
- 본인이세요?
- 이쪽으로 오세요.
- 모르겠는데요.

- 잠깐만요.
- 여보세요, 이보세요.

(5) 바르게 듣기

① 경청敬聽하는 방법

역지사지(易地思之)	상대방의 입장에서 생각하기
상대방의 요구 이해하기	상대방이 무엇을 원하는지 알아내기
공감하기	공감을 표현하여, 고객환자의 편이라는 인식 심어 주기
눈 맞추기	관심 표현의 방법
고개 끄떡이기	수긍은 곧 공감의 표시 반응 동작 Reaction 이다.
관심과 흥미보이기	나에게 관심 보이는 사람에게 긍정적인 마음이 열린다.
공감하는 언어 표현 사용하기	"그렇지요.", "당연하지요.", "맞습니다."
상대방의 말 반복하기	적절한 타이밍에 말을 반복하여 경청하는 것을 보인다.

비언어적 의사소통 방법

(1) 자세

① 가슴과 등을 곧게 펴고 항상 바른 자세를 유지한다.

② 다리를 흔들거나 코를 만지는 등의 습관을 점검하고 주의한다.

③ 고객에게 너무 가깝게 다가가거나 신체를 만지거나 이야기하는 것은 좋지 않다.

(2) 표정

① 밝고 자신감 있는 표정

② 상대방에 대한 존중하는 마음을 담은 표정

③ 똑같은 미소보다는 T Time 시간, P Place 장소, O Occasion 상황에 알맞은 표정

④ 몸이 아프거나 신체적인 불만족을 가지고 방문하는 병원의 특성상 너무 밝고 가식적인 미소는 오해를 불러일으킬 수 있으므로 주의한다.

(3) 시선 마주침 (Eye contact)

① 주로 고객환자의 눈을 바라보되, 고객 환자이 부담스럽지 않도록 가끔 다른 곳으로 시선을 돌리는 것도 좋다.

② 시선은 자연스럽고 부드럽게 상대방을 바라본다.

③ 고객환자은 시선 마주침을 하지 않았을 때, 자신에게 무심하다고 오해할 수 있으므로 주의해야 한다.

key word

의료 커뮤니케이션, 커뮤니케이션, 메라비언의 법칙, 쿠션 화법, T · P · O

4. 고객(환자) 응대 방법

1. 대면 서비스(Face-to-Face service) 응대 방법

병원코디네이터 업무 중 대부분이 고객환자과 대면한 상황에서 이루어진다. 고객환자에게 눈으로 보이는 병원코디네이터의 모습은 대면 서비스에 있어서 큰 부분을 차지한다. 고객환자과 대화를 할 때 적당한 거리 유지, 안정된 시선 처리, 적당한 침묵으로 고객환자의 말할 시간을 주는 것, 개방적인 몸짓으로 고객환자의 마음 열기, 바른 자세 유지, 밝고 신뢰감을 주는 표정을 유지하는 등의 서비스 응대 관리는 매우 중요하다.

(1) 방문고객(환자) 응대 방법

고객환자이 병원에 방문하여 처음으로 병원의 직원과 접점 하는 곳이 진료 접수이다. 첫 접점은 고객환자이 병원에 대한 첫인상을 결정하게 되는 중요한 순간이다. 병원코디네이터는 고객환자의 방문을 환영하고, 복잡하고 낯선 진료 접수 과정에서 불편함을 느끼지 않도록 적극적으로 도와야 한다.

고객환자이 방문한 목적과 요구가 무엇인지 신속하게 파악하여 의료진에게 전달하여 병원에 대한 만족감을 가지고 계속적으로 이용할 수 있도록 할 뿐만 아니라 주위 사람들에게 적극적으로 추천할 수 있는 충성 고객환자으로 만들어야 한다.

① 인사응대

인사는 사람과 사람 사이에 가장 기본이 되는 예절로 인간관계의 첫 신호이며 원만한 대인관계를 유지하는 최고의 방법이다. 인사는 상대에 대한 우호적인 마음, 관심, 반가움, 감사, 존경의 마음을 나타낸다. 고객환자 응대 서비스에서 인사는 고객 관리의 기본이며 고객이 느끼는 첫 번째 감동이며 서비스 질을 평가하는 척도이다.

〈올바른 인사 방법〉

자세	방법
표정	밝고 온화한 미소를 띤 표정
시선	인사하기 전과 후에는 상대방의 눈을 부드럽게 바라본다.
목	구부리지 말고 반듯하게 한다.
턱	앞으로 내밀거나 수그리지 말고 자연스럽게 뒤로 당긴다.
어깨	힘주지 말고 자연스럽게 내리고 좌 · 우가 바른지를 확인한다.
무릎, 등, 허리	곧게 펴서 일직선을 유지한다.
손	공수拱手: 두 손을 마주잡는 자세 남자 : 왼손이 오른 손등 위로 가게 하여 두 손을 포개어 잡는다. 여자 : 오른손이 왼 손등 위로 가게 하여 두 손을 포개어 잡는다. 엄지손가락 끼리 엇갈려 깍지를 끼고, 네 손가락은 가지런히 붙인다. 포갠 두 손은 배꼽 아래 단전에 가지런히 둔다.
발	남자 : 발뒤꿈치는 붙이고, 앞쪽은 30도 정도 살짝 벌린다. 여자 : 발뒤꿈치는 붙이고, 앞쪽은 15도 정도 안으로 모은다.

〈바른 인사의 4단계〉

바른 인사의 4단계	1단계 : 상대방의 눈을 마주친 후 미소를 지으며 밝은 음성'솔'음으로 "안녕하십니까?"라고 말하며 상체를 숙인다. 2단계 : 발꿈치는 붙이고 허리부터 숙인 상태에서 1초 간 정지한다. 3단계 : 상체를 숙일 때보다 대략 2초 정도 천천히 상체를 들어올린다. 4단계 : 똑바로 선 후 다시 상대방의 눈을 바라보며 미소를 짓는다.

〈인사할 때 주의사항〉

- 내가 먼저 한다.
- 마주칠 때마다 인사한다. 다시 마주칠 때는 가벼운 눈인사도 좋다.
- 상대방이 못 보거나 인사를 받지 않아도 인사한다.
- 상대방의 눈을 보며 미소를 지으며 밝은 음성으로 인사한다.
- 발꿈치를 붙이고 허리부터 15~45도 숙인다.
- 고개만 까딱하지 않는다.
- 무릎은 굽히지 않는다.
- 손을 주머니에 넣고 인사하지 않는다.
- T.P.O Time 시간, Place 장소, Occasion 상황에 맞게 한다.
- 인사를 할 때 상대방과의 거리는 2m 내외가 적당하다.

〈인사의 종류〉

인사의 종류	목례 (15도)	상체를 숙이지 않고 가볍게 머리만 숙여서 하는 인사 전화 통화 중일 때는 전화 수화기를 잠시 내려놓고 목례 후 다시 통화를 한다. 인사 후 여러 번 다시 마주치는 경우 좁은 공간에서 마주친 경우 엘리베이터, 화장실 등 부득이한 상황이므로 자리에 앉아서 인사하는 경우
	보통례 (30도)	상체를 30도 정도 앞으로 기울여서 하는 인사 고객과 첫 만남일 때 일상적인 첫 맞이 가장 많이 사용하는 인사
	정중례 (45도)	상체를 45도 정도 앞으로 기울여서 하는 인사 깊은 감사와 존경을 표시할 때 진심으로 사과하는 경우 공식 석상과 같은 격식을 갖추어야 하는 경우

〈잘못된 인사의 예〉

잘못된 인사	성의 없이 하는 인사 고개를 숙이지 않고 고개만 까딱하며 말로만 하는 인사 무표정한 인사 망설임이 느껴지는 인사 눈을 마주치지 않는 인사 윗사람이 아래에 있을 때 아랫사람이 계단 위에서 하는 인사

② 매너 응대

에티켓 (Etiquette)	매너 (Manner)
• 프랑스어의 동사 'Estiquier'붙이다의 어원으로 궁전 화단의 꽃밭을 해치지 말라는 의미로 표시를 한 것에서 유래한 설 • 1, 2차 세계대전 이후 특권층뿐만 아니라 일반인들 사이에 지켜야 하는 모든 예절 및 규범으로 자리 잡고 있다. • 의식과 절차	• 라틴어 Manuarius로 Manus Hand, 손와 Arius 행동을 하는 방식과 방법을 뜻한다. • 자신보다 상대방을 향한 행동으로 배려의 감정을 행동으로 형식화한 것 • 에티켓을 행동으로 표현하는 방식과 방법
• 사람과 사람 사이에서 당연히 지켜야 할 규범 형식적인 측면이 강하다. • 있다, 없다로 표현한다. • 내가 당연히 해야 할 도리 • 나에게 초점 • 지키지 않으면 남에게 피해를 끼친다. • 나의 이미지에 손상을 가져온다.	• 형식을 나타내는 방식 방법적인 측면이 강하다. • 좋다, 나쁘다로 표현한다. • 상대방의 입장에서 상대를 편안하게 한다. • 상대방에 초점 • 남의 가치를 높여 주는 것 • 나의 이미지에 +α가 된다.

매너란 상대방의 입장에서 생각하고 실행하며, 내가 듣기 싫은 말이나 행동을 남에게 하지 않아야 한다. 매너는 상대와 내가 함께 지켜야 가치가 발휘된다. 특히 직장에서 매너는 필수이다.

〈명함 매너 방법〉

구분	내용
명함을 건넬 때	• 아랫사람이 먼저 건넨다. • 여러 사람이 있는 경우에는 직위가 높은 사람부터 건넨다. • 자리에서 일어나 명함을 드리는 것이 예의다. • 네 손가락을 붙여서 명함을 손바닥에 올려놓은 후에 엄지손가락을 이용하여 이름이나 회사명을 가리지 않도록 여백 끝을 잡는다. • 오른손으로 명함을 잡고 왼손은 오른손 손목을 받쳐 건넨다. • 가슴과 허리 사이에서 건넨다. • 시선은 고객의 눈에서 명함에서 고객의 눈을 바라본다.
명함을 받을 때	• 가볍게 목례를 하며 오른손으로 받고, 왼손으로 받친다. • 명함을 받으면 두 손으로 잡고 회사, 부서, 성함을 즉시 확인한다. • 바로 지갑에 넣지 말고 테이블 옆에 두고 대화를 하다가 지갑에 넣는다. • 부채질하거나 메모를 하지 않는다. • 읽기 어려운 글자한자, 영어는 바로 확인한다.

〈명함 사용 시 주의사항〉

명함 보관 시 주의사항	명함 교환 시 주의사항
• 명함 지갑을 사용하여 깨끗하고 구겨지지 않게 보관한다. • 평소 충분히 가지고 다니는 습관을 갖는다. • 받은 명함에 포스트 잇을 사용하여 그 사람의 특징을 메모해 두면 기억하기 쉽다.	• 고객의 명함을 받자마자 바로 넣지 않는다. • 고객 앞에서 상대방의 명함에 메모를 하지 않는다. • 고객의 명함을 가지고 손가락으로 장난치지 않는다. • 받은 명함을 테이블 위에 그대로 두고 오지 않는다.

소개하는 대상 앞에서 그 사람의 장점을 말하며 소개를 하면 좋은 분위기를 만들 수 있다.

소개하는 사람이 손바닥을 펴서 상대방을 높이는 자세로 소개하는 경우에 존중의 분위기를 만들 수 있다.

〈소개 매너〉

먼저 소개	뒤에 소개
남성을	여성에게
아랫사람을 나이, 직급	윗사람에게
집안사람을 내부직원	손님에게 외부인
지위나 연령이 같은 경우 : 상사를 고객에게 먼저 소개	
자신을 소개할 때는 본인 존칭, 직위를 말하지 않는다.	
사람이 많은 경우 소개할 때 : 좌측에서부터 차례로 한 사람씩 소개하며, 특별히 지위나 연령이 높은 사람이 있으면 먼저 소개한다.	
기혼여성에게 남성을 소개하는 것이 원칙이지만 대통령, 왕족, 성직자는 제외	

〈차 서비스 매너〉

- 발소리를 크게 내지 않는다.
- 손님부터 차를 내놓는다. 직급, 연령 우선순위
- 차 받침대를 먼저 내려놓고 찻잔을 놓는다. 차 손잡이는 고객의 오른쪽 방향으로
- 엉덩이를 보이지 않고 문 쪽으로 이동한다.
- 가볍게 목례 후 문을 열고 나오며, 고객환자이 보지 않더라도 다시 한 번 목례를 하는 것이 매너이다.

〈엘리베이터 매너〉

- 윗사람 또는 여성이 먼저 타고 내린다.
- 혼잡할 경우에 먼저 타서 공간을 확보한다.
- 탈 때는 직원이 먼저 타서 엘리베이터를 조작하며, 내릴 때는 고객이 먼저 내릴 수 있도록 배려한다.
- 내릴 때는 도착했음을 알리고 열림 버튼을 누른 채로 고객환자이 잘 내리도록 한 뒤에 뒤따라 내린다.

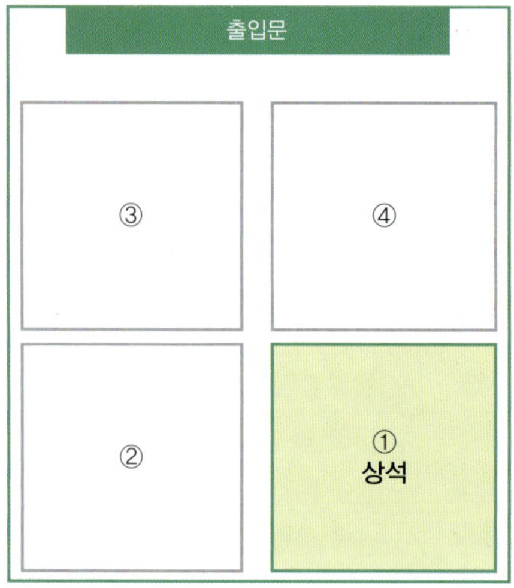

그림 8-8 엘리베이터 매너 요령

〈계단 안내 매너〉

- 계단을 오르거나 내려가기 전에 고객이 당황하지 않도록 "0층입니다."라고 안내한다.
- 고객이 계단의 난간 손잡이가 있는 쪽으로 걷도록 한다.
- 올라갈 때는 계단에서 넘어질 것을 대비하여 뒤에서, 내려갈 때는 앞에서 걸어 고객보다 높은 위치가 되지 않도록 한다.
- 단, 치마를 입은 여성의 경우는 예외로 올라갈 때는 남성이 앞에, 내려갈 때는 뒤에서 안내한다.

〈복도 안내 매너〉

- 고객환자에게 등을 보이지 않고 비스듬히 대각선 방향에서 안내한다.
- 고객환자보다 두세 걸음 앞에서 안내한다.
- 손가락을 가지런히 모아 손바닥을 위로, 손 전체로 안내한다. 손가락 사용 금물
- 손등을 보이거나, 손목을 굽히지 않는다.
- 우측은 오른쪽, 좌측은 왼쪽으로 안내한다.
- 두 손으로 안내한다. 사물인 경우 한 손으로 한다.
- 뒤쪽에 위치한 경우에는 내 몸도 함께 움직인다.
- 고갯짓으로 안내하지 않는다.

(2) 진료 접수 시 응대 방법

1단계	하던 일을 즉시 멈추고 고객환자 맞이 인사와 고객환자에게 관심을 표현한다. 환자 성함과 용건을 확인한다. "안녕하십니까? 10시 예약하신 ○○○ 고객님 맞으십니까?"
2단계	자리를 권유한다. "이쪽으로 앉으시겠습니까?"
3단계	상담을 준비한다. "어디가 불편해서 오셨습니까?" 또는 "무엇을 도와드릴까요?"
3단계	진료 접수 완료 및 대기 안내를 한다. "지금 저희 원장님께서 진료 중이십니다." "고객님께서는 6번째 예약 대기 중이시고요, 4번 방 앞에서 기다리시면 성함을 부를 겁니다." "날이 추운데 따뜻한 차나 커피 한 잔 어떠십니까?"

(3) 진료 접수 응대 시 주의사항

1) 초진인 경우

① 낯선 환경으로 말미암아 불안감을 가지고 있으므로 따뜻한 음성과 말투로 친절하게 설명한다.

② 초진이란 어떤 병원에 처음 내원하여 진료를 받는 경우를 말한다.

③ 초진은 의사가 환자 상태를 정확히 파악하기 위한 상담 시간이 더 많이 걸리는 것을 인정하여 재진 시보다 진료비가 더 높게 책정된다.

2) 재진인 경우

① 다시 내원한 고객환자에게 반가움을 표현하며, 지난번 진료 후의 효과는 어떠했는지, 불편한 점은 없었는지를 확인한다.

② 재진이란 어떤 병원에 동일한 질환으로 연속해서 진료를 받는 경우를 말한다.

3) 예약한 경우

① 고객환자은 미리 예약을 했다는 당당함과 혹시라도 예약을 하지 않은 사람과 순서가 뒤바뀔지 모른다는 불안감을 가지고 있다.

② 미리 예약을 했으므로 기다리는 것에 인색하다.

③ 진료 대기 시간이 지체되는 경우에 불평을 할 가능성이 높으므로 대기 시간을 최대로 줄일 수 있도록 하고, 만약 늦어지는 경우에는 미리 양해를 구한다.

4) 예약을 하지 않고 방문하는 고객(환자)

① 예약 없이 직접 방문했다고 하여 워킹Walking 고객환자이라고 한다.

② 미리 예상하지 못한 고객환자이지만 본인이 내원 의지를 가지고 방문하였으므로 단골 고객환자이 될 가능성이 높다.

③ 절대로 되돌려 보내지 말고 예약제에 관한 설명과 양해를 부탁하고 대기하게 한다.

초진	어떤 병원을 처음 내원하여 진료를 받는 경우
재진	어떤 병원에서 동일한 질환으로 연속해서 진료를 받는 경우

2. 비대면 서비스(Non-face-to-face) 응대 방법

비대면 서비스란 얼굴을 보지 않은 상태에서 진료 서비스와 관련된 내용을 글이나 음성으로 응대하는 것을 말하며, 전화, 메신저, SNS, 홈페이지, 메일 서비스 등이 있다.

SNS (Social Network Service 소셜 네트워크 서비스)
특정한 관심이나 활동을 공유하는 사람들 사이의 관계망을 연결해주는 온라인 서비스로 카카오 채널, 밴드, 카페, 페이스북, 인스타그램, 트위터 등이 있다.

비대면 서비스는 얼굴을 보지 않은 상태이므로 여러 가지 비언어적 요소에 의해 오해가 쉽고, 글이나 음성 녹음 등에 의해 근거가 남기 때문에 말투나 단어 선택 및 내용까지 신중하게 결정해야 하는 특성을 가지고 있다. 최근 SNS의 이용 증가로 인해 줄임말, 신조어新語, 유행어 등을 쓰는 경우가 빈번하여 습관적이고 무의식적으로 사용하지 않도록 매우 주의해야 한다.

(4) 전화 응대

1) 전화 응대의 중요성

전화는 상대방이 눈에 보이지 않고 소통하는 얼굴 없는 첫 만남이며, 첫인상이 형성되는 중요한 고객 응대 수단이다. 보이지 않기 때문에 귀에 더 많은 감각이 집중되어 더욱 주의해야 한다. 전화는 정보화 시대의 중요한 업무 수단이며 하나의 점포 역할을 하는 영업 매장이다.

개인의 감정과 기분을 잘 조절하고 짧은 시간에 용건을 요령 있게 처리하는 능력을 키워야 한다. 전화를 받는 목소리 · 태도 · 응대 요령 · 화법 등은 개인의 인격과 품성을 나타내어 타인에게 평가받는 기준이 됨과 동시에, 병원의 이미지와 신뢰도를 판단하는 기준이 된다.

① 전화 응대의 특성

일대일의 쌍방향 의사소통	고객환자의 개별 서비스 응대가 가능하여, 고객환자의 욕구Needs와 Wants를 정확하고 신속하게 파악할 수 있으므로 의료서비스의 질을 향상시킬 수 있다. ※ needs : 고객이 이렇게 해달라고 구체적으로 명확히 요구하는 것 ※ wants : 고객의 잠재적인 욕구로 이렇게 하면 좋아할 것이라고 예상하는 것
즉시성과 융통성	전화는 아무런 예약 없이 불시에 걸려오므로 언제나 즉시 응대할 수 있는 자세가 필요하며, 고객환자의 반응에 따라 상황별로 즉시 대처가 가능한 특성을 가지고 있다.
예기치 않은 문제의 발생 가능성	얼굴을 보지 않은 상황에서 응대하기 때문에 오히려 작은 실수에도 고객환자에게 불쾌감을 줄 수 있어서 주의해야 한다. 또한 통신 장애로 인해 전화 상태가 불량할 경우 신속하게 처리해야 한다.

② 전화 응대의 3요소

신속	• 벨이 3번 울리기 전에 받는다. • 늦게 받은 경우는 즉시 사과한다. • 시간이 걸리는 통화 내용인 경우는 성의 없는 답변보다는 다시 연락드릴 것을 제안하는 것이 좋다. • 불필요한 말은 길게 하지 않도록 한다. 비용발생 절감
정확	• 또박또박 정확하게 발음한다. • 질문으로 용건을 확인한다. • 수화기를 받음과 동시에 메모지를 준비한다. • 메모는 육하원칙을 바탕으로 한다. ※ 전화응대의 육하원칙六何原則 5W1H Who누가, When언제, Where어디서, What무엇을, HOW어떻게, Why왜
친절	• 직접 마주 앉아 이야기하듯 응대한다. • 고객환자의 말을 가로채거나 혼잣말을 하지 않는다. • 호칭이나 단어 선택 및 경어 사용 등 정중하고 품위 있는 태도를 유지한다. • 상대가 감정이 앞설 때는 오히려 차분하게 응대한다.

③ 전화응대의 올바른 방법

바람직한 전화응대 방법	경청을 바탕으로 한 듣기와 항상 고객의 입장에서 생각하며, 밝은 목소리와 정확한 발음으로 예의 바르게 말한다.
전화 응대의 3.3.3 법칙	전화는 3번 울리기 전에 받고, 3분 이내로 통화하며, 고객환자이 전화기를 내려놓고 나서 3초가 지난 후에 자신의 수화기를 내려놓는다.

④ 전화 받기 실전

준비하기	• 메모지와 필기도구는 항시 준비되어야 한다. • 전화를 받을 때는 수화기는 왼손으로, 오른손에는 필기도구를 들고 메모를 준비한다.
전화받기	• 벨이 울리면 3회 이전에 받아야 한다. • 4회 이상 울린 후 받았을 때 "오래 기다리셨습니다. 늦게 받아 죄송합니다."라고 반드시 말한다.
첫인사	• 인사, 소속, 이름을 "솔"음의 밝은 목소리로 말한다. "안녕하십니까? ○○병원 ○○○입니다."
문의내용 시 응대	• 다른 사람에게 전화를 연결할 때 "잠시만 기다려 주시겠습니까? 바로 연결해 드리겠습니다." • 찾는 사람이 부재 중일 때 "죄송합니다만, 원장님께서 지금 외출 중이십니다. 메모를 남겨 드릴까요?" • 전화가 잘못 걸려왔을 때 "죄송합니다만 전화를 잘못 거신 것 같습니다. 여기는 ○○병원입니다." • 목소리가 잘 들리지 않거나 발음이 부정확할 때 "죄송합니다만 전화 상태가 좋지 않습니다. 번거로우시겠지만 다시 걸어 주시겠습니까?"
마무리 인사	• 이용에 대한 감사인사와 함께 궁금한 점이나 불편하신 점에 대해 확인한다. "저희 ○○병원을 이용해 주셔서 감사드립니다. 더 궁금하신 점이 있으십니까?" • 끝인사 때는 반드시 소속과 이름 밝히기 "저는 ○○병원의 ○○○였습니다."
수화기 내려놓기	반드시 상대방의 수화기가 내려놓은 것을 확인한 후에 끊는다.

⑤ 전화 응대 시 주의사항

• 통화하면서 개인 핸드폰 만지기

- 음료나 음식을 먹으며 통화하기
- 귀에 전화 수화기를 끼고 딴 일하며 받기

2) 온라인(On-line) 응대

온라인이란 인터넷 등 통신 매체 등을 이용하여 메시지를 주고받는 것으로, 현대사회에서 활발하게 사용되는 의사소통의 한 방법이다. 온라인상에도 예절이 필요하다. 네티즌Netizen이 네트워크 공간에서 지켜야 할 상식적인 예절을 네티켓이라고 한다.

> 네티즌 : 시민을 뜻하는 Citizen과 통신망을 뜻하는 Network의 합성어, 정보통신망이 제공하는 새로운 공간에서 활동하는 사람을 지칭하는 합성어로 동의어로 누리꾼이 있다.
> 네티켓 Netiquette : 네트워크Network + 에티켓Etiquette의 합성어로 네트워크 사용자들이 지켜야 하는 기본적인 예절을 말한다.

젊은 세대들은 온라인을 통한 문의 활용도가 높고, 내원을 결정하기 전에 온라인 상의 병원에 대한 평가와 게시판 정보를 참고하여 방문하므로 네티켓을 바탕으로 한 온라인 응대는 매우 중요하다. 인터넷 홈페이지 또는 SNS Social Network Service를 통해 문의하는 경우에 답변하는 시간이 지체되어서는 안 된다. SNS 사용자들은 자신의 질문에 대해 한 시간 이내로 답변하기를 원한다는 통계가 있다.

만약에 바로 답변을 하지 못할 경우에는 양해를 구한 뒤에 답변에 대한 시간 약속을 하고, 반드시 약속을 지켜야 한다. 답변 후 다시 홈페이지나 SNS에 방문하여 피드백을 확인하여 답변이 적절했는지, 추가 질문사항이 있는지, 만족도는 어떤지 등을 확인하여야 한다.

진정성이 없거나 형식적인 답변보다는 개개인에 맞춘 응대가 필요하다. 자신이 답변하기 어려운 내용은 담당자나 상사에게 확인하고 나서 정확한 정보에 대해 답변한다. 온라인 상에 대화가 어려운 경우는 오프라인으로 대화를 옮겨서 고객과 1 : 1로 이야기를 하는 것이 좋다. 가능한 짧고 간결하고 이해하기 쉽게 쓴다. 비즈니스에 적절한 단어를 사용하고, 광고성 메일이나 스팸메일은 사용하지 않는다.

key word

초진, 재진, 워킹 고객, 대면 서비스, 비대면 서비스

3. 진료과목별 고객(환자) 응대 방법

성형외과 PS: Plastic Surgery 응대

성형의 표기인 '플라스틱plastic'은 그리스어인 'plastikos'에서 유래하였다. '주물鑄物이나 조형造型을 맞춘다'라는 의미로, 성형이라는 단어도 이러한 의미를 두고 있다. 성형은 본래 신체적인 구조적 변형이나 기형을, 본래 기능을 할 수 있도록 교정한다는 재건의 의미였다. 그러나 요즘은 성형을 외과적인 수단으로서 신체의 부분을 만족 수준으로 올려주는 미용의 개념으로 이해하는 경우가 많다.

재건reconstruction이란 변형되거나 결함이 있는 부위를 정상 범위로 되돌리기 위한 시도를 말한다. 구순 구개열이나 안면 기형 등과 같은 선천적 기형 외에도 사고로 인한 화상과 외상 등도 성형외과에 포함된 재건 분야에 해당한다.

우리나라는 미용 성형 분야로 발전이 급속도로 크게 이루어졌다. 외모를 중요시하는 사회적 분위기에 따라 코 수술 · 지방흡입술 · 쌍꺼풀 수술 · 양악 수술 등으로 보다 아름답게 보이려는 욕구needs 충족의 방법으로, 고령 인구의 증가로 나이보다 젊어 보이고 건강한 삶을 지향하여 심리적인 만족감과 자존감을 높이려는 의지로 인하여 쁘띠Petit 성형 시장이 급성장하고 있다.

성형외과 코디네이터의 직무는 다른 병원과는 달리 성형 시술이나 수술 후 회복되는 시간 동안에 집중적으로 서비스를 수행해야 하는 정확성과 신속성이 요구된다. 시술 또는 수술로 인한 고객환자의 불안감을 감소시키기 위해 코디네이터는 시술 또는 수술 전 · 중 · 후의 접점별로 세심한 응대가 필요하다.

(1) 고객(환자) 수술(시술) 전 응대

① 고객환자의 수술에 영향을 줄 가능성이 있는 질환이나 체질 등의 과거력history을 파악하고, 고객환자의 수술시술에 대한 기대치를 파악한다.

② 고객환자에게 수술시술과 관련된 충분한 정보를 제공한다.

③ 수술시술의 가격이나 소요시간 등에 대해 안내하고 수술을 할 경우는 수술 방법에 대한 내용을 설명한다.

④ 수술시술에 필요한 준비사항, 수술에 따른 금식 여부, 금식 시간, 금식의 범위, 복용 중인 약물 확인 등을 안내하여 고객환자이 준비할 수 있게 한다.

⑤ 수술 전 반드시 수술 동의서를 받는다. 수술 동의서는 수술 이전에 작성하는 것으로 환자나 환자의 보호자가 수술에 동의한다는 내용으로 수술에 대한 정보와 함께 동의에 관한 서명을 해야 한다.

(2) 고객(환자) 수술(시술) 중 응대

① 수술시술 전 불안감을 느끼는 고객환자에게 편안함을 유지할 수 있도록 배려한다.
② 시술인 경우 틈틈이 고객환자의 상태를 확인한다.
③ 수술인 경우는 회복실로 이동 후 보호자를 대면하게 하여 고객환자에게 심리적 안정감을 준다.

(3) 고객(환자) 수술(시술) 후 응대

① 고객환자에게 불편한 곳이 없는지를 재확인하고, 고객의 전반적인 상태condition를 체크한다.
② 수술시술 후 주의사항에 대해서 설명하고, 주의사항을 정리한 안내서를 제공한다.
③ 처방약이 있는 경우는 복용법에 대해 설명하고, 재내원의 필요성과 예약 날짜에 대해 의논한다.

피부과 DER: Dermatology 응대

피부과에서는 피부에 이상 증상이 나타나는 질환을 진료하고 치료하는 분야로서 기존의 경구약經口藥, 외용약外用藥, 냉동 치료, 면역 치료 등 여러 치료법을 이용해 다양한 피부 질환들을 다루고 있다. 최근에는 레이저 치료술이 발달하며 많은 영역에서 레이저 치료가 사용되고 있다.

외모에 대한 관심도 증가로 인한 여드름 또는 색소침착 등의 개선 목적으로 이용되거나, 질환별 치료를 목적으로 한 피부과 시술로 치료 효과를 증진시키고 부작용 감소시키기 위함을 목적으로 한다. 다양하게 활용되는 현대의 피부 과학을 바탕으로 기존의 전통적인 스킨케어 방식이 결합된 피부 관리 프로그램으로서 메디컬 스킨케어가 주목받고 있다.

질병예방관리로 건강한 삶을 추구하는 노년층의 수요가 증가함에 따라 피부 노화의 지연 및 예방 등을 연구하고 피부 노화 억제 효능을 가진 각종 화학 물질을 개발 · 연구하며 보톡스Botox와 필러filler 주사나 고주파 치료기 등을 이용하여 관리하고 있다.

(1) 고객(환자) 시술 전 응대

① 고객환자의 과거력history 즉 피부 관련 질환 여부, 알레르기 여부, 과거 시술 경험 여부를 파악한다.

② 고객환자의 욕구needs를 파악하고, 그에 맞는 시술을 추천하여 기대치에 부응할 수 있도록 한다.

③ 정확한 시술 가격과 소요시간 및 주의사항 등에 대해 안내한다.

④ 정확한 시술과 관련된 정보 전달을 통해 헛된 기대감을 주지 않는다.

⑤ 시술 확정 시 고객환자에게 반드시 재확인 및 동의를 구하고 나서 시술에 들어간다.

(2) 고객(환자) 시술 중 응대

① 시술 시 고객환자을 혼자 두지 않는다.

② 시술받는 사이에 고객환자의 상태에 대해 확인하고, 불편함이 없는지를 확인한다.

③ 시술 받고 있을 때 예민한 상태이므로 직원들끼리 잡담을 하지 않는다.

(3) 고객(환자) 시술 후 응대

① 시술 후 처치와 그 이유에 대해 다시 정확하게 설명하고 안내한다.

② 시술 후 주의사항에 대해 설명하고, 주의사항이 정리된 안내서를 제공한다.

③ 시술 후 재내원의 중요성에 대해 설명하고, 예약 날짜를 의논한다.

치과 Dentistry 응대

치과는 진료특성상 비급여 진료가 많은 특성을 가지고 있을 뿐아니라 치료 과정이 길어 병원을 자주 오래 방문해야 하는 특징을 가지고 있다.

Check point

비급여 : 질병이나 부상의 치료 목적이 아니거나 업무 또는 일상생활에 지장이 없는 질환, 기타 보험급여의 원리에 부합하지 않는 것

의료보험의 비급여 대상

① 단순한 피로 및 권태

② 주근깨, 점, 사마귀, 다모多毛, 무모無毛, 백모증白毛症, 여드름, 주사Rosacea 등으로 업무 또는 일상생활에 지장이 없는 질환

③ 불감증과 생식기 선천기형 등으로 업무 또는 일상생활에 지장이 없는 비뇨기 및 부인과 질환

④ 이중검 수술二重檢手術: 쌍꺼풀 수술, 융비술隆鼻術: 코 성형 수술 등 미용을 목적으로 하는 성형 수술과 그로 인한 후유증

⑤ 마약중독증, 향정신성 의약품 환각 · 각성 및 습관성 · 중독성이 있는 의약품 중독증

⑥ 질병을 동반하지 아니한 포경수술

⑦ 예방접종, 다만 파상풍 혈청주사 등 치료목적으로 사용하는 예방주사는 제외

⑧ 건강진단

⑨ 친자親子 확인을 위한 진단

⑩ 미용을 목적으로 실시하는 부정교합치不正咬合齒의 교정, 치과의 보철보철재료 및 가공료 포함, 예방을 목적으로 실시하는 치석 제거scaling

⑪ 보조기, 보청기, 의수 · 족, 의안, 콘택즈렌즈의 재료비

⑫ 입원 중의 식대, 상급 병실료 차액

⑬ 기타 보건복지부 장관이 정하는 사항

치과 진료의 대부분이 비급여 진료가 많아 치과 진료 전문지식에 관한 공부를 바탕으로 전문적인 상담업무를 해야 한다. 다른 진료과에 비하여 상담업무가 많은 곳이 치과이다. 다른 진료과목에 비해 잦은 치료로 재방문을 해야 하기 때문에 단골 고객 관리를 위한 세심한 기억과 배려가 필요하다.

또한, 치과의사, 치위생사, 간호조무사, 치기공사 등 다양한 전문인들이 모여서 일하기 때문에 내부 직원 간의 의사소통이 힘들어서 갈등의 소지가 많다. 내부 직원 간의 의사소통을 원활하게 하고 고객환자 서비스 관리까지 담당하는 것이 치과 코디네이터의 역할이다.

한의원 Oriental medical clinic 응대

기존의 침술과 한약조제 진료가 대부분이었던 한의원은 최근 해독 프로그램을 이용한 비만, 문제성 피부질환 등 특수 클리닉을 목적으로 확대해 나가고 있어 코디네이터의 역할이 커지고 있다. 진료특성 상에 문진이 많고 비급여 진료가 대부분이며 가족단위 고객이 많은 특성을 가지고 있다.

Check point

문진 : 의사의 관점으로 묻고, 환자가 호소하는 자각증세를 듣는 한편, 환자 가족의 병력(病歷)을 조회하는 데 목적을 두는 진단법을 말한다.

한방에서 사용하는 4진법(四診法) 망(望) · 문(聞) · 문(問) · 절(切) 중의 하나로 문진(問診)은 환자와의 문답에 의해 기왕증(既往症; 과거력), 가족 병력, 현재의 병력 등을 알아내고 환자의 수소(愁訴; 얼굴빛, 낯빛)와 자각증상 등을 물어서 진찰하는 방법을 말한다.

한방요법과 체질의학 등 대한 전문지식을 이해하고 현재 진료하는 한의학적 관점에서의 특수클리닉에 대한 이해가 필요하다. 침술과 탕제에 의한 고객층은 대부분 노년 대상이 많으므로 노년층에 대한 이해가 무엇보다 중요하고, 특수클리닉 이용 고객층은 청년층이 많으므로 청년기에 관한 이해도가 있어야 할 것이다. 타 의료기관에 비해 가족단위가 많다 보니 구전에 의한 마케팅의 특성이 있어 세심한 단골 고객 관리가 매우 중요하다.

key word

재건성형, 과거력, 메디컬 스킨케어

4. 진료 대기 고객(환자) 응대 방법

(1) 대기 고객(환자) 심리의 이해

① 병원에 내원하는 고객환자은 질병으로 인한 다양한 심리적 스트레스를 가지고 있다. 긍정의 심리보다는 부정적인 감정, 불안감, 분노, 우울감, 의존성이 증가하는 심리적 특징을 보이기 쉽다. 특별한 질병 상태가 아니더라도 내 · 외적인 신체부분과 관련된 진료를 받고자 하는 목적으로 내원하였기 때문에 불안감과 기대감이 상반되어 교차할 수 있다.

② 병원에서의 대기시간이 지체되는 경우 또는 대기 중에 일어나는 불평등이나 병원

관계자의 무관심 등에 민감한 반응을 보이기 쉽다. 자신이 먼저 병원에 도착했거나 예약을 했는데도 불구하고 접수하는 담당자가 늦게 도착한 사람을 진료를 먼저 받게 할 때 고객환자은 차별을 받았다는 생각과 심한 불만을 느끼게 된다. 불공평한 기다림은 정당한 기다림에 비해 더 길게 느껴진다.

③ 아무것도 하지 않는 시간은 무엇인가를 하는 시간보다 길게 느껴진다. 언제까지 기다려야 하는지 안내받지 못하고 대기하게 될 때 불안감과 불만은 커진다. 불만은 자신이 정당한 권리가 있음에도 그것을 인정받지 못하고 다른 사람에게 빼앗겼다고 생각하는 데서 온다.

④ 데이비드 마이스터David Maister, 기업 경영가는 자신의 저서 '신뢰의 기술, 2009'에서 언제 서비스를 받을지 모르는 채로 무작정 기다리는 것보다 대기 숫자와 대기시간을 알려주는 것이 심리적으로 도움이 된다고 하였다. 불공정한 대기시간이 더 길게 느껴지고 불안감을 조성하며 신뢰를 잃는 결과를 가져온다.

⑤ 우리나라의 의료기관은 권위적인 의료진과 끝없는 진료 대기 시간, 복잡한 병원 시스템과 이동 동선으로 인한 불편감 등의 부정적인 이미지를 많이 가지고 있는 것이 사실이다. 최근에는 많은 개선되고 있으나 완전하지 못한 것이 현실이다. 내원하는 고객환자는 긴 대기시간을 가장 큰 불편함으로 꼽는다. 특히 상급병원에서의 '3시간 대기, 3분 진료'로 비유되는 긴 대기시간 대비 짧은 진료시간은 의료서비스 저평가 요인으로 개선이 필요하다.

(2) 대기 고객(환자)의 응대

1) 대기 고객(환자)의 이해

① 대기 고객환자에 대한 관심 표현

고객환자은 병원에 들어설 때부터 의료진의 관심을 받고 싶어한다. 그러나 대부분의 의료진들은 병원 업무의 특성상 보수적이고 규칙을 우선으로 하기 때문에 사무적인 느낌이 강하다. 이러한 생각의 차이로 인해 고객환자들은 의료진에 대하여 실망하거나 심한 경우에는 분노하기도 한다.

진료 전 대기 시간은 고객환자에게 많은 심리적 스트레스를 유발하므로 관심을 두어야 할 부분이다. 병원 이용만족도 조사에 따르면 병원 직원이 먼저 대기 고객에게 다가가 관심을 표현하는 경우에 고객환자이 기다리는 시간은 훨씬 빠르게 흘러지나가는 것처럼 인지하는 것으로 나타났다.

대기하는 고객환자에게 작은 관심으로도 고객환자의 체감시간을 줄이는 데 큰 영향을 준다.

초진 고객환자인 경우 설문지 작성, 각종 검사 등으로 진료대기 시간이 길어지므로 세심한 안내와 배려가 필요하다. 재진 고객환자인 경우는 병원에 익숙하리라는 생각에 방치하기 쉽기 때문에 자신이 대기하는 시간에 대해 무시를 받았다고 생각하여 불쾌감을 나타낼 수 있으므로 대기 시간에 대한 설명과 양해를 구해야 한다.

2) 병원의 고객(환자) 만족을 위한 노력

최근 병원들은 고객환자의 만족도를 높이기 위한 특색 있는 인테리어, 편리한 주차장, 고객지원센터, 청결한 환경 등 하드웨어적 요소뿐만 아니라 친절, 용모, 태도, 이미지, 서비스 마인드 등의 휴먼웨어 요소까지 병원 서비스 이용 중 만족도를 향상시키기 위한 노력을 하고 있다.

〈고객만족의 3요소〉

구분	내용
하드웨어적 요소	고객환자이 물리적으로 체험하는 요소 기업병원 이미지, 주차 시설, 청결도, 고객지원, 인테리어 등
소프트웨어적 요소	고객환자이 접하는 시스템 및 절차 기업병원의 상품, 서비스 프로그램, 서비스 절차, 예약, 업무처리 등
휴먼웨어적 요소	고객환자의 종업원병원직원의 응대 태도에 대한 만족도 친절도, 용모, 태도, 의사소통, 신뢰, 이미지, 서비스 마인드 등

고객만족Custumer Satisfaction: CS을 위한 노력들은 고객환자이 존중받고 있다는 인식을 갖도록 하여 재방문율내원율이 증가되는 것뿐만 아니라 바이럴 마케팅Viral marketing을 통해 신규 고객 유입을 위한 비용을 절감하고 병원 홍보효과로 인해 병원 간의 경쟁력에서 우위를 차지할 수 있다.

Check point

Viral marketing : 이메일이나 SNS 등 소셜 미디어(Social Media)를 통해 자발적으로 어떤 기업이나 기업의 제품을 홍보하기 위해 널리 퍼뜨리는 마케팅 기법으로, 컴퓨터 바이러스처럼 확산된다고 하여 이름이 붙여졌다. 기존에 정보 제공자를 중심으로 메시지가 퍼져 나가는 구전(입소문) 마케팅과 비슷하나 바이럴 마케팅은 정보 수용자를 중심으로 퍼져 나가는 특성을 지닌다.

예: 구전 마케팅 : 제품, 서비스, 기업 이미지 등을 마케팅하는 데 소비자의 입소문을 활용하는 마케팅 방법

기존 고객환자을 유지하는 비용보다 신규 고객환자을 유치하는 비용이 훨씬 더 높다. 그뿐만 아니라 기존 고객은 의료서비스와 병원 관계자들에 대해 익숙하여 문의사항이 신규 고객에 비해 적고, 이미 신뢰감이 형성되어 있으므로 가격에 덜 민감하다.

과거의 문턱 높던 병원은 이제 살아남기 힘들다. 고객환자과 눈높이를 맞추고 고객환자에 대한 관심과 존중을 담은 차별화된 의료서비스만이 살아남을 길이다.

3) 대기 고객(환자) 응대 요령

① 고객환자의 얼굴과 이름을 기억한다.

② 대기 시간이 지연될 경우에는 먼저 양해를 구한다.

③ 고객환자과의 약속은 사소한 것이라도 지킨다.

④ 고객환자을 외모나 학력, 사회적인 지위, 경제력으로 차별하지 않는다.

⑤ 진료에 관한 전반적인 지식을 습득하여 성의 있게 답변한다.

4) 대기 고객(환자) 응대 시 주의사항

① 고객환자을 투명인간 취급을 하지 않는다. 즉, 지속적인 관심을 보인다.

② 고객환자을 양해 없이 무작정 기다리게 하지 않는다.

③ 고객환자과 논쟁하지 않는다.

④ 나는 그 업무와 무관하므로 모르는 게 당연하다는 생각을 버린다.

⑤ 바쁘고 짜증난다는 감정을 보이지 않는다.

5. 진료 후 고객(환자) 응대 방법

(1) 진료과별 주의사항 안내 및 진료에 대한 불편사항 체크

1) 성형외과 (PS: Plastic Surgery)

① 코 성형수술 후 주의사항

• 수술 당일 안정 필수

: 머리부위를 높이고 하루 정도는 누워서 안정을 취하는 것이 좋다.

• 수술 후 2일 간 냉찜질

: 눈 주위 및 미간 부위에 냉찜질을 해주면 부기와 멍을 최소화할 수 있다.

• 수술 후 5~7일 지나면 부기는 85% 이상 빠진다.

: 4~5일간 항생제, 소염제, 진통제 복용

- 수술 후 한 달간 음주와 흡연, 수영, 심한 운동 금물이다.
- 수술 부위에서 혈액이 흘러도 가볍게 닦아 내기만 하고 한 달 이상 코를 푸는 행위 등 코에 무리가 가는 행동은 하지 않는다.

② 사각턱 축소술 후 주의사항

- 일상생활 복귀까지 1주일 이상 필요하다.
- 전신 마취하에 1시간가량 수술이 진행되며 회복과 수술 경과를 살피기 위해 1~2일간 입원치료가 필요하다.
- 처음 2~3일간은 출혈에 주의한다.
- 수술 부위 주변 환부의 압박이나 냉찜질 효과적이다.
- 감염을 막기 위해 처방에 따라 반드시 항생제와 소염제 등을 복용한다.
- 힘든 일을 하거나 무리한 운동은 당분간 자제하는 것이 좋다.
- 수술 후 얼마 동안은 죽 종류의 부드러운 음식을 섭취한다.
- 구강 내 상처 부위가 세균에 감염되지 않도록 음식물 섭취 후에 반드시 물로 입안을 헹구고 구강 소독액으로 세척한다.

2) 피부과 (DER: Dermatology)

① 보톡스 주사 후 주의사항

- 시술 후 2~3일 경과하면 효과가 서서히 나타난다.
- 주사 부위 근육에 일시적인 마비 현상이 나타날 수 있다.
- 주사 부위 근육의 과도한 사용은 재발을 가져오기 쉬우므로 주의한다.

예 : 턱 주위 보톡스 시술 후 오징어, 껌 씹는 것 등 자제하기

② 레이저 시술 후 주의사항

- 레이저 시술 후 진물을 흡수하고 염증을 예방하기 위해서 시술 부위에 피부 재생용 반창고를 사용해야 한다.
- 외출 시 자외선 차단제를 반드시 바른다.
- 시술 후 약 7~10일 정도 후에 세수가 가능하다.
- 화장은 자외선 차단제와 후 처치 크림을 바르고 나서 그 위에 한다.
- 치료 부위에 물집이 생기거나 발열감이 심한 경우는 바로 내원하게 한다.

(2) 수납 및 다음진료 예약안내

오늘 진료와 병원 서비스 부분에 대해 불편함은 없었는지, 만족한 점 등을 기록하여 다음 방문 때까지 문제 해결을 준비하고 병원 서비스 관리 지침에 참고한다.

진료 종류 후 만족도 체크 부분에 대한 데이터는 병원의 의료서비스 증진에 객관적인 자료가 될 수 있으며, 고객환자의 진료 후 후기 관리 부분에 있어 병원 홍보에 영향을 미치므로 매우 중요하다. 오늘 진료에 대한 수납을 관리하고 진료와 연계하여 다음 방문의 중요성과 연관성에 대해 자세히 설명한 후에 예약관리를 한다.

(3) 고객(환자) 배웅

고객환자은 의료서비스 이용과정에 있어서 처음과 끝부분에 받은 인상이 가장 강하고 오래 지속된다. 병원코디네이터는 진료가 종결된 후 고객환자의 귀가 시에도 맞이할 때와 똑같은 마음으로 배웅하는 것이 중요하다. 병원코디네이터는 종결 사항을 알리고 주차안내와 나가시는 길을 안내한다. 거동이 불편한 고객환자의 경우에는 휠체어를 준비하고, 이동 수단이 준비되지 못한 경우에는 택시를 미리 대기하게 하여 안전하게 탑승하여 귀가할 수 있도록 조치한다. 단, 고객환자이 배웅을 원하지 않는 경우 원하는 곳에서 배웅을 마무리한다. 고객환자에게 일어서서 배웅인사를 하고, 고객환자의 뒷모습까지 미소로 지켜본다.

(4) 고객(환자) 응대 마무리

고객환자의 신상, 상담 내용, 진료, 진료 후 재방문 일자 등 모든 일에 관하여 차트에 기록한다. 재방문 시 차트를 찾아 고객환자에게 맞는 응대를 준비한다.

6. 고객(환자) 유형별 응대방법

(1) 온순한 고객(환자)

1) 특징

① "실례합니다만~" 등 겸손한 표현을 한다.

② 속마음을 표현하지 않아 생각을 알기가 어렵다.

③ 겉으로는 겸손하지만, 속으로 상대방을 관찰한다.

④ 한번 마음에 담아두면 오래 지속된다.

⑤ 말이 없어 의사소통이 원활하지 못해 오해가 될 수 있다.

⑥ 상대방을 배려하며, 조용히 앉아 있거나 발소리도 조심하는 행동을 보인다.

2) 응대요령

① 말이 없다고 만족하는 것은 아니다.

② 항상 예의 바르게 행동한다.

③ 정중하고 조용히 대하고, 일 처리를 철저히 한다.

(2) 성격이 급한 고객(환자)

1) 특징

① 기다리게 하거나 관심을 두지 않으면 무시한다고 화를 낸다.

② 이것저것 두서없이 한꺼번에 이야기한다.

③ 한자리에서 대기하지 않고 돌아다닌다.

④ 남을 의식하지 않는다.

2) 응대요령

① 신속 · 정확하게 응대한다.

② "네, 빨리 처리해 드리겠습니다." 등의 표현을 반드시 한다.

③ 언짢은 기색을 보이거나 규칙을 내세우지 않는다.

④ 늦어질 경우에는 사유에 대해 분명하게 말하고 양해를 구한다.
"바로 처리해 드리겠습니다. 죄송하지만 잠시만 기다려 주시겠습니까?"

⑤ 일처리를 시원스럽게 하는 모습을 보인다.

(3) 거만한 고객(환자)

1) 특징

① 상담 내용이라던가 대기시간 등에 부정적인 반응이 앞선다.

② 다 알고 있다는 듯이 행동을 하며, 귀 기울여 듣지 않는다.

③ 자기 자랑이 심하고, 병원 관계자와 연관성에 대해 말한다.

④ 직원보다는 직급이 높은 책임자와 이야기하려고 한다.

2) 응대요령

① 정중하게 대한다.

② 과시의 욕구를 충족시키기 위해 고객환자의 장점을 칭찬한다.

③ 의견에 대해 맞장구친다.

(4) 의심이 많은 고객(환자)

1) 특징

① 일단 먼저 의심을 하고 납득하기 전까지는 행동을 하지 않는다.

② 질문을 되풀이하며 반복 확인한다.

③ 지나치게 자세한 설명이나 친절까지 의심한다.

2) 응대요령

① 대강 설명한다는 느낌이 들지 않도록 분명한 근거를 제시하며 설명을 하여 본인 스스로 확신을 갖도록 유도한다.

② 확신 있는 어조를 사용한다.

③ 답답해하거나 짜증 내지 않는다.

④ 고객환자의 말을 경청하고 불만 내용에 대해 상세하게 설명한다.

Chapter 9

고객(환자) 서비스 관리

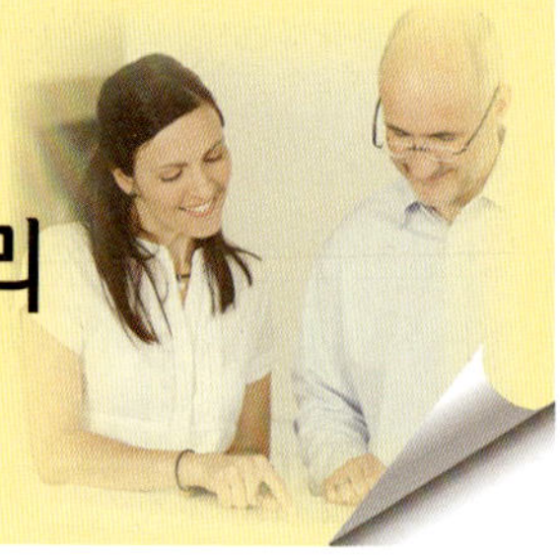

1. 서비스의 이해 및 특성

1. 서비스의 개념

서비스Service란 라틴어 'servus세르브스' 즉 '노예의 상태'라는 뜻으로 과거에는 노예가 주인에게 충성을 바친다는 상하관계를 의미하였으나, 현재는 대등한 관계에서 서로 간에 감사한 마음을 가지고 자신의 정성과 노력을 남을 위하여 사용한다는 봉사의 뜻으로 쓰이고 있다. 즉 서비스란 고객환자의 욕구Needs를 충족시키기 위한 목적으로 사람과 설비 또는 시설에 의해 제공되는 행위 및 성과와 노력이다.

key word

행위 : 의식적 · 의도적으로 행동하는 것

(1) 서비스의 정의

① 미국 마케팅 학회 American Marketing Association : AMA, 1960 :

독자적으로 판매되거나 상품 판매와 연계해 제공되는 만족을 위한 모든 활동을 서비스라 한다.

② 베리 Berry, 1980의 정의 :

서비스란 산출물이 유형재나 구조물이 아니며, 생산 시점에서 소멸되며 구매자에게 무형적인 형태의 가치를 제공하는 모든 경제적 활동이다. 베리는 서비스의 유형과 무형을 구분하고 가치를 강조하였다.

③ 레티넨 Lehtinen, 1986의 정의 :

고객만족을 제공하려는 고객 접촉 종업원이나 장비의 상호작용 결과로 일어나는 활동을 서비스라고 한다. 레티넨은 직원의 중요성을 강조하였다.

④ 코틀러 Kotler, 1991의 정의 :

서비스란 한 부문이 다른 부문에게 제공하는 활동 혹은 편익으로 본질적으로 무형이며 따라서 소유할 수 없다.

여러 학자들의 서비스 정의를 정리해 보면 무형성, 부가성, 생산과 소비의 동시성, 고객의 만족 경험이 포함되는 일련의 활동을 서비스라고 정의할 수 있다. 뒤에 자세한 설명

또한 경제학적 관점에서 서비스를 노동이나 비물질적인 재화로 구분하기도 한다.

key word

재화(財貨) : 돈이나 값이 나가는 물건으로 대가를 주고 얻을 수 있는 물질
비물질적 재화 : 화폐, 특허권, 영업권 등 물질이 아닌 것

경영학적 관점에서의 서비스란 판매를 목적으로 제공되거나 상품 판매와 연계하여 제공되는 모든 활동으로 무형의 특징을 가지고 고객의 문제를 해결하는 데 도움을 주는 것을 말한다.

(2) 서비스 경제의 성장

구분	농경사회	산업사회	서비스 사회
대상	자연	조직화된 자연	사람
지배적 활동	농업, 광업	상품생산	서비스
노동력과 기술	육체의 힘, 수작업	기계	예술적, 창조적, 지적능력, 정보
사회생활 단위	대가족	소가족	커뮤니티
생활수준 측정	생존	상품의 양	건강, 교육, 여가
구조	일상적, 전통적, 권위적	관료적, 계급적	상호의존적, 국제적
기술	수작업	기계	

출처: 서비스경영(James외, 2009) 자료 참고

① 서비스 부문의 지출비중 확대

과거 산업사회에는 물건에 대한 지출이 집중되었다면, 현대는 서비스 산업 비중이 확대됨으로 인하여 서비스에 대한 지출 비중이 증가되고 있다. 예를 들어 외식이 과거 끼니를 때우는 생리적 욕구 충족의 개념이었다면 현재는 서비스를 즐기는 감성적 욕구 충족 차원으로 발전하고 있는 모습을 볼 수 있다.

② 정보기술의 발달, 혁신

기술과 공학을 바탕으로 한 제품 개발 모형의 혁신 시대이다. 과거에는 주위 사람의 소개나 입소문으로 홍보효과를 내었다면 현대에는 문자서비스나 SNS 등을 통한 홍보 등을 활용하고 있다.

③ 소비자 욕구의 다양화, 고급화

서비스 산업의 발달에 따라 저차원적인 욕구에서 고차원적인 욕구로 개념이 고급화되고 있다.

④ 규제의 완화

독점을 막기 위한 경쟁력 강화 및 소비자 보호를 위한 항공, 금융, 통신 등의 규제완화의 변화가 있다. 항공 규제 완화로 인한 저가 항공사 증가를 예로 들 수 있다.

⑤ 여성의 사회참여 확대

여성들의 고학력화와 소득 증가로 여성의 사회참여가 확대됨으로 말미암아 많은 구조적 변화를 가져오고 있다. 과거 부모의 치매와 같은 장기질병의 돌봄은 전적으로 엄마특히 며느리의 책임이었으나, 정부에서 국가책임의 사업으로 확대하는 등의 많은 대책을 강구하고 있다.

⑥ 라이프스타일의 복잡화

제품의 기능이 복잡해짐으로 고객환자의 다양한 요구도가 증가하는 등 다차원적 서비스에 대한 수요가 증대되고 있다.

(3) 서비스 경제의 장점

① 서비스는 생산과 소비의 동시화로 재고 저장이 불가능함으로 수요가 안정적이다.

② 식食, 음료, 의료서비스와 같이 필수적인 성격이 강해서 불경기에도 안정적이다.

③ 불경기가 되어 투자가 위축되더라도 유지 및 보수를 위한 서비스가 증가한다.

(4) 우수 서비스 기업의 공통점

① 서비스의 전략적 활용

② 품질에 대한 최고 경영층의 큰 관심

③ 서비스 성과에 대한 감시 시스템 구축

④ 고객 불평 처리 시스템 강화

⑤ 외부고객뿐 아니라 내부고객의 만족 중시

key word

외부고객 : 최종 서비스의 구매자, 고객
내부고객 : 회사 내 모든 직원

2. 서비스의 특성

무형성	서비스는 형태가 없어 실체를 보거나 만질 수 없다. 가격 설정 기준이 모호하다.
생산과 소비의 동시성	생산과 소비가 동시에 발생한다.
서비스 질의 이질성 또는 가변성	제공자와 제공 상황에 따라 서비스 질의 차이가 있을 수 있다. 서비스 표준화와 서비스 품질의 통제가 힘들다.
서비스 잠재력의 소멸성	서비스는 저장 또는 재판매가 불가능하다.

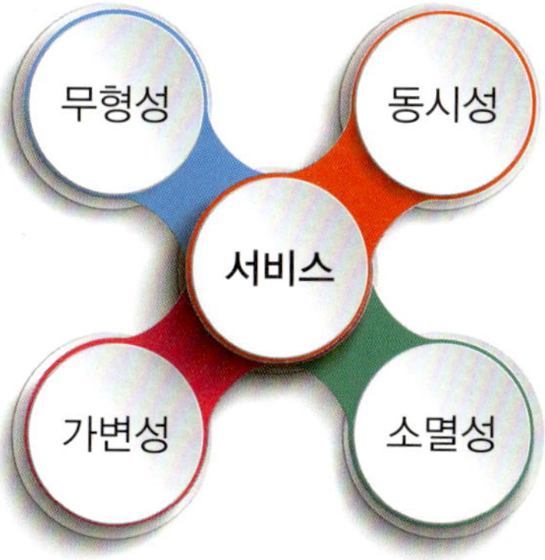

그림 9-1 서비스의 특징

〈서비스의 자세 3S〉

Smile	밝은 얼굴과 단정한 용모, 바른 자세와 태도
Service	고객환자의 입장을 이해, 친절한 응대, 정확한 일 처리
Speed	빠른 행동, 신속한 일 처리

3. 제품과 서비스의 비교

제품	서비스
• 제품은 만질 수 있다. • 제품의 생산과정에서 고객환자은 배제되어 있다. • 제품은 그 자체가 상품이다. • 품질의 통제가 가능하다. • 재고가 남는다.	• 서비스는 무형의 형태로 만질 수 없다. • 서비스 과정에 있어서 고객환자이 함께 참여한다. • 서비스를 제공하는 병원코디네이터도 상품의 일부이다. 병원코디네이터의 태도와 외모의 중요성 • 서비스 품질을 표준화하기 위해 매뉴얼을 만들지만 품질의 통제가 어렵다. • 서비스는 저장이 불가능하다. 재고가 남지 않는다. • 시간의 중요성이 크다. 환자는 병원 서비스 구매 전 대기시간에 대해 예민하다.

4. 차별화된 서비스

① 칼 알브레히트Karl Albrecht, 독일의 사업가는 "서비스 아메리카: 고객 주도의 시장에 대한 대응 전략, 2003."에서 고객의 가치를 4단계로 나누었다.

제 1단계 : 기본가치 단계	• 고객환자이 처음 병원에 방문할 때 내가 가진 문제점이 잘 치료되어 더 이상 몸이 아프지 않기를 바라는 가장 기본적인 가치를 가지고 있다. • 아무리 좋은 시설과 유명한 의료진이 있는 곳이라고 하더라도 결과가 좋지 않으면 기본 가치를 충족시킬 수 없다.
제 2단계 : 기대가치 단계	• 고객환자은 병원을 방문할 때 병원 관계자들의 깨끗한 복장, 친절하고 따뜻한 미소, 편리하고 깨끗한 시설을 갖추기를 원한다. • 자신의 이야기를 잘 들어주고 자세한 상담을 해주는 등 병원의 모든 절차와 과정들이 편리하기를 기대한다.
제 3단계 : 희망가치 단계	• 고객환자이 기대하지 않았지만, 마음속에서 막연하게 원하는 가치를 의미한다. • 조용한 음악, 아기자기한 내부 인테리어, 매너 있는 병원 관계자들의 안내 서비스 등을 희망한다.

제 4단계 : 미지가치 단계	• 예상하지 않았던 서비스를 받고 고객환자이 놀라는 정도의 수준을 말한다. • 예를 들어 시술이나 수술 후 불편한 점은 없었는지를 확인하는 전화, 퇴원 시 병원차를 이용해 집에 데려다주는 등 특별한 서비스에 만족하는 것을 말한다.

② 1, 2단계는 치료와 관련된 당연히 주어지는 서비스라면 3, 4단계인 희망가치 단계와 미지가치 단계는 치료 외의 서비스로 다른 병원과 차별화된 서비스를 말한다.

③ 칼 알브레히트karl Albrecht는 무관심과 무시, 냉담, 건방짐, 감정 없는 로봇과 같은 서비스 제공, 규정 핑계, 고객 뺑뺑이 돌리기를 서비스의 칠거지악七去之惡으로 보았다.

④ 고객환자은 의료서비스에 대해 희망과 미지 가치를 꿈꾸고 충족되기를 바란다. 병원코디네이터는 고객환자과의 마지막 접점까지 다른 병원에서 느껴보지 못한 고객감동을 주어야 할 것이다.

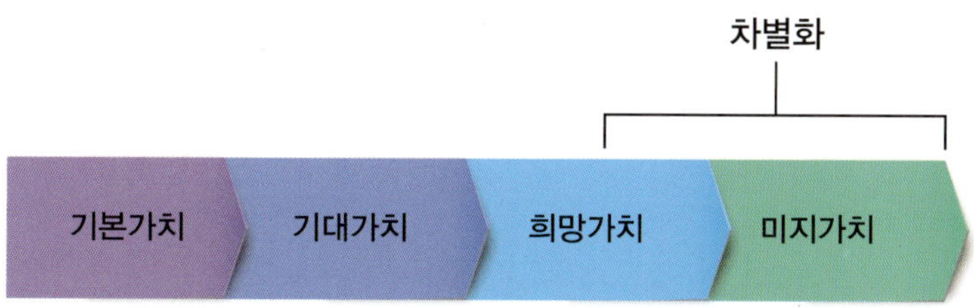

그림 9-2 칼 알브레히트의 고객가치 4단계

2. 병원 의료서비스 관리

1. 변화하는 병원 의료서비스

(1) 병원에서의 서비스란 신체적인 불편감 혹은 불만족을 가지고 내원하는 고객(환자)이 편안하게 의료서비스를 받을 수 있도록 노력하는 모든 서비스 관리를 말한다.

(2) 병원코디네이터는 고객(환자)을 세심하게 배려하고 관심을 가져 문제를 해결할 수 있도록 도와주는 서비스 활동을 해야 한다.

(3) 병원 서비스 개념의 변화

① 과거의 병원 서비스의 개념 : 병원에 내원한 고객환자 관리를 위해 제공하는 사후 서비스의 개념을 의미한다.

② 현재의 병원 서비스의 개념 : 고객환자을 만족시키기 위한 내원 전, 내원 중, 내원 후를 포함 한 의료진과 직원들의 모든 활동을 의미한다.

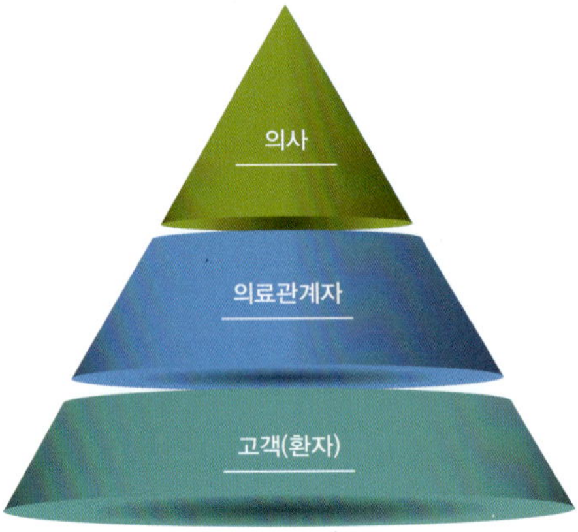

그림 9-3 과거의 병원 서비스 개념

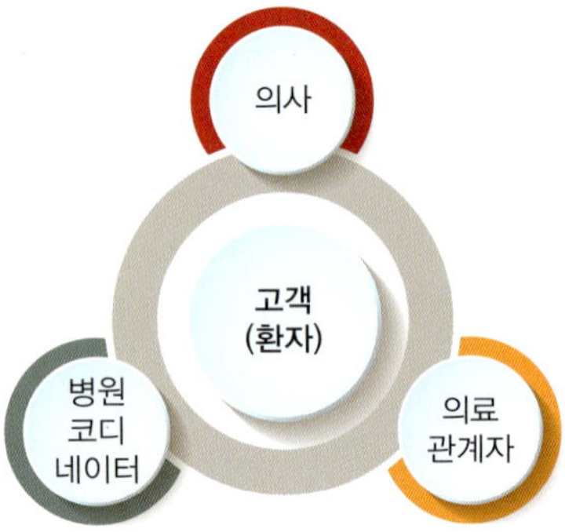

그림 9-4 현재의 병원 서비스 개념

(4) 병원 환경의 변화

① 의료인과 의료기관의 양적 증가로 인한 경쟁 심화

② 최첨단 의료기기의 도입으로 진료 수준의 평준화

③ 대기업의 의료산업 진출로 자본에 의한 병원의 고급화, 대형화

④ 인터넷 등의 다양한 매체의 발달로 마케팅 흐름의 변화

⑤ 의료시장 개방으로 의료시장의 경쟁 심화

(5) 고객(환자)의 변화

① 생활수준의 향상

② 소비자로서의 의식 향상

③ 정보 공유화로 인한 일반인들의 의학 정보를 접할 기회가 많아짐.

(6) 고객(환자)만족의 시대 : 고객만족 서비스(Custumer Satisfaction : CS Service)

① 고객환자과 만나는 모든 접점마다 고객환자에 대한 이해를 바탕으로 고객환자을 응대하며, 고객환자의 요구를 신속 · 정확하게 파악하는 것은 고객환자의 만족도를 높일 수 있다. 고객환자의 만족도의 증가는 병원 이미지 향상과 수익 증가로 연결된다.

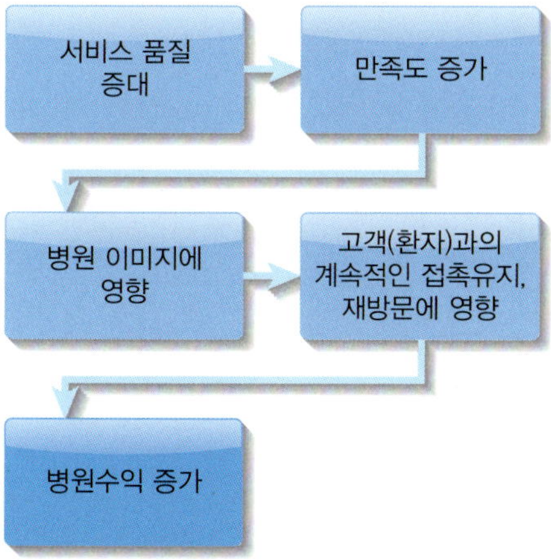

그림 9-5 병원 고객(환자)만족 서비스의 흐름

② 고객환자 만족 요소

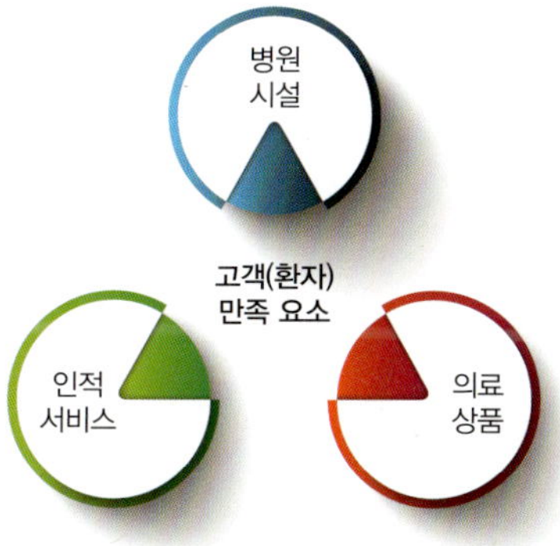

그림 9-6 고객(환자) 만족 요소

• 하드 웨어 : 병원시설

컴퓨터의 본체 개념으로서 고객환자이 물리적으로 체험하는 모든 요소로 외적으로 보이는 부분으로 병원 이미지, 병원 주차 시설, 병원 건물의 청결도, 인테리어, 병원 내 분위기, 환자지원센터 등을 말한다.

• 소프트 웨어 : 의료상품

컴퓨터의 운영 체계로서 고객환자이 접하는접점 모든 시스템을 말하는 것으로 병원의 상품, 의료서비스 프로그램, 예약 및 업무처리, 해피콜 등이 있다.

• 휴먼웨어 : 인적 서비스

컴퓨터의 사용자로 병원 직원들 그중에서도 병원코디네이터의 응대 태도에 대한 만족도를 말하며 용모, 태도, 이미지, 매너, 의사소통, 친절, 신뢰성, 적극성 등을 포함한다. 고객환자에게 제공하는 활동 그 자체로서 고객환자의 욕구를 충족시켜 주기 때문에 인간적인 요소가 내포되어 있다. 병원 현장에서 일어나는 무형의 서비스 형태로 고객환자과 접하는 병원코디네이터의 자세와 태도에 달려 있다.

상품이나 시설 서비스는 자본이 투자되면 빠른 개선이 가능하지만, 인적 서비스는 오랜 시간과 노력 비용이 많이 드는 서비스이다. 아무리 병원 시설이 좋고 뛰어난 의료서비스가 있더라도 환자를 응대하는 서비스 품질이 떨어지면 상품과 시설은 의미가 없는 것이며, 서비스를 중요하게 생각하는 현대인들에게 있어서 그 병원을 찾지 않게 되는 큰 이유가 된다.

③ 고객환자 만족도

기대 가치 〉 경험 가치	불만족 : 불만족한 고객환자은 주위사람들에게 부정적인 소문을 내기 때문에 병원의 손실을 발생시킨다.
기대 가치 = 경험 가치	과거에는 기대와 경험이 같으면 만족했지만, 현재는 만족은 아니며 단지 불만이 없을 뿐이다.
기대 가치 〈 경험 가치	만족을 넘어 감동 : 긍정적인 선전을 하며 주위사람들의 소개로 이어짐으로써 병원 수익을 증가시킨다.

2. 병원 의료서비스의 특징

① 병원 의료서비스는 일정기간 동안 고도의 전문적인 교육을 받은 숙련된 인력으로 구성되어 있다.

② 인간의 생명과 건강을 다루는 곳이므로 실수나 실패가 용납되지 않는다.

③ 복잡하고 다양성의 특징을 가지고 있어 병원 의료서비스를 표준화하기 어렵다.

④ 빈번한 구매보다는 신체적 이상이 있거나 꼭 필요한 경우에만 단기적으로 이용 가능하다.

⑤ 계획적인 이용은 힘들다.

⑥ 고 관여 서비스의 성격을 갖는다.

관여도 (Invilvement)	
고 관여	가격이 비싸거나 자신에게 중요한 영향을 미치는 제품 또는 잘못 구매한 경우에 위험성이 큰 제품을 말한다. 예: 자동차, 고가의 보석, 명품 가방, 몸과 직접적으로 연관되는 의약품 등
저 관여	비교적 가격이 싸고 구매 결과가 만족스럽지 못하더라도 그에 따르는 위험성이 거의 없는 제품을 말한다. 예: 치약, 칫솔 같은 생활필수품, 우유 등

(1) 서비스의 특성

	특징	대응책
무형성 (Intangibility)	• 병원서비스는 형태가 없다. • 진열하거나 저장이 불가능하다. • 품질평가가 어렵다. • 시설과 설비 및 근무자의 태도로부터 서비스질을 추론해야 한다.	• 무형의 서비스를 유형화 · 시각화를 통해 표준화 작업을 하여 고객 환자에게 일관성 있는 경험을 제공해야 한다.
동시성 또는 비분리성 (Inseparability)	• 병원서비스는 생산과 소비가 동시에 이루어진다. • 고객환자가 서비스 생산과정에 참여하는 특징을 가지고 있다.	• 서비스 수혜자, 즉 고객 환자의 적극적인 참여가 필요하다.
이질성 (Heterogeneity)	• 제공자직원와 제공 상황에 따라 서비스의 질 차이가 있다. • 제공자 직원 이 동일하더라도 상황에 따라 서비스 질이 달라질 수 있다. • 표준화가 어려워서 품질의 통제가 어렵다.	• 서비스 표준화 작업을 위한 매뉴얼 활용이 필요하다.
소멸성 (Perishability)	• 서비스는 저장이 불가능하다. 즉 재고로 보관이 어렵다. • 서비스 잠재력은 즉시 소멸한다.	• 예약 시스템을 활용하여 정확한 수요를 측정하여 서비스를 공급한다.

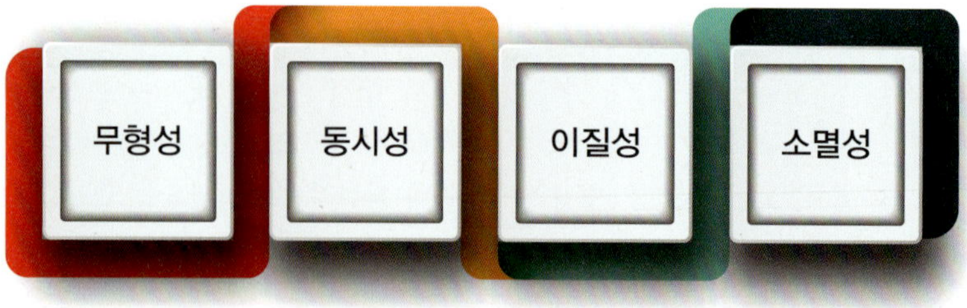

그림 9-7 서비스의 특징

(2) 병원 중심 의료시스템과 고객(환자)중심 의료서비스의 차이

병원 중심 의료시스템	고객(환자) 중심 의료서비스
의료서비스란 진료 행위	병원에서 제공하는 모든 하드웨어, 소프트웨어, 휴먼웨어를 포함한 모든 행위
환자는 진료의 대상	고객환자은 의료서비스를 제공해야 하는 대상
질환의 발견과 진단 및 치료 중심	고객환자의 생활방식, 사회적 관계, 고객의 의견 등을 통합하여 함께 이해하고 함께 진단과 치료를 협력하여 목표를 이루는 것
의료진과 환자는 일방적 관계	고객환자의 소리에 경청, 질문과 확인 절차 후 고객과 함께 상호작용하는 관계
의료 커뮤니케이션 가치 개념이 거의 없음.	의료진과 고객환자 상호 간의 커뮤니케이션이 중요
고객환자의 치료 결정 참여도가 낮음.	고객환자의 참여도가 높음.

(3) 고객(환자)이 생각하는 병원 서비스 품질

① 병원 이용 방법에 대해 자세히 친절하게 알려주는 것

② 시간을 잘 지켜 대기시간을 최소화하는 것

③ 병실 또는 대기실에 자주 와서 나에게 관심을 보여주는 것

④ 병원 중심이 아닌 고객환자에게 맞추어 일정을 예약하는 것

⑤ 투명하고 타당한 진료비

⑥ 병원 직원들의 신속한 응답

⑦ 일방적인 진료과정이 아닌 고객환자이 참여할 수 있는 과정

⑧ 감정적이고 정서적인 지원

3. 고객(환자) 서비스 관리 실전

1. 고객(환자) 서비스 전략

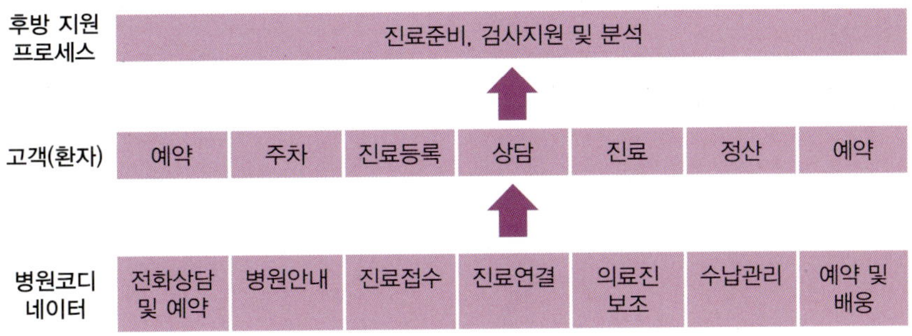

그림 9-8　병원서비스 청사진

※ 병원코디네이터와 고객(환자)사이에 상호작용선이 존재하여 고객(환자)와 병원코디네이터 간의 관계가 성립되는 부분)이 작용한다.

※ 병원코디네이터와 고객(환자)/ 후방 지원 프로세스 사이에 가시선이 존재하여 고객(환자)에게 보이는 활동과 보이지 않은 부분을 구분하는 선)이 분포한다.

key word

서비스 청사진 : 서비스를 생산하고 제공하는 데 필요한 모든 활동과 절차를 망라하여 묘사하고 설명해 놓은 것으로 서비스 제공자가 제공하는 무형의 서비스 과정을 설계하여 묘사한 것을 말한다.

사전 서비스 관리

(1) 병원코디네이터의 이미지 관리

고객환자와의 좋은 관계는 첫인상으로부터 시작된다. 이미지 메이킹ImageMaking은 좋은 첫인상의 결정적인 요소이다.

① 이미지Image

Image라는 용어는 라틴어의 imago, 모방하다는 뜻의 imitari에서 유래되었다. 상대의 눈에 비치는 나의 형상'像'으로 그 사람에 대한 독특하고 고유한 느낌을 말한다. 이미지는 내적 이미지, 외적 이미지, 관계적 이미지로 나누어 볼 수 있다.

② 이미지의 분류

내적 이미지	심리적, 정신적, 정서적인 특성으로 사람 고유의 심성, 생각, 습관, 감정 등을 포함한다.
외적 이미지	내적인 이미지를 바탕으로 외모, 언행, 자세, 표정, 태도 등의 행동을 통하여 외부로 보이게 되는 이미지를 말한다.
관계 이미지	개인의 특성이 대인관계에서 서로 간의 교류로 나타나고 형성되는 이미지를 말한다.

내적, 외적, 관계 이미지가 결합되고 복합적으로 작용하는 것이 이미지Image이다.

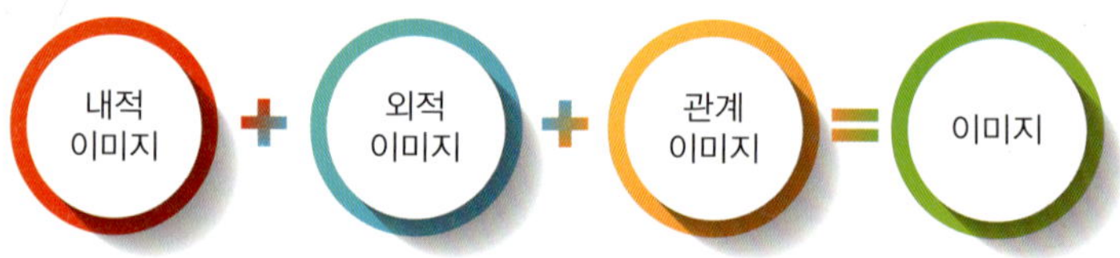

그림 9-9　이미지의 분류

③ 이미지의 의미 요소

I	Intelligence	지적 이미지
M	Mask	표정 이미지
A	Attitude	태도 이미지
G	Grooming	복장 이미지
E	Emotion	감성 이미지
(V)	Voice	음성 이미지

④ 이미지 메이킹 Image Making

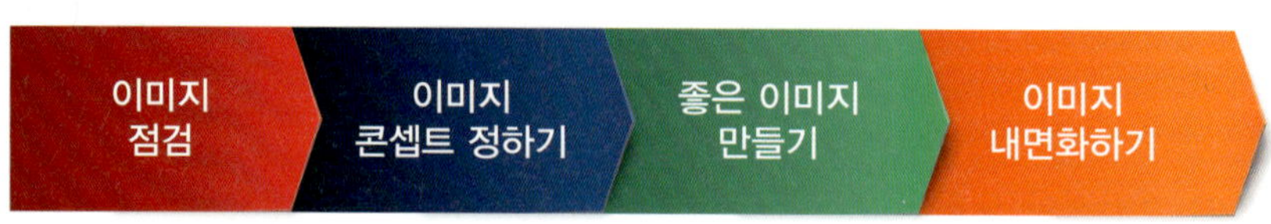
이미지 점검
이미지 콘셉트 정하기
좋은 이미지 만들기
이미지 내면화하기

그림 9-10　이미지 메이킹 단계

이미지를 좋은 방향으로 조정하고 관리하는 것이 이미지 메이킹이다. 이미지 메이킹은 자기 자신의 정체성identity을 되찾고 확립시켜 주는 작업이기도 하다. 이 작업을 PI Personal Identity라고 한다.

⑤ 이미지의 단계

1단계	나 자신을 먼저 알자	성공적인 이미지 메이킹을 위해 가장 먼저 해야 할 것은 자기 자신에 대해 제대로 아는 것이다. 장점은 살리고 단점은 보완해 나간다.
2단계	롤 모델을 선정하자	본받고 싶은 롤 모델을 선정하는 것은 자신의 목표를 수립하는 것이다. 롤 모델을 모방하는 과정에 속에서 자신의 자아를 찾고 개성이 드러날 수 있도록 한다.
3단계	자신을 계발(啓發)하자	자신의 개성이나 장점을 더욱 계발하여 상대방에게 긍정적인 관심을 유도한다.
4단계	자신을 포장하자	나만의 특별한 개성을 계발 후 그것이 돋보이도록 포장하고 표현한다.
5단계	자신을 브랜드화 하자	나 자신을 상품화하고 더 나아가 특별한 나를 브랜드화 한다.
6단계	자신에게 진실하자	상대방에게 잘 보이기 위해 나를 속이는 것은 신뢰감을 형성할 수 없다. 오랜 좋은 관계를 유지하려면 진실한 마음을 가지고 타인을 대한다.

⑥ PI Personal Identity

패션, 헤어, 메이크업 등과 같은 시각적인 요소와 화술, 몸짓이나 태도와 같은 행동적 요소로 나눌 수 있다. 개인의 매력적인 모습을 찾아 타인에게 긍정적인 인상을 줄 수 있도록 강점을 부각시켜 브랜드화를 이룬다.

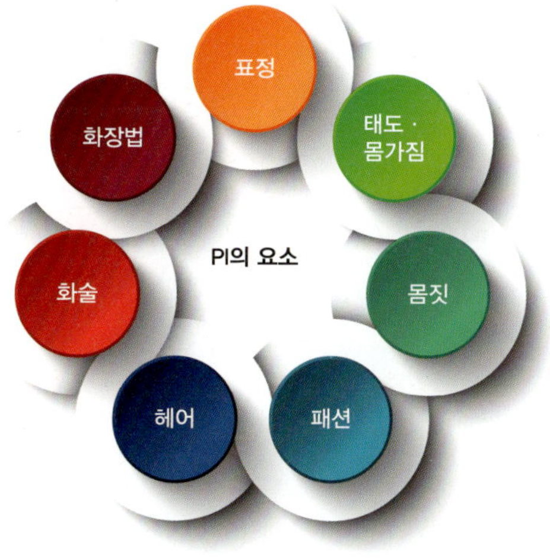

그림 9-11 PI : Personal Identity의 요소

⑦ 올바른 복장, 헤어, 메이크업, 화술, 몸짓, 태도를 갖추는 것은 병원코디네이터로서의 기본자세이다.

- 병원코디네이터의 용모, 복장, 언행은 곧 병원의 이미지이다.
- 병원코디네이터는 정갈한 외모, 밝은 표정, 세련된 태도를 지녀야 한다.
- 고객환자에게 정직하고, 정중하고 친절하게 대한다.
- 고객환자에게 신뢰감을 주는 것은 매우 중요하다.
- 고객환자의 사생활 보호는 기본 의무이다.
- 동료 직원과 협조하고 존중하며 의료진과 의료진 사이, 의료진과 고객환자과의 소통의 다리가 되어야 한다.
- 병원코디네이터의 업무를 숙지하고, 업무에 대한 월권을 행하지 않는다.
- 병원코디네이터는 의료인이 아님을 명심한다.
- 직업에 대한 자부심을 가지고 지속적으로 공부하는 자세를 갖는다.

(2) 병원코디네이터로서 주의해야 할 행동

① 병원의 의료 상품에 대해 과장하거나 강매하지 않는다.

② 고객환자의 사생활에 대해 이야기하지 않을 뿐만 아니라 SNS Social Network Service에 노출하지 않는다.

③ 고객환자에게 지나치게 친숙한 언어나 행동을 하지 않는다.

④ 안내 데스크에서 큰소리로 말하거나 웃지 않는다.

⑤ 비속어나 줄임말 등을 사용하지 않는다.

대기실 환경관리

(1) 안내 데스크 환경

① 안내 데스크는 내원한 고객환자와 병원코디네이터와의 첫 대면이 이루어지는 공간으로서 눈을 마주칠 수 있는 높이가 적당하다. 예진 상담으로 시간이 지체되는 경우를 대비하여 고객환자가 앉아 있을 수 있는 편안한 의자가 필요하다.

② 금고의 잔돈 준비나 사무 용품을 준비한다.

③ 카드 체크기와 전화 및 컴퓨터에 이상이 없는지를 체크한다.

④ 전화기 옆에는 항상 메모지와 펜, 명함, 스케줄표, 달력을 준비한다. 그 외에 불필요한 것을 늘어놓지 않는다.

⑤ 항상 청결하고 정돈된 모습을 유지한다.

(2) 대기실 환경

① 대기실은 고객환자의 긴장감을 완화시켜 주고 편안히 진료를 받을 수 있는 공간이어야 한다. 길게 느껴지는 대기시간을 효율적으로 사용할 수 있는 아이디어들이 담겨야 한다.

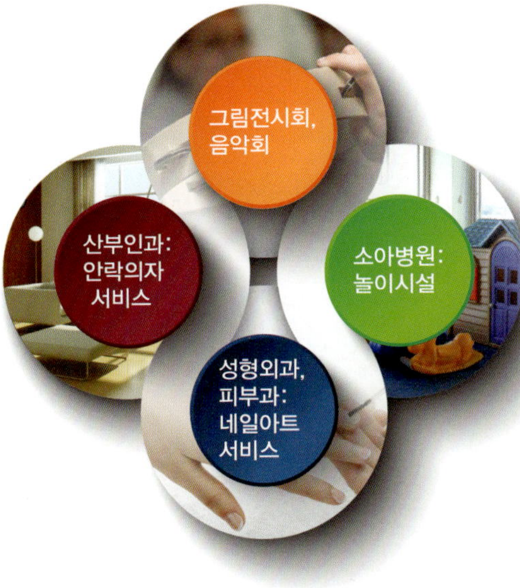
그림전시회,
음악회
산부인과:
안락의자
서비스
소아병원:
놀이시설
성형외과,
피부과:
네일아트
서비스

그림 9-12 대기실 환경

② 병원 홍보를 위한 리플릿이나 소식지 등은 항상 정갈하게 배치한다.

③ 정수기는 눈에 잘 띄는 곳에 위치하며, 일회용 컵이 비치되어야 하고, 버린 물이 넘치거나 지저분한지 또는 얼룩이 있는지 등을 수시로 확인하여야 한다.

④ 커피 이외에 여러 종류의 차를 준비하여 취향에 맞게 마실 수 있도록 한다.

⑤ 외부 온도와 균형을 맞추어 실내 온도와 습도를 조절한다.

⑥ 대기실의 음악은 잔잔하고 조용한 음악을 선택한다.

⑦ 병원의 조명은 진료과목의 특징에 따라 적절히 조절한다.

⑧ 고객환자의 심리적 안정을 위한 은은한 향기를 제공하는 것도 치유의 시작이다. 소독약 냄새가 나던 병원은 옛이야기이다.

(3) 상담실 환경

① 상담실은 진료 시작 전 예진 상담이나 진료 후에 치료 계획을 세우는 공간이다. 다른 고객환자과의 공간의 분리를 통한 독립성과 사생활 보호를 위한 공간으로서의 역할이 필요하다.

② 상담을 위한 상담자료노트북, 리플릿, 치료 전·후 비교 사진 등와 메모지와 고객환자 차트가 준비되어 있어야 한다.

③ 고객환자와 마주 앉은 것보다는 대각선을 유지하는 것이 고객환자이 심리적으로 안정을 느낄 수 있다.

④ 상담실은 고객환자의 집중도를 올릴 수 있도록 불필요한 인테리어 소품 등은 치우는 것이 좋다.

⑤ 상담실 외부가 보이지 않도록 하여 시선이 분산되지 않도록 하고, 외부의 소음이 들리지 않도록 방음이 잘 되는 것이 바람직하다.

(4) 진료실 환경

① 진료실은 조명이 필요 이상으로 너무 밝거나 어두운 것은 좋지 않다.

② 진료실 내에서 소독약 냄새가 나거나 진료에 사용되는 의료 기구가 보이는 경우에 고객환자의 긴장감을 유발하므로 고객환자의 눈에 띄지 않는 것이 좋으며, 청결한 환경과 향기로 심리적 안정을 유도한다.

③ 진료실은 고객환자 본인 외에도 보호자를 동반하는 경우가 많으므로, 보호자를 배려한 것도 잊지 말아야 한다.

④ 고객환자과 의료진이 성별이 다른 경우 특히 간호사가 자리를 비우는 경우 병원코디네이터는 자리를 비우지 않는 것이 불미스러운 일을 사전에 예방하는 것에 도움이 된다.

(5) 화장실 환경

① 대부분의 여성들은 재방문을 꺼리는 원인 중 화장실이 청결하지 않은 경우가 많다.

② 화장실 내에 바닥과 세면대의 물기가 없도록 하여 위생뿐만 아니라 안전에 유의한다.

③ 휴지나 비누 등이 떨어지지 않았는지를 수시로 점검한다.

④ 휴지통이 꽉 찬 경우 비워 준다.

⑤ 지저분한 냄새가 나지 않도록 한다.

예약관련 업무

(1) 전화와 문자 예약안내 서비스

① 예약 이행을 높이고 예약 부도율을 낮추는 목적과 환자 서비스의 동시효과를 가져온다.

② 병원의 일괄적인 예약 날짜 문자 전송 서비스 제공

③ 매일 아침 다음 날 예약환자의 차트를 찾아서 진료 내용을 확인 후, 예약안내 및 안부전화 서비스를 시행한다.

(2) 안부전화 서비스

① 환자의 이름을 반가운 인사를 하며 부른다.
"○○○님 안녕하십니까?"

② 병원의 이름과 전화를 건 코디네이터의 소개를 하며, 안부를 묻는다.
"여기는 ○○병원, 코디네이터 ○○○입니다. 그동안 잘 지내셨습니까?"

③ 환자의 마지막 내원일과 치료내역을 확인한 후, 치료받은 부위의 불편함 여부를 묻는다.
"○○○님 ○월 ○일 ○○○시술을 받으셨는데, 지난번 안부전화 드린 후 불편한데는 없으셨습니까?"

④ 예약일 확인 후 내원 시 진행되는 진료 또는 검진 이용에 대해 미리 설명한다.
"○월 ○일 ○시에 내원하시기로 했는데, 혹시 시간 괜찮으십니까? 그날 ○○과 관련하여 ○○검사를 하실 예정이오니, 미리 한 시간 전에 내원 부탁드립니다."

⑤ 예약 날짜를 다시 한 번 확인 후에 마무리 인사와 함께 통화를 마무리한다.
"네, 그럼 ○월 ○일 ○시에 병원에서 만나 뵙겠습니다. 요즘 아침, 저녁 쌀쌀하던데 환절기 건강관리 잘 하시고 ○일에 뵙겠습니다."

(3) 대기시간 서비스

새로운 환자신환과 정보가 등록된 환자구환의 접수 및 대기시간 서비스 관리

- 대기실은 고객환자의 긴장감을 덜어주고 안정된 마음으로 진료를 받을 수 있도록 편안하고 쾌적하게 제공되어야 한다.

- 병원마다 다양한 대기실 문화를 만들어 가고 있다. 어떤 병원은 대기 고객환자을 위하여 음악회를 열고, 화원처럼 꾸미거나 그림을 전시하기도 한다. 여성이 주 고객인 병원인 경우는 네일아트를 서비스로 제공하기도 하고, 소아를 주 대상으로 하는 병원에서는 놀이방을 운영하거나 아기자기한 인테리어를 갖추고 있다.
- 대기시간 동안 신환에게 문진표를 작성하게 하는 것도 좋은 방법이다.
  문진표란 의사의 진찰을 받기 전 작성하는 환자에 관한 기본정보로 가족병력, 현재 증상과 주증상, 발병원인 및 관련요인, 생활 습관 등을 기록한다.
  지루한 대기시간 동안 문진표를 작성하게 하면 진료시간을 절약하고 무엇보다 시간을 유용하게 보낼 수 있는 방법이기도 하다. 그뿐만 아니라 고객환자가 원하는 진료를 제공하기 위해 원하는 서비스 수준을 파악하기에 좋다.

key word

- 신환 : 내원한 병원에 처음 방문한 환자로 내원정보가 없는 경우
- 구환 : 내원한 병원에 환자의 정보가 등록되어 있고 해당병원에서 진료를 받은 경험이 있는 환자

진료 후 서비스

(1) 진료비 수납 및 예약관리 서비스

진료비란 의료기관이 내원한 환자의 상병을 치료하기 위하여 제공한 의료서비스에 대한 대가를 말한다. 진료비 수납이란 청구한 의료비를 현금이나 카드로 받는 행위로 환자로부터 외래 또는 입원하는 동안 발생한 진료내역에 대하여 본인 부담금 및 비급여 항목에 대한 비용을 받는 행위를 말한다.

(2) 진료비 지불 방법

① 고객환자이 진료비를 현금, 카드 중 어떤 방식으로 지불할 것인지를 확인한다.
"○○○고객님, 오늘 진료에 대한 금액은 ○○원입니다. 현금과 카드 중 어느 방법으로 결제 도와드릴까요?"

② 고객환자의 선택에 따라 OCS수납 전달 시스템 수납화면에서 지불방식을 선택한다.
처방전달 시스템OCS:Orde Communication System은 환자가 병원에 왔을 때 일어나는 원무, 진료, 수납, 검사와 같은 모든 과정을 전산화한 것

③ 현금 진료비 수납 시 거스름돈을 주고받는 과정에서 착오로 인해 오해가 발생하는 경우가 많으므로 금액을 고객환자에게 확인시켜 주어야 한다.
"○○○고객님, 현금 ○○원 받았습니다. ○○○원 거스름돈 확인 부탁합니다."
두 손으로 정중히 현금 또는 카드를 주고받는다.

④ 현금인 경우에는 현금영수증을 발급한다. 현금영수증 미발급 시 미발급 금액의 50%가 과태료로 부과된다. 카드인 경우 영수증 원본은 병원에서 보관하고 사본은 진료비영수증에 수납도장을 찍어 함께 건넨다.

⑤ 다음 진료 예약이 있는 경우 진료 일정에 맞게 가능한 시간을 고객환자에게 확인 후 진료예약증을 제공하고 안내한다. 부득이한 사정으로 진료일자에 방문하지 못하는 경우는 사전에 연락을 부탁한다. 처방전이 있는 경우는 처방전과 함께 가까운 약국을 안내한다. 고객환자의 주차장 이용 여부를 확인하고 주차확인 도장을 찍어 준다.

(3) 배웅 서비스

① 주차 안내 서비스

병원 내 주차를 한 경우 주차권 확인과 주차비 정산 부분에 대해 설명한다. 병원 바깥에 주차를 한 경우는 관련된 안내와 설명을 한다.

② 해피콜 서비스

당일 상담이나 진료를 받고 간 고객환자에게 병원에 대한 만족도를 전화로 확인하는 방법이다. 그 외에도 진료 후에 약 복용 방법, 다음 예약 날짜, 기타 문의 등에 관해 설명하는 서비스를 하기도 한다. 검사 후 이상이 없을 경우는 전화상으로 결과를 알려주어 병원에 다시 방문하는 번거로움을 줄이는 장점이 있다.

2. 고객(환자) 서비스 개선 방법

(1) 1단계 : 고객(환자)의 입장에서 접점별로 작성

① 고객환자의 입장에서 병원을 만나는 시점에서부터 종료 시점까지 작성해 본다.

② 병원 내원 전 단계, 진료 대기 단계, 진료 후 단계로 구분하여 구체적으로 작성한다.

③ 고객환자 접점을 하드웨어적 요소병원 시설, 소프트웨어적 요소의료상품, 휴먼웨어적 요소인적서비스를 고려하여 분류한다.

④ 접점 당 소요 시간을 체크한다.

(2) 2단계 : 고객(환자) 접점 청사진 그리기

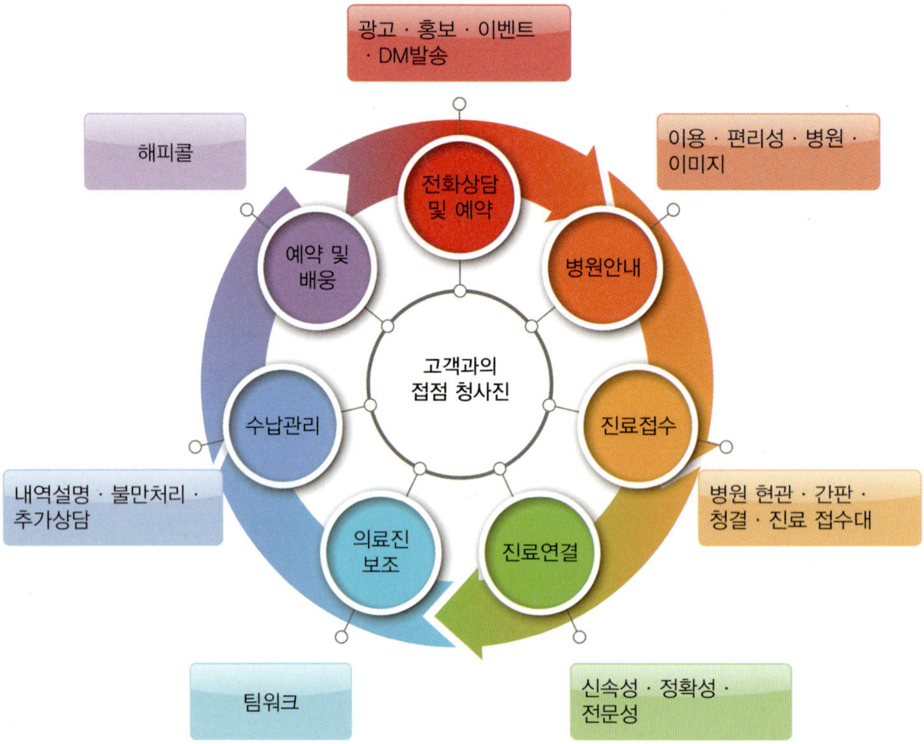

그림 9-13 고객(환자)과의 접점

(3) 3단계 : 진료접수대에서의 병원코디네이터와의 접점을 찾는다.

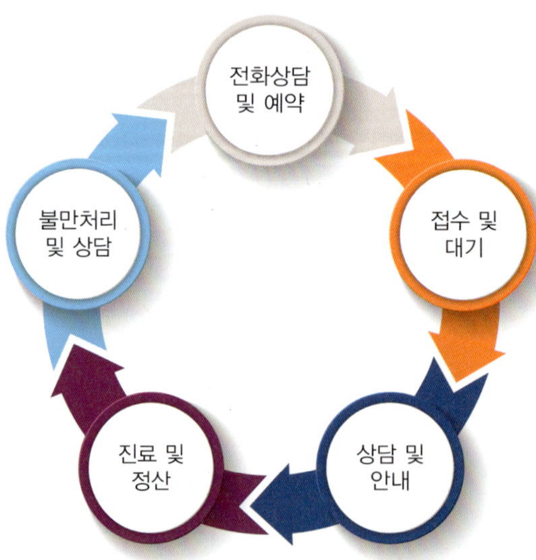

그림 9-14 고객(환자)과 병원코디네이터와의 병원에서의 접점

(4) 4단계 : 고객(환자) 접점 시나리오 작성

현재 상황	고객(환자)접점	개선안
전화를 연결해 주다가 끊어짐	원장님 전화 연결	전화 연결 방법을 다시 확인해 보고 연습한다.
고객환자 전화가 끝난 줄 알고 직원끼리 잡담을 한 것이 상대방에게 들린 상황	전화 상담	고객환자이 전화를 먼저 끊었는지를 확인 후에 수화기를 내려놓는다.
고객환자의 질문에 적절한 답변을 하지 못함.	대면 상담	전문지식에 관한 공부를 게을리 하지 않는다.

(5) 새로운 표준 매뉴얼을 만들어 적극적인 개선에 참여한다.

기존의 전화응대 매뉴얼	전화응대 새 표준 매뉴얼
전화를 신속하게 받는다. 친절하게 받는다. 정확한 정보를 받는다.	전화 벨이 울리는 횟수는 3회 이내로 정한다. “솔”음을 사용하여, “정성을 다하겠습니다. ○○병원 상담원 ○○○입니다.” 메모지를 준비하여 정확한 정보를 받는다.

MOT	표준 매뉴얼	점검결과		비고
		Yes	No	
예약하지 않은 신규 고객환자	• 대기실에 앉게 하여 증상과 내원 목적에 대해 질문한다. • 고객환자의 대답에 공감을 표시한다. • 예약하지 않아 기다릴 수 있음을 양해를 받는다.			
예약한 기존 고객환자	• 지난번 진료부분에 대해 미리 숙지하고, 불편감에 대해 확인한다. • 대기 시간이 길어지지 않도록 한다.			

Check point

10: 10: 10 법칙

고객(환자) 한 명을 유치하는 데 10달러의 비용이 들고, 고객(환자)을 잃는데 10초, 잃어버린 고객(환자)을 다시 되돌아오게 하는 데 10년의 시간이 필요하다. 고객(환자) 한 명을 병원의 고정 고객으로 만드는 것은 매우 힘들고 많은 비용을 필요로 한다. 첫인상은 쉽게 바뀌지 않으며, 잘못된 첫인상은 고객(환자)를 잃어버리기도 한다. 잃어버린 고객(환자)을 되돌아오게 하는 데 오랜 시간을 요구하며, 실패 확률 또한 높다.

고객(환자)의 눈을 마주 보고 따뜻한 미소를 10초 간 유지하고, 여러 유형의 고객(환자) 응대할 때 받는 스트레스를 이겨내야 할 순간 숫자 1~10까지 세어 보기, 고객(환자)을 배웅할 때 뒷모습을 바라보며 1~10까지 세는 것을 생활화한다면 훌륭한 병원코디네이터의 시작이 될 것이다.

Chapter 10

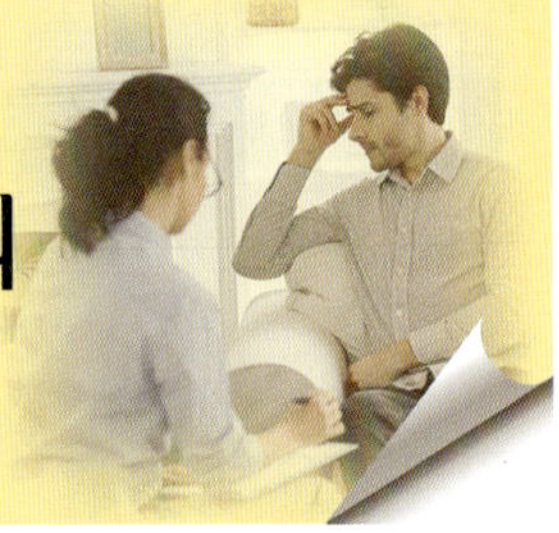

고객(환자) 상담 관리

1. 상담의 개요

1. 상담의 정의

상담Counseling이란 相談: 서로 상, 말씀 담 서로 이야기하다 또는 서로 의논하다 등의 뜻으로 전문적인 교육을 받은 상담자가 전문적인 지식을 가지고, 도움을 필요로 하는 사람내담자의 행동을 변화시키거나 본인 스스로 의사 결정을 내릴 수 있도록 돕는 과정을 말한다.

여기서 상담을 의뢰하거나 의논하는 사람을 내담자라고 한다.

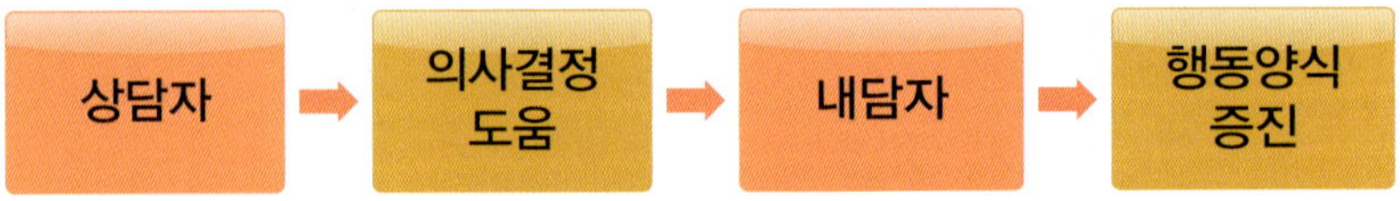

그림 10-1 상담의 과정

2. 상담의 특성

미국의 심리학자인 칼 로저스는 그의 저서인 "상담의 원리와 실제: 진정한 사람 되기"에서 상담 과정의 핵심은 상담자와 내담자 사이의 신뢰감의 형성임을 강조하고 있다. 즉, 상담이란 두 사람의 진솔한 만남으로 관계 형성을 통해 함께 성장하는 것이다.

상담은 상담자와 내담자 사이의 인간관계에 기초를 둔 과정으로 상담의 결과로 내담자의 과거의 생각이나 행동 등에서 변화가 이루어지기 때문에 개별적인 관계를 통한 학습의 과정이기도 하다.

(1) 개별적인 관계와 인간관계의 차이점

① 신뢰감을 느낄 수 있는 관계 : 서로 간에 어떤 생각을 나눌 수 있는 관계를 의미한다. 상담 내용은 개인의 사생활 보호를 위해 반드시 비밀이 유지되어 신뢰감 형성의 바탕이 되어야 한다.

② 수용의 관계 : 내담자가 필요한 도움을 거부하지 않고, 적극적으로 수용하여야 한다.

③ 공감적 관계 : 상담자와 내담자 사이에 동일한 감정을 나누어 가질 수 있는 관계로 슬픈 일이나 기쁜 일을 함께 느끼고 나눌 수 있는 관계를 말한다. 이러한 신뢰감을 바탕으로 수용과 공감을 함께하는 것이 인간관계를 형성하는 방법이다.

④ 단순히 대화를 나누는 것과 상담은 다르다.

⑤ 신뢰감, 수용, 공감의 단계를 바탕으로 내담자가 의사결정을 하는 데 도움을 주고 행동 양식을 증진시키는 것이 진정한 상담이다.

⑥ 상담은 내담자 본인 스스로 변화가 일어날 수 있도록, 내담자가 선택하고 결정할 권리를 존중해야 한다.

(2) 바람직한 상담관계

① 바람직한 상담 관계란 상담자와 내담자가 대등한 위치에서 상담 과정에 참여하여 상담의 목표를 함께 설정하고 구체화하여 실현하도록 하는 것을 말한다.

② 상담의 모든 행동 변화나 의사결정은 내담자가 원하는 것이어야 하고, 본인이 선택하고 결정할 권리를 존중해야 한다.

③ 상담은 자발적인 변화가 일어날 수 있는 조건을 제공해야 한다. 상담은 심리치료와 같은 의미로 쓰이기도 하지만 명확히 말하면 정신적으로 정상상태의 사람을 대상으로 하는 것이므로 치료 개념과는 다르다.

④ 상담은 단순히 정보를 얻거나 궁금한 점을 해소하는 것뿐만 아니라, 문제가 해결되어 현재 상황보다 발전되는 특징을 가지고 있다.

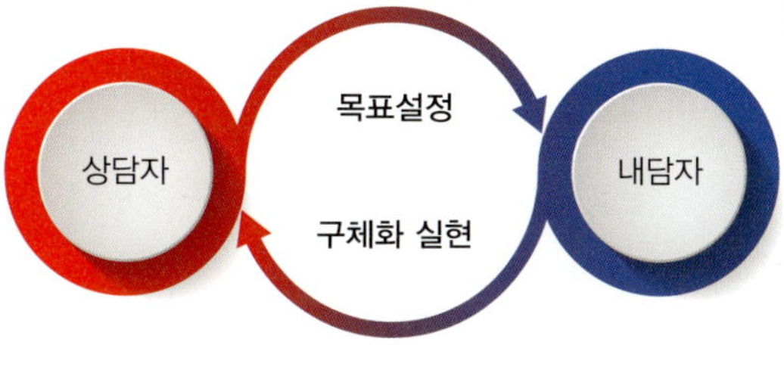

그림 10-2 바람직한 상담 관계

(3) 상담자와 내담자의 관계 형성을 촉진하는 행동과 저해하는 행동

① 관계 형성을 촉진하는 행동

- 내담자를 수용하기
- 내담자의 감정을 반영하기
- 내담자를 지지하는 발언
- 일관성 있는 태도
- 인내심
- 개방된 마음자세
- 전문성
- 진실성

② 관계 형성을 저해하는 행동

- 지나치게 과장된 걱정
- 비난, 거짓약속, 위협
- 인내심 부족
- 무시, 비난
- 관계 형성 시기를 너무 빠르게 심층 해석하여 무리하게 결론을 맺으려는 경우

2. 병원 고객(환자) 상담의 이해

1. 병원 고객(환자) 상담의 정의

병원 서비스 현장에서의 상담이란 병원을 방문하는 고객환자의 병원 상품이나 서비스를 구매하는 모든 과정에서 체계적인 정보를 제공할 뿐만 아니라 고객환자의 건강과 관련한 문제점과 욕구를 이해하여 불편과 불안감을 해소하는 데 도움을 주는 것을 말한다.

2. 병원 고객(환자) 상담의 목표

(1) 병원 상담의 궁극적인 목표는 고객(환자)으로 하여금 본인의 문제를 이해하고, 그것을 해결할 수 있는 능력을 높여 스스로 해결해 나갈 수 있도록 병원코디네이터가 돕는 것이다.

(2) 병원 상담의 성공 여부는 병원코디네이터가 아닌 상담을 받는 고객(환자)에게 달려 있기 때문에 상담을 받는 사람의 역할이 매우 중요하다.

(3) 고객(환자)이 본인의 문제를 이해하고 해결 방안을 찾아서 결정을 하도록 도와주는 것이 올바른 병원코디네이터의 역할이다.

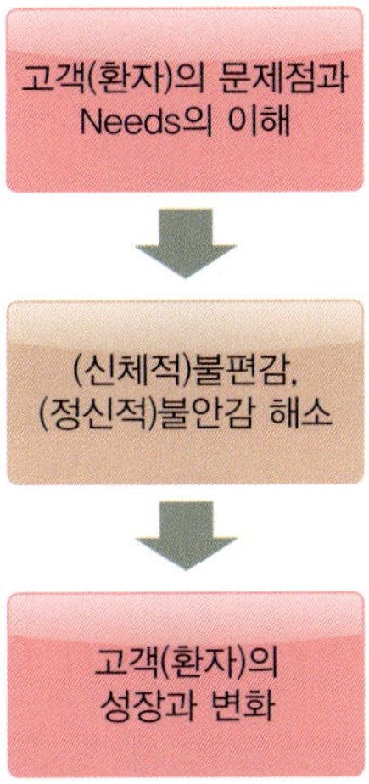

그림 10-3　고객(환자)의 상담

(4) 성공적인 병원 상담을 통해 고객(환자)의 성장과 변화를 유도한다.

3. 병원 상담의 구성요소

① 병원 상담은 병원코디네이터와 고객환자 사이에서 의료서비스와 관련된 내용으로 이루어진다.

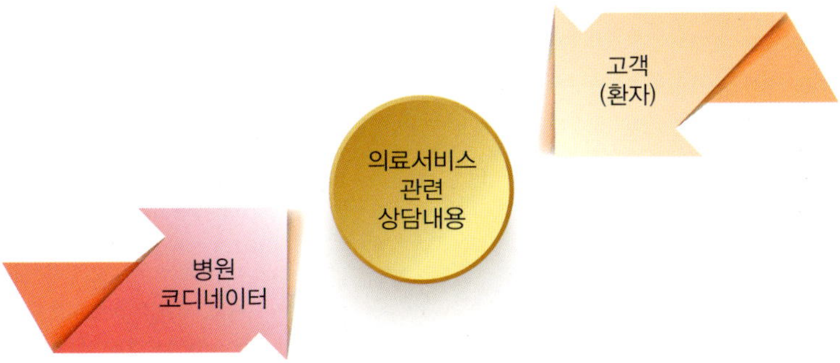

그림 10-4　상담의 3요소

② 병원코디네이터는 상담을 위해 꾸준히 전문적인 지식과 기술 및 지혜를 습득해야 한다.

(1) 병원 상담의 기본원리

① 병원 상담은 고객환자과 병원코디네이터 사이에 관계를 형성하는 것으로부터 시작된다.

② 사회사업가인 비에스텍Biestek은 "개별 사업 관계"1961에서 관계를 상담자와 내담자의 교류를 가능하게 하는 연결통로라고 말하며, 상담 과정을 통해 내담자를 돕기 위한 7대 원칙을 제시하였다.

표 10-1 병원상담의 원리

	고객(환자)의 입장	병원 상담원리
① 개별화의 원리	자신만을 특별한 개인으로 대우해주기를 바란다.	병원코디네이터는 고객환자의 개성과 개인차에 따라 화법과 표현의 다름을 인정하며 상담을 하여야 한다.
② 의도적 감정표현의 원리	자신의 감정을 표현하고자 하는 욕구를 가지고 있다.	고객환자이 감정을 자유롭게 표현할 수 있도록 분위기를 조성하고, 고객환자의 감정 표현에 대해 인내하며 경청한다.
③ 통제된 정서관여의 원리	자신이 겉으로 표현한 감정에 대해 병원관계자로부터 자신을 이해하고 반응을 얻으려고 한다.	고객환자의 다양한 정서 변화에 반응하고 이해하여 적절한 대응책을 마련하고 적극적으로 관여한다.
④ 수용의 원리	자신의 약점, 실패에도 불구하고 자신을 가치 있는 사람이며, 존엄성을 가진 사람으로 받아들여지기를 바란다.	고객환자을 따뜻한 마음으로 인격적으로 인정하고 수용해야 한다.
⑤ 비판단적 태도의 원리	고객환자는 심판이나 비난을 받고 싶어 하지 않는다.	고객환자의 행동과 태도, 가치관 등을 평가할 때 객관적이고 중립적인 자세를 유지하고 주관적인 판단은 자제한다.
⑥ 자기결정의 원리	자신의 삶과 생활에 관한 선택과 결정을 스스로 하고 싶어 한다.	고객환자 자신이 자기 판단을 근거로 결정할 수 있도록 도와주는 조력자로서의 역할을 한다.
⑦ 비밀보장의 원리	비밀보장을 받고 싶어 한다.	고객환자의 비밀을 지킬 의무를 다함으로써 신뢰감을 형성한다.

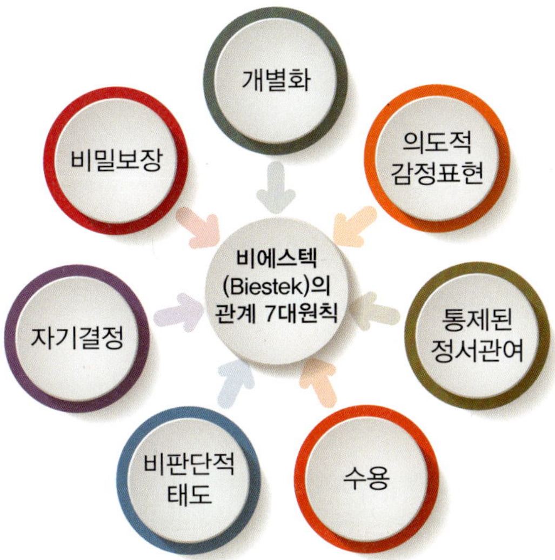
개별화
의도적
감정표현
통제된
정서관여
수용
비판단적
태도
자기결정
비밀보장
비에스텍
(Biestek)의
관계 7대원칙

그림 10-5 비에스텍(Biestek)의 관계 7대 원칙

(2) 병원 상담을 위한 관계 형성의 기술

① 공감共感, Sympathy이란 남의 감정과 의견, 주장에 대하여 자기 자신도 같은 생각으로 느끼는 것을 말한다.

② 공감은 상담하는 사람으로서 가장 기본적으로 가져야 할 마음자세이다.

③ 공감이라는 것은 상대방의 입장에 서서 생각하고 느낀다는 의미로 수용과 비슷하지만 상대방의 감정을 수용하고 받아들인다는 점에서 수용의 의미와 구별해야 한다.

Check point

공감을 잘 하는 사람들의 특징

- 다른 사람이 하는 말을 주의 깊게 듣는다.
- 다른 사람이 갖는 생각, 관점, 지식 등에 대한 호기심이 많다.
- 자신과 타인의 의견을 교환하고, 논쟁한다.

공감을 형성할 때 주의해야 할 점

- 상대방보다 말을 적게 한다.
- 상황에 맞는 말과 행동을 한다.
- 상대방의 말을 끝까지 듣고, 도중에 끼어들지 않으며 성급하게 판단하지 않는다.
- 공감의 반응은 길지 않게 한다.
- 억지로 하는 식상한 공감 반응은 하지 않는 것이 낫다.
- 이야기의 초점은 내 중심이 아니라 고객(환자) 중심이어야 한다.

④ 라포Rappot란 사람 사이에 생기는 상호적 신뢰관계를 말한다. 서로 마음이 통하여 상호 간에 신뢰하며, 감정적으로 친근감을 느끼며 서로 어떤 일이라도 터놓고 말할 수 있는 것으로 인간관계 혹은 친밀도를 의미하는 심리학 용어이다.

⑤ 공감의 단계를 거쳐 고객환자과 상담자 간에 라포가 형성되어야 고객환자에게는 자신의 속마음을 말할 수 있는 관계를 형성할 뿐만 아니라 병원코디네이터의 안내나 조언이 고객환자에게 영향을 미칠 수 있다.

⑥ 라포 형성의 원리와 기법

라포 형성의 원리와 기법	
공통성의 원리	사람은 서로 비슷하거나 공통점이 많을수록 공감대가 쉽게 형성되며 서로 마음을 터놓을 수 있는 확률이 높아진다.
맞추기의 원리	서로 간에 유사성이 많은 사람들끼리 선택하는 현상으로 말, 표정, 행동, 자세, 감정, 가치관까지도 함께한다.
이끌기의 원리	상대방에게 먼저 맞추어 주고, 반대로 이끌기도 하는 일종의 의도적 표현이다.

⑦ 라포 형성 방법

라포 형성의 대표적인 방법	
Mirroring	고객환자의 자세 및 동작을 그대로 따라서 하는 방법
맞장구 사용하기	고객환자이 말하는 내용 중 중요한 부분을 관심을 보이며 반복하는 것을 말한다. 그대로 반복하는 것보다 적절한 나의 느낌을 넣어주면 더욱 좋다. 고객환자이 "어제 시술 부위 통증이 너무 심했어요." 라고 말하면 "어제 통증이 심하셨다고요? 정말 힘드셨겠네요." 라는 맞장구 표현법을 사용한다.
호흡 조절하기	고객환자과 호흡을 같이 하며 말하기 고객환자의 말 빠르기와 대답하는 시간의 템포를 맞추어 준다.

(3) 병원 상담의 순서

① 관심 기울이기

고객환자에게 충분히 관심을 기울여 줌으로써 존중하고 있다는 것을 느낄 수 있게 하는 것은 매우 중요하다. 관심 기울이기는 말보다는 주로 자세, 태도, 행동과 같은 비언어적 반응으로 나타나고 전달된다.

Check point

관심 기울이기의 방법

- 고객(환자)을 향해서 앉는다.
- 바른 자세로 앉는다. 팔짱을 끼거나 다리를 꼬며 앉지 않는다.
- 가끔 상대방을 향해 몸을 기울인다.
- 부드럽고 밝은 시선을 통한 접촉을 적절히 한다.
- 상담자가 신체의 일부분을 불안하게 움직이거나 긴장한 얼굴 표정은 고객(환자)의 불안을 유발하므로 주의해야 한다.

② 확인하기

질문을 통하여 고객환자이 하는 말을 바르게 듣고 대화 내용을 이해했는지 알아보는 확인 단계를 말한다. 커뮤니케이션의 여러 가지 기술 중 질문하기는 매우 중요하다. 질문은 내용을 확인할 때나 고객환자을 설득하는 측면에서 강력한 힘을 발휘한다.

③ 질문 기법

- 의사소통의 여러 가지 방법 중 가장 중요한 것은 '질문하기'이다.
- 질문은 고객환자을 설득하는 측면에서 강력한 힘을 발휘할 수 있기 때문이다.
- 설득의 과정에서 질문을 적절히 사용함으로써 고객환자의 성향과 욕구를 파악하고 응답하는 과정에서 상담자가 제시하는 가치에 대해 공감을 유발할 수 있다.
- 상담 시 질문은 어떻게 하느냐에 따라 고객환자에게 의도치 않는 불쾌감을 줄 수 있으므로 효과적인 질문 방법을 활용하는 것이 좋다.

Check point

질문 기법의 종류

• 구조적 질문 기법

구조적 질문 기법이란 내담자의 반응으로 예상되는 질문을 미리 준비하여 그 중에서 선택하게 하는 방법 (네 또는 아니오/ A나 B 둘 중 선택하게 하는 질문법)으로 폐쇄형에 속한다. 결과 분석은 쉽지만 내담자의 생각을 구체적으로 듣기는 어렵기 때문에 마음을 여는 대화이거나 심오한 대화에는 적합하지 않다.

예) 저희 병원은 소개받으셨나요?

→ 네/ 아니오.

• 비구조적 질문 기법

내담자가 주어진 질문에 대해 자유롭게 반응하는 질문의 형식으로 개방형, 자유 기술형, 자유 반응형이라고도 한다. 폭 넓은 의견과 태도의 파악이 가능한 반면, 결과의 요약이 어렵고 주관적인 판단이 개입될 우려가 있다.

예) 저희 병원은 어떻게 오셨습니까?

→ 친구가 '진료를 잘 한다.'라고 소개를 해서 왔습니다.

④ 육하원칙에 따른 혼합 질문 기법

육하원칙이란 누가, 언제, 어디서, 무엇을, 어떻게, 왜의 6가지 기본 요소로 특정한 문제를 구체화하는 데 적합하다.

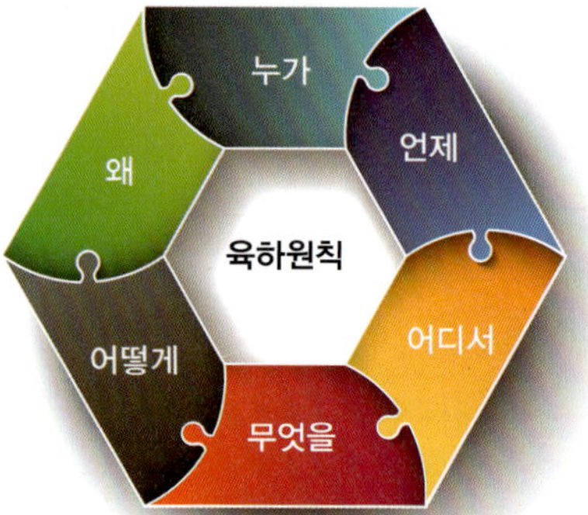

Check point

• 부적절한 질문

암시적 질문, 중복 질문, 기습적 질문 등을 말한다.

• 적절한 질문

상대방을 먼저 칭찬하고 건네는 질문, 긍정적인 질문, 선택형 질문, 시간이 얼마나 있는지를 질문하여 배려하는 방법으로 고객(환자)이 대화에 관심을 갖고 적극적으로 참여하게 하며, 욕구 파악이 가능하다. 적절한 질문은 고객(환자)이 하고 싶은 말을 할 수 있게 하여 잠재욕구를 깨우쳐 준다. 이것은 고객(환자)의 저항을 최소화하며 스스로 잘못된 판단을 깨우치게 한다.

⑤ 자기 노출

병원코디네이터가 자신의 개인적이고 인간적인 면모를 드러내 보이는 상담 기법이다. 이 방법은 어느 정도 고객환자과 라포가 형성되었을 때 사용하는 것이 좋다. 고객환자은 상대방이 본인의 이야기를 꺼낼 때 오히려 공감하고 상대방을 지지하는 등의 상승효과를 발휘하기도 한다.

⑥ 피드백Feedback

고객환자의 행동이나 반응의 결과를 참고하고 수정하여 보다 긍정적인 결과를 얻기 위한 방법을 말한다.

효과적인 피드백 방법

- 판단하기보다는 정보를 교환하는 의미로 생각한다.
- 충고나 해결 방안보다는 대안을 제시하며, 의사 결정은 고객환자 당사자가 해야 한다.
- 자유로운 제안을 하되, 강요는 하지 않는다.

4. 병원코디네이터가 상담자로서 가져야 할 조건

(1) 병원코디네이터 자신에 대한 이해와 수용

① 남을 상담하기 이전에 자기 자신이 어떤 사람인지를 잘 알고 있어야 한다.

② 자기 자신의 욕구, 다른 사람을 도와주고자 하는 동기, 자신의 감정 통제, 문제 해결 기술 능력 등에 대한 인식이 있어야 한다.

③ 본인의 자아에 대한 정립이 되지 않은 경우 고객환자과의 상담 내용을 객관적으로 보지 못하고 감정이입을 하는 등 혼돈할 수 있으므로 자신에 대한 이해는 중요하다.

(2) 고객(환자)에 대한 섬세한 감성

상담 과정에서 고객환자의 언어적 표현과 비언어적 표현 속에서 내담자의 욕구를 빠르게 찾아야 한다.

(3) 고객(환자)에게 호감을 유발

① 병원코디네이터는 고객환자에게 편안함을 주는 좋은 인상을 줄 수 있어야 한다.

② 고객환자이 편안하고 재미있다고 느낄 때 상담을 진행하기가 쉽다.

(4) 개방성 유지

① 병원코디네이터는 자신의 고정관념과 선입견에서 벗어나야 한다.

② 개방성은 정직하고 신뢰감 있는 의사소통을 위한 필수조건이다.

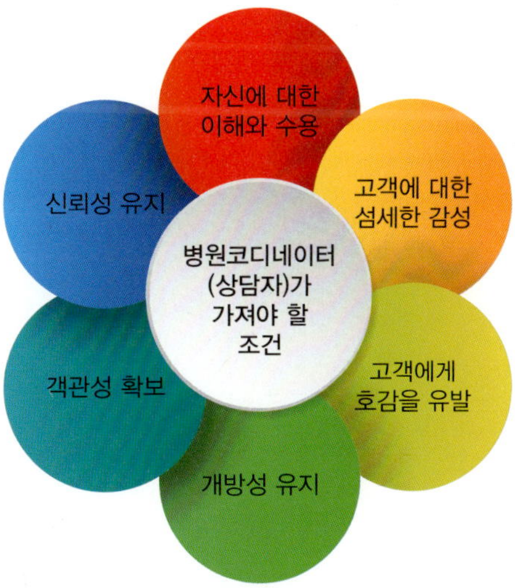

(5) 객관성 확보

① 고객환자과 경험을 함께 공유하면서 고객환자의 문제와 상황을 사실 그대로 정확하게 인식하는 것을 말한다. 상담자가 객관성을 유지하는 것은 상담에 있어서 매우 중요하다.

② 병원코디네이터의 객관적 시각은 고객환자에 대한 상담자의 주관적인 평가가 포함되지 않기 때문에 고객환자의 문제를 보다 잘 이해하고 새로운 시각에서 문제를 바라볼 수 있도록 한다.

(6) 신뢰성 유지

신뢰감이 형성된 병원코디네이터는 내담자와 원활한 의사소통을 하며 내담자의 마음을 공감할 수 있어 고객환자의 상담에 적극적으로 참여를 유도한다.

Check point

병원상담 시 유의사항

- 상담은 무엇보다 고객(환자)과 병원코디네이터 서로 간에 협조를 바탕으로 환자의 성장과 변화에 도움을 주는 것을 목적으로 한다.
- 고객(환자)의 현재 상태에 대한 이해와 배려가 필요하다.
- 고객(환자)의 질문 의도와 문제점, 욕구 등을 신속하고 정확하게 파악하기 위해 다양한 질문과 알맞은 의사소통이 있어야 한다.
- 고객(환자)에게 맞는 병원 서비스를 제안할 수 있어야 한다.
- 병원코디네이터는 고객(환자)에게 올바른 정보를 제공하여 결정은 본인 스스로 하도록 한다.
- 병원코디네이터는 해결책을 미리 생각하거나 결정에 관여하지 않는다.
- 시술 또는 치료에 따른 후유증과 주의사항을 분명하게 알리는 것은 매우 중요하다.

3. 병원 고객(환자) 상담 실전

1. 병원 전화상담

(1) 병원 전화상담

① 병원 전화상담이란 전화를 매개체로 개인의 건강 문제 등 어려움을 호소할 때 돕거나, 각종 건강 정보와 의료지식 등을 전달해 주는 상담 방법을 말한다.

② 전화상담은 1953년 영국의 Peter West 목사에 의해 시작되었으며, 신속 · 신뢰 · 위기개입의 3가지 요건을 필요로 한다.

③ 전화상담의 5요소

자발성	고객환자이 먼저 자발적으로 전화를 걸어 상담을 하는 특성을 가지고 있다.
선택성	전화상담은 고객환자의 자발적인 접촉에 의해 상담이 시작되고 상담 중 고객환자이 불편감을 느끼면 언제든지 전화를 끊어서 상담을 그만둘 수 있는 특징을 가지고 있다.
익명성	전화상담은 익명으로 자신의 문제를 말할 수 있기 때문에 한국인들의 특성과 잘 맞는다. 그러나 전화상담은 내담자가 자발적으로 전화를 걸어야만 상담이 시작되기 때문에 내담자의 적극적인 동기와 행동이 필요하다.
편이성	24시간 언제나 고객환자이 편할 때 이용이 가능하다.
일회성	전화상담은 내담자가 일반적으로 전화를 중단하거나, 다시 전화를 걸지 않는 한 상담이 지속되기가 어렵기 때문에 일회성으로 끝나기 쉬운 단점이 있다.

- 전화상담은 고객환자이 병원과 만나는 최초의 진입로이다. 얼굴을 보지 않고 음성만으로 대화를 나누는 만큼 오해의 소지가 높다. 상대방의 음성과 억양과 표현은 나의 그날 기분에 영향을 많이 받기 때문에 주관적인 성향을 많이 포함하고 있다. 내가 기분이 좋지 않은 날에 똑같은 말투와 내용을 듣더라도 예민하게 받아들일 수 있다.
- 병원에 전화하는 고객환자들의 용무는 병원 또는 건강 문제에 관한 정보를 얻어 비교하고자 할 때 전화를 하거나, 병원을 결정하기 직전에, 병원을 결정한 후 방문하기 전 위치, 진료시간, 점심시간, 주차 등을 문의할 때이다.
- 병원코디네이터는 전화상담 시 전문적이고 고객환자에게 확신을 주는 응대를 하여 바로 내원을 결정할 수 있도록 한다.

(2) 전화상담의 특징

① 익명성이 있다.

② 관계 형성이 용이하다.

③ 고객환자이 일방적으로 전화를 끊어버릴 수 있는 권한이 고객환자에게 있으므로 고객환자이 원하는 문제를 신속히 간파해야 한다.

④ 일반 상담의 목표가 변화라면 전화상담은 고객환자이 가는 방향으로 함께 가보는 것이 목표다.

⑤ 문제 중심적인 특징을 가지고 있다. 시간상 제약이 크기 때문에 심오한 문제를 다루기 힘들다.

⑥ 시간적인 제약과 1회 종료라는 전화상담의 특성을 고려할 때 분명한 상담의 목적을 세우는 것은 전화상담에서 가장 중요하다.

(3) 전화상담 시 고객(환자)의 특성

① 전화상담을 요청하는 고객환자은 타인에게 관심을 받고 자신을 인정받고자 하는 심리가 있다.

② 고객환자은 자신이 가지고 있는 두려움이나 불안을 직시하는 것을 피하고 장차 일어날 결과에 대한 책임을 회피하려고 한다. 따라서 병원코디네이터는 고객환자이 어떤 상황을 두려워하는지를 확인해야 한다.

③ 고객환자의 불안과 두려움은 과거보다는 미래의 것이며 어떤 특정 사건이나 인간관계가 대상이 아니라 거기에 관련된 자기감정이다. 따라서 사건 자체의 설명을 듣기보다는 고객환자이 사건이나 상황에서 느끼는 긴장과 불안의 내용이 무엇인지를 정확하게 이해해야 한다.

④ 고객환자의 갈등은 대부분 환경적인 여건이나 자기 능력의 제한성을 받아들이지 않는 데에서 생기므로 그것을 받아들이도록 도와야 한다.

(4) 전화상담의 방법

① **공감적인 이해의 전달** : 고객환자의 입장에서 문제를 이해하고, 이해한 내용을 표현한다.

② **성실한 경청** : 고객환자의 말을 성실히 경청하면서 그 마음을 이해한다는 반응을 보인다.

③ **인간적인 존중** : 고객환자을 존중하는 태도를 표시한다.

④ **개방적 태도와 반응** : 병원코디네이터 자신에 관한 내용을 적절한 때에 공감할 수 있는 상황을 만들어 줌으로써 고객환자으로 하여금 자기 노출을 하도록 유도한다.

⑤ **구체적인 반응** : 문제행동에 대한 포괄적인 서술보다는 고객환자이 처해 있는 상황에 대한 자신의 감정과 관련된 주제에 초점을 맞춰서 구체적인 반응을 한다.

⑥ **현실직면의 유도** : 고객환자이 분명히 말하지 않고 있거나 의식하지 못하고 있는 생각을 솔직히 지적한다.

(5) 전화상담의 과정

① 내용 듣기

호소하는 내용을 메모하며 잘 듣고 고객환자이 원하는 것을 파악한다.

수용	이해적 수용	"그럴 수밖에 없었겠네요. 그럴 수도 있겠네요."
	공감적 수용	내담자가 갖고 있는 감정을 상담자가 함께 느끼는 것
공감	승인적 공감	"네, 그렇군요." 내담자가 표현한 감정언어를 그대로 반복하는 것
	반영적 공감	내담자의 감정을 상담자의 말로 재언급하는 것
	환기적 공감	의도적으로 내담자의 쌓인 감정을 발산시키기 위해 감정을 자극하는 것

② 상담 목표정하기

목표는 구체적이고 실천 가능해야 하고 한 번에 한 가지씩 정해야 하며, 목표는 고객환자과 반드시 합의를 거쳐야 한다.

③ 상담 문제 풀기

- 지금 생각하고 있는 방법이 있는가
- 시도해 본 방법이 있는가
- 목표를 생각할 때 예상되는 장애가 무엇인가
- 어떻게 해야 목표를 성취할 수 있겠는가

④ 수용과 공감으로 고객환자의 핵심 감정을 지지

⑤ 의사결정 방향 제시

- 고객환자이 갈등하고 있는 문제에 대하여 병원코디네이터와 함께 점검해 나간다.

- 선택의 결정이 내려진 후 이를 행동으로 옮기는 것에 대한 구체적인 계획을 점검하고 격려를 통해 용기를 준다.

⑥ 정보를 제공하고 조언한다.

내용을 확인하고 어떤 도움이 될 것인지를 대화한다.

⑦ 마무리 행동으로 옮기기

- 상담의 문제가 어느 정도 마무리되었다고 판단되었을 때
- 내담자의 원하는 것이 어느 정도 다루어졌을 때
- 상담자의 범위를 벗어날 때

(6) 전화상담의 예

① 전화 벨이 울릴 때

- 전화 벨이 울리기 시작하면 2~3번 이내에 수화기를 든다.
- 만약 늦게 받은 경우는 반드시 먼저 죄송하다는 말을 하고 시작한다.
  "죄송합니다. 오래 기다리셨습니다."

② 응대

- 인사말과 병원 이름 사이에 한 박자 쉬고 말한다.
  "안녕하십니까? 한 박자 쉬고 ~○○ 병원입니다."
- 한 박자 쉬고 고객환자가 용건을 말할 시간을 준다.
- 먼저 용건을 말하지 않는 경우는 상담자가 먼저 용건을 묻는다.
  "무엇을 도와 드릴까요?"

③ 안내

- 병원 위치를 묻는 경우
  병원의 위치, 교통편 도보, 버스, 지하철, 택시, 승용차을 미리 파악하여 쉽게 찾을 수 있도록 상세하게 안내한다.
- 병원 업무시간을 묻는 경우
  병원의 개점과 폐점 시간을 안내하고, 진료 가능한 도착시간에 대한 정보를 준다.
- 병원에서 가능한 진료과목과 진료 내용에 대해 미리 숙지하여 정확한 안내를 하여야 한다.

④ 상황별 전화상담

- 다른 직원에게 전화를 연결할 때
  다른 직원에게 전화를 연결해야 하는 이유를 설명하고 양해를 구한다.
  "죄송합니다만, 해당문의는 ○○부서에서 담당하여 제가 정확한 상담을 하기 어려우니 담당부서로 연결해 드리겠습니다."
- 고객환자가 찾는 사람이 부재중인 경우
  부재 사유를 전달하고 메모를 남길 것을 권유한다.
  "죄송합니다만, 담당자가 잠시 부재중입니다. 메모를 남겨 주시면 전달하여 드리겠습니다."
- 고객환자과 상담 중에 전화가 왔을 때
  상담고객환자에게 양해를 구하고 수화기를 든다.
  "눈맞춤으로 인사하며 잠시 실례 하겠습니다." 또는 "잠시만 전화 한통 받겠습니다."
- 통화가 길어질 경우
  "죄송합니다만, 제가 지금 상담 중인데, 잠시 후 전화 드려도 괜찮으시겠습니까?"
  전화를 건 고객환자에게 미리 양해를 구한다.
  전화 통화 후 상담 중이던 고객환자에게 감사인사 후 이전에 설명 중이던 내용을 연결하여 설명한다.
  "기다려 주셔서 감사드립니다."
  "말씀드리던 내용을 계속 안내해 드리겠습니다."
- 전화가 잘못 걸렸을 때
  잘못 걸려온 전화도 친절하고 정중하게 응대한다.
  "실례지만 몇 번으로 전화하셨습니까? 이곳은 ○○○이 아니라 ○○○입니다."

(7) 전화상담 기법

① 상황 파악

- 고객환자은 전화를 하기까지 나름대로 고민을 하고 전화를 했을 것이며, 전화상담을 하는 도중에도 언제든지 돌아설 준비를 하고 있다.
- 전화상담을 하는 고객환자은 자신의 존재가 노출되는 것을 꺼려하고 상담자의 정보만을 가져가려고 한다.
- 고객환자이 전화를 한 이유가 무엇인지 빠르게 파악하는 것은 중요하다.

- 고객환자에게 따뜻한 음성과 공감으로 표시하여 고객환자가 전화를 건 목적을 꺼낼 수 있게 유도해야 한다.

② 내용 분석

- 고객환자의 말 속에서 문제의 핵심을 파악하고 원인을 분석하고 요점을 정리할 수 있어야 한다.
- 중요한 점을 메모하면서 문제의 원인이 무엇인지 분석하고 어떻게 납득시킬지 생각해야 한다.

③ 비전Vision 제시

- 고객환자이 알고 있는 일반적인 이야기는 피하고 특별하고 참신한 내용에 대해 알기 쉽게 이야기하여야 한다.
- 정확한 문제분석을 통해 고객환자이 가지고 있는 문제를 분석하고 문제를 해결할 비전이 있음을 제시하는 것은 병원을 방문하게 할 강력한 힘이 될 것이다.

2. 대면상담

대면상담이란 병원코디네이터와 고객환자이 직접 만나 상담하는 것을 말한다. 대면상담은 여러 유형의 상담 가운데 가장 일반적이고 전통적인 상담 진행방식이다. 대면상담의 장점은 언어적 대화 외에도 병원코디네이터가 고객환자의 비언어적 표현인 행동과 태도를 관찰할 수 있어 여러 가지 중요한 정보들을 수집하여 상담에 활용할 수 있다.

병원코디네이터는 대면상담 시 언어적 · 비언어적 방법을 동시에 사용하여 고객환자을 이해하고 설득할 수 있다.

(1) 대면 고객(환자)의 특성

① 병원에 직접 방문하여 상담하는 고객환자의 유형과 문제의 심각성 또는 의료 전문성의 차이에 따라 접근하는 내용과 방법이 달라진다.

② 병원코디네이터는 상담이라는 개입이 시작될 때 고객환자이 지닌 문제의 심각성 정도와 문제 유형을 구분하여 해결 방법을 찾아야 한다.

(2) 고객(환자) 상담 과정

1) 접수대에서 고객(환자) 맞이하기

"안녕하세요? 무엇을 도와드릴까요?"

정중하게 눈을 맞추며 상황에 맞게 인사말을 한다.

2) 방문 목적을 확인하고 나서 그 목적에 따라 안내하기

3) 상담하기

먼저 인사를 하고 필요한 경우 명함을 건네면서 고객환자이 편안하게 상담할 수 있도록 상담 분위기를 조성한다.

① 1단계 : 라포의 성립

- 병원에서의 병원코디네이터는 고객환자이 자유롭게 표현할 수 있도록 온화한 분위기를 조성하고 고객환자이 표현하는 감정에 대해 인내하며 경청한다.
- 고객환자의 다양한 정서 변화에 반응하고 이해하여 적절한 대응책을 마련하고 적극적으로 관여하는 것뿐만 아니라, 고객환자의 정서적 · 감정적 변화에 대해 잘 살피고 적절한 반응을 제시하는 것은 성공적으로 라포를 형성할 수 있다.
- 고객환자의 말을 경청하며, 상황에 따라 적절하게 반응한다.
- 고객환자의 말에 반응하며 맞장구친다.
  "아~네, 그러셨어요, 그러겠지요, 힘드셨겠네요"
- 상대방의 말의 핵심 부분을 메모하여 내용 확인을 위한 방법으로 활용한다. 고객환자의 이야기를 중간에 절대로 중단시키지 않는다.

② 2단계 : 문제 핵심 파악

- 병원코디네이터는 여러 가지 전문적인 자료를 바탕으로 고객환자과의 상담을 통하여 고객환자의 생활양식과 과거이력 및 신체의 상태를 기록하고 문제의 핵심을 파악한다.

③ 3단계 : 병원코디네이터의 역할 명시

- 고객환자으로 하여금 문제는 본인이 해결하는 것이고, 병원코디네이터는 조력자에 불과한 것을 설명하여 역할을 명확히 한다.
- 중요한 부분은 다시 질문하여 내용을 이해하고 있는지를 확인한다.
  "~부터 ~했다는 말씀이시죠?."

"고객환자님의 말씀은 ~입니다. 이것은 ~방법으로 처리하는 것이 좋을 것 같습니다."

"~방법도 있는데, 이 방법은 어떠십니까?"

"고객환자님께서 말씀하신 부분에 대해서 좀 더 확인을 해봐야 할 것 같습니다. ~까지 연락드리겠습니다."

- 고객환자의 말을 다 듣고 난 후, 고객환자의 요구 사항과 이유를 요약정리하여 다시 한 번 확인한다.
- 고객의 요구대로 처리하기 쉽지 않은 경우는 최대한 처리 가능한 범위 내에서 최선을 다하여 적극적으로 대안을 제시한다.

④ 4단계 : 상담의 목적 및 목표 결정

- 고객환자이 상담을 받는 목적을 분명히 하여 상담 초점이 흐려지는 것을 방지한다. 또한 고객환자의 병원 내원의 목표가 병원 측의 목표와 일치하는가를 비교한다.
- 병원 시술 및 수술의 부작용과 목표 한계를 사전에 설명하는 것은 중요하다. 현실적인 결과에 대한 사전 설명은 고객환자의 과도한 기대감과 결과 불만족으로 인한 클레임을 방지할 수 있다.
- 고객환자의 사생활은 반드시 보장되어야 한다.

⑤ 5단계 : 상담의 효과적 종결

- 상담이 끝날 무렵 고객환자으로 하여금 긴장을 풀고 격려할 수 있는 적절한 조언이 필요하다.
- 고객의 만족여부를 확인한다.

  "더 궁금하신 사항은 없으십니까? 더 궁금한 사항이 있으시면, 명함에 적힌 번호로 저에게 전화주시기 바랍니다."

  "감사합니다, 또 궁금하시거나 어려운 일 있으시면 언제든지 찾아주십시오."
- 고객환자에게 끝맺음 인사 후에 출구 또는 엘리베이터까지 안내한다.

3. 불만 고객(환자) 상담

불만 고객환자이란 병원 서비스를 제공하는 과정 중에서 발생한 불만에 대해 고객환자이 병원을 상대로 표현하고 해결을 요구하는 고객환자을 말한다.

병원은 단순히 진료상품을 판매하거나 제공하는 것이 아니라 정성과 관심을 바탕으로 한 의료서비스를 제공하여야 한다. 병원에서 고객환자에게 제공된 의료상품이 불편감을 주거나 만족도가 낮을 때 고객은 불평을 하게 된다.

고객환자이 불만을 표현하는 원인으로는 기대에 미치지 못하는 서비스 응대, 대기시간 지연 또는 대기 중 불합리한 상황, 공감 없는 상담, 병원직원의 무례한 태도, 병원 이용 절차의 불편감, 병원 측의 약속을 이행하지 않는 경우나 책임을 전가하는 경우 등이 있다.

(1) 불만의 원인

병원 측 책임	고객(환자) 측 책임
병원 상품에 대한 불만 병원 시설물에 대한 불만 병원 시스템에 대한 불만 병원 직원에 대한 불만	지나친 기대감 병원 상품 지식과 인식 부족 변심 고의성 고압적인 자세

(2) 불만에 대한 고객(환자)의 반응

고객(환자)의 반응	영향력
무반응	고객환자의 대부분은 불평을 하지 않으며, 말없이 재이용을 하지 않는다.
직접 반응	불만사항을 표현함으로써 병원 측에서 불만사항을 처리해 주기를 요구한다.
사적 반응	주변에 불만사항을 부정적으로 말하는 유형으로 파급효과가 크다.
제 3자 반응	소비자 보호단체, 언론 단체, 법적 기관에 고발 또는 처벌을 요구하는 경우를 말한다.

(3) 불평행동을 하는 심리

보상의 획득	보상 등과 같은 행동을 통해 경제적 손실을 회복하거나 해당 서비스를 다시 제공받을 목적으로 불평하는 유형
분노의 표출	자존심을 회복하기 위해서 또는 자신의 분노를 표출하기 위해 불평한다.
서비스 개선에 대한 도움	고객환자이 그 병원의 단골인 경우 서비스 개선을 위해 자발적으로 기여하고자 적극적인 피드백을 제공하는 목적으로 불평을 하기도 한다.
다른 고객(환자)을 위한 배려	다른 사람들이 피해를 입지 않아야 한다는 생각으로 불평을 하는 것으로 문제점을 제기하여 서비스가 개선되면 그에 대한 보람을 느끼게 된다.

(4) 불만 고객(환자)의 유형과 상담 요령

① 소극적 불만 고객환자

- 불만이 생겨도 침묵하는 유형으로 조용히 병원을 떠나거나 주위 사람들에게 부정적인 소문을 낼 확률이 높다.
- 말이 적고 표현을 잘 하지 않는 고객환자은 의사소통 과정에서 오해를 할 가능성이 있으므로 자세한 설명과 차분한 태도로 대하며 내용을 정확히 인지하고 있는지를 확인한다.

② 표현형 불만 고객환자

- 직접적으로 불만을 표현하며 보상을 요구하기도 한다.
- 성격이 급한 편이므로 신속하고 정확하게 행동해야 하며 발생한 불만의 사유에 대해 반드시 사과하고 양해를 구한다.

③ 분노형 불만 고객환자

- 불만 상황에 분노를 크게 표출하고 불만을 표현할 때 앞에 있는 병원 직원에게 화를 낸다.
- 고객환자의 말을 충분히 듣고 감정을 수용하면서 빠른 해결책을 찾는다.

④ 적극형 불만 고객환자

- 불만의 요인을 찾아 불매운동을 벌이거나 보상을 요구 또는 소비자 보호단체에 신고하여 소송을 제기하기도 한다.
- 불만의 내용을 경청하고 죄송한 마음을 전한 뒤에 최대한 빠르게 처리한다.

(5) 불만 처리의 중요성

- 고객환자의 불만을 신속히 처리하는 것은 고객환자의 불만과 불평 또는 오해를 풀어주는 것으로 매우 중요한 업무 중 하나이다.
- 불만 처리 방법에 만족하는 경우 병원의 신뢰감을 높여 주고 고객환자과의 관계를 효과적으로 유지 · 발전시켜 준다.
- 고객환자이 불만을 표현했을 경우는 불평을 하지 않는 경우보다 재구매 의도나 재방문 의도가 두 배 이상 높아진다. 이것은 불평 행동만으로도 고객환자의 심리적 긴장이 완화되는 것을 보여주는 예이다.

- 불만은 고객환자이 원하는 것을 정확히 보여주기 때문에 병원의 발전에 있어서 불만을 중재하고 해결해 나가는 과정을 데이터화하는 것은 매우 중요하다. 이 데이터들은 불만 동기를 발견하여 왜 우리 병원을 선호하지 않는지, 고객환자이 어떤 욕구 Needs를 가지고 있는지 등을 파악하여 어떻게 대처해야 할지에 관한 아이디어로 병원의 매출상승을 가져올 수 있다.
- 우리 병원은 불만 상황이 없었다고 아무런 문제가 없다고 생각하는 것은 금물이다. 조사에 의하면 불만을 가진 고객 중 불만을 직접적으로 표현하는 경우는 4%에 불과하고, 96%는 불만을 참거나 조용히 말없이 다른 곳으로 간다고 한다.

(6) 불만 처리 단계와 주의할 점

① 불편에 대한 사과

- 무조건 잘못을 인정하기보다는 일단 불편함에 대해 사과를 하여 고객환자의 화를 우선 가라앉힌다.

② 공감과 경청하기

- 불만의 내용을 경청하여 불만의 핵심을 파악하는 것은 고객환자의 불만을 감소시킨다. 병원코디네이터의 죄송한 마음을 표현하여 말하는 것은 고객환자의 불만에 대한 공감과 경청을 표현하는 것으로 매우 중요하다.
  "그러셨어요? 많이 속상하셨겠어요."
- 문제점은 반드시 메모하며 경청한다. 메모는 불만의 핵심을 파악할 수 있는 좋은 방법이다.

③ 사실 조사와 원인 분석

- 불만의 초점 Focus을 파악하고, 질문을 통해 고객환자의 불만 원인을 정확히 파악한다.
- 예전 사례와 비교해 보고 공통된 부분이 있는지를 파악한다. 병원의 방침을 조사하여 즉각 대답할 수 있는 문제인지, 내 권한으로 처리할 수 있는지 등을 검토 후에 상사에게 보고한다.

④ 신속해결과 대안 제시

- 회사의 방침에 맞는지를 재검토 후 쉬운 해결방법부터 제시한다.

"제 생각에는 이러한 방법이 좋을 것 같은데, 어떤 쪽이 좋으십니까? " 또는 "어떻게 생각하십니까?"

- 권한 밖의 일인 경우에는 이관을 하되, 고객환자에게 충분히 설명하고 자신이 불만 처리 담당자가 된다.

⑤ 긍정적 마무리

- 다시 한 번 불편을 드린 점에 대해 사과를 하고, 병원의 문제에 대한 개선점을 알게 된 것에 감사한다.
- 다시는 불편이 있지 않게 하겠다고 약속한다.

⑥ 처리내용의 검토 및 분석

- 본인이 처리 한 경우, 그 결과를 검토하여 정리한다.
- 만약 권한 외의 일인 경우, 해결책의 내용과 고객환자의 반응을 조사한다.

불만은 독특한 의사표시를 하는 방법일 뿐, 불만이 전달되는 방식이 아니라 불만의 내용에 초점을 맞추는 것이 중요하다.

Check point

고객(환자) 불평 응대 단계

(불편함에 대한 사과) → 경청 → 공감 → 사과(의견을 경청 후 그 문제점을 인정하고 잘못된 부분에 대한 사과) → 모색 → 약속 → 처리 → 재사과(다시 한 번 정중한 사과와 감사의 표현) → 개선

⑦ 불만 고객환자응대 기법 : MTP기법

Man (사람) : 응대하는 사람을 바꾼다.	새로운 직원으로 바꿔서 응대한다. 담당직원에서 책임자로, 하급자에서 상급자로, 판매사원에서 판매책임자로 교체한다.
Time (시간) : 시간을 바꾼다.	마실 것을 권유하는 등의 방법으로 그 상황을 잠시 끊어 주면 화가 조금 가라앉는다.
Place (장소) : 장소를 바꾼다.	자리를 권유하거나 장소를 상담실 등으로 바꾸어 주면 흥분했던 감정이 다소 가라앉는다.

⑧ 불만 해결을 위한 기본 원칙

- **피뢰침의 원칙**

고객환자의 불합리한 불평으로 내 감정을 조절하기 힘들 때 나를 조직의 피뢰침으로 생각한다. 나에게 개인적인 감정으로 화를 내는 것이 아니라 일처리에 대한 불만으로 항의하는 것을 잊지 말아야 한다.

- **책임 공감의 원칙**

고객환자의 불평이 나를 향한 것이 아니라 하여 전혀 책임이 없는 것은 결코 아니다. 조직구성원으로서 같이 책임을 져야 한다. 고객환자은 누가 담당자인지 누구의 책임인지 등이 중요한 것이 아니라 자신의 문제를 신속하게 해결해 주길 바랄 뿐이다.

- **감정 통제의 원칙**

사람을 만나고, 의사소통을 하고, 무엇을 결정하고, 행동하는 것이 직업인 경우에 사람과의 관계 형성에서 오는 스트레스를 이겨내야 하고 감정을 통제할 수 있어야 한다.

- **언어 절제의 원칙**

고객환자 상담에 있어서 말을 많이 하는 것은 좋지 않다. 고객환자의 말을 많이 듣고 문제해결을 신속 · 정확하게 하는 것이 목표이다.

- **역지사지易地思之의 원칙**

고객환자을 이해하기 위해서는 반드시 고객환자의 입장에서 문제를 바라보아야 한다.

Chapter 11

수납 관리

병원의 수입은 고객에게 제공된 의료 행위에 대한 진료비 청구이며 진료비 수납은 병원 재정과 직접적으로 관련이 되는 중요한 과정이다. 병원의 진료비 청구는 비보험비급여와 보험급여으로 나누어지며, 비율에 따라 차이는 있지만 병원의 재정에 기여하는 면에서는 보험이나 비보험이나 모두 중요하다. 그러므로 진료내용을 정확하게 청구하여 수납되도록 해야 하며, 이는 병원운영에 있어 재정적인 누수를 막는 것이 중요한 일이다.

수납관리를 위해서는 진료비 청구 수납 절차흐름도를 이해하고 수납과 관련된 진료비 계산서 및 영수증 항목필수 항목, 선택 항목, 금액 산정 내역, 본인 부담금, 보험자 부담금이나 비급여 항목 등 진료비 청구 수납에 대한 이해가 필요하다. 고객에게 제공된 의료 행위가 정확하게 청구되고 환자로부터 진료비가 정확하게 수납되어야만 불필요한 오해와 민원을 줄일 수 있으며, 진료비 청구 수납하기 롤플레이role-play를 통해 실무와 환자 응대에 대한 지식을 바탕으로 기술과 행동을 통합함으로써 실무에 바로 적용할 수 있도록 한다.

진료비 수납 관리는 진료비에 대한 계수 관리뿐만 아니라 진료비 금액이 결정되기 위한 기준이 필요하고, 의료서비스 및 물자의 제공에서 진료비를 회수할 때까지 지속적으로 연계 관리되어야 한다. 수납관리의 세부 업무로는 진료비수납프로그램을 이용하여 창구수납 및 영수증 발행하기, 증명서 발급, 미수금이나 환불처리, 보험 청구 등으로 구분할 수 있다.

1. 프로그램을 이용한 창구 수납

대부분의 병·의원에서는 병원정보시스템을 통해 수납관리를 한다. 병원정보시스템은 컴퓨터와 통신 장비를 이용한 통합시스템으로 환자가 병원에 와서 접수하는 행위부터 치료와 수납 등 병원에서의 모든 과정이 컴퓨터에 의해 처리되는 시스템이다.

병원서비스 매니저가 근무하는 병원 급에서의 처방 전달시스템으로는 삼성SDS, LG CNS, 현대정보기술, 유비케어의사랑, 비트컴퓨터닥터비트, 지누스, LG U+ 등이 있다.

1. 진료비 수납

청구한 진료비를 현금 또는 카드결제로 받아들이는 행위, 즉 외래 또는 입원기간 동안 발생한 진료내역에 대한 본인 부담금 및 보험 처리가 되지 않는 비급여 항목에 대한 비용을 받는 행위를 말한다.

병원의 수익은 대부분 진료비에 의존하고 있으며, 진료비 수익은 환자에게 제공한 의료서비스로 인해 발생한 현금 수입 및 카드결제 금액과 의료 미수금의 합계이다. 진료비는 요양급여 기준과 진료수가 기준 및 약제비 산정기준 등에서 2만여 가지의 행위료와 재료대·식대·제증명발급수수료 등이 정해져 있으며, 건강보험의 적용을 받지 못하여 고객환자이 전액 부담하는 비급여 항목으로 구성된다.

표 11-1 진료비 수납 수행순서

구분		내용
지불방법 확인 및 납부		진료비를 현금, 신용카드 등 어떤 방식으로 지불할 것인지를 확인하고 OCS 수납 화면에서 지불 방식을 선택한다. 진료비 수납을 진행한다. 진료비와 거스름돈을 주고받는 과정에서 착오로 인해 오해가 발생하는 경우가 많으므로, 정확한 금액을 확인시킨다.
수납방법에 따른 응대방법	현금	두 손으로 정중히 현금을 주고받는다. 받은 금액과 거스름돈의 금액을 환자 측에게 확인시켜 준다. 환자가 원하는 경우, 현금 영수증을 발급해 준다. : 수납액이 30만 원 이상인 경우는 발급의무화에 따라 환자의 요청 여부와 관계없이 국세청 지정번호로 자진 발급해야 한다. 발급하지 않는 경우에는 미발급 금액의 50%가 과태료로 부과된다.
	카드	환자에게 일시불 또는 할부 여부를 확인한다. 신용 카드를 방향대로 긁는다. 가격을 누르고 개월 수에 맞게 숫자를 입력한다. 승인이 되어 영수증이 나오면 단단한 판을 받쳐서 사인을 받는다. 신용 카드의 영수증 원본은 병원에서 보관하고 사본을 환자에게 준다.
	수표	수표를 조회하여 이상 여부를 확인하고 사용자의 인적 사항을 확인한다. 수표 이면에 진찰권 번호나 성명 등을 자필 서명하도록 한다.
	기타	인터넷, 계좌 이체 등을 통한 수납의 경우는 입금 여부를 꼭 확인한다.
영수증 발행		수납과 함께 진료 영수증을 발행하여 제공한다. 처방전이 있는 경우는 함께 교부한다.
예약확인		다음 진료 예약을 원하는지를 확인하여 예약을 진행한다. 진료일자 및 시간, 진료과, 담당의사, 선택 진료 여부 등을 입력한다. 별도의 검사나 준비 사항이 있는 경우에는 상세히 설명한다
주차확인 및 마무리		주차장 이용 여부를 확인하고 확인 도장을 찍어 준다. 친절하게 인사를 하며 마무리한다.

2. 진료 영수증 교부

환자로부터 진료비를 영수한 사실을 증명하기 위해 발급하는 문서이다. 진료 영수증에는 진료기간과 진료 내용을 표기하고, 필수항목과 선택항목에 따라 보험 급여항목과 비급여 금액을 기재하며, 진료비 총액과 수납한 금액 등의 산정내역을 상세히 기재하여 발급한다.

3. 처방전 발급

처방전이 있는 경우에는 처방전을 제공하고 인근 약국으로 안내를 한다. 처방전은 의사가 환자를 진료한 후 환자에게 투여할 약제의 내용과 방법을 기재한 문서이다. 환자의 이름과 연령, 약품명과 분류, 조제방법과 주의사항, 용량과 투여 방법, 날짜 및 의사 서명이 기재되어 있다. 의약 분업 이후로는 의사가 약제를 조제하지 않고 환자의 상태에 따라 약제를 결정하여 처방한 후 처방전을 발급하고 있으며, 약국에서 약사로부터 조제받아 복용하도록 하고 있다.

4. 진료 예약증 교부

진료 예약증은 다음에 병원 진료를 다시 받기 위해 예약을 한 후에 받는 증빙 서류라고 할 수 있다. 진료비 계산과 동시에 예약할 수 있도록 다음 진료 일자, 진료 시간, 진료과, 담당의사, 선택 진료 여부 등을 입력하도록 한다. 별도의 검사나 준비 사항이 있는 경우에는 상세히 설명하며, 부득이한 사정으로 진료 일자에 오지 못하는 경우에는 사전에 연락해 줄 것을 부탁한다.

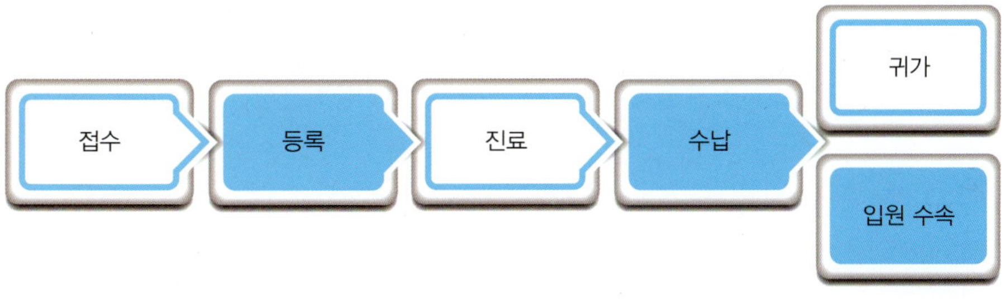

그림 11-1 수납업무 처리절차

2. 미수금 및 환불 관리

1. 미수금 관리

미수금은 의료 제도상 후불로 처리되는 보험자 부담 미수금과 개인 사정으로 후불로 처리되는 환자 부담 미수금이 있다. 보험자 부담 미수금은 회수 기간을 단축하고 삭감이 되는 것을 방지하도록 운영해야 하며, 개인 미수금은 처음부터 발생하지 않도록 방지하려는 병원의 노력이 필요하다.

미수금 관리는 회수에 드는 비용과 노력을 줄이며, 회수 기간을 단축시킴으로써 병원 재정에 도움이 될 수 있다. 그러므로 효율적인 관리가 중요하다는 것이다.

개인 미수금이 발생하는 원인으로는 환자의 경제적인 사유나 진료 불만 등을 들 수 있으며, 미수금의 증가는 병원 재정에 좋지 않은 영향을 줄 수 있기 때문에 미수금 관리는 중요한 부분이다. 진료비의 채권시효는 최종 지급 약속이 종료된 때로부터 3년이다 민법 제163조제2항.

표 11-2 미수금 관리 수행순서

구 분	내 용
미수금 발생 예방 지침	진료하기 전 진료 내용과 함께 비용을 설명한다. 진료비용을 내야 하는 시기를 미리 설명한다. 진료를 마무리하기 1~2단계 전에 미리 비용을 받는다. 진료 예약을 할 때, 다음 진료 시에 준비해야 할 비용을 미리 이야기한다. 다음 날 내원할 고객의 기록을 살펴본 후, 그날 지불한 것과 그동안 미지불된 것을 미리 계산해 둔다. OCS 사용 시에는 미수금 내역 자동 확인 가능
미수금 처리 절차	수납되지 않은 진료비는 진료 미수금으로 처리한다. 미수금 관리 장부에 기록한 후 빠른 시일 내에 진료비를 회수하도록 한다. 진료비가 완납되지 않고 있는 사실을 알리고, 지불 일자를 약속받는다. 지불 날짜에 납부되지 않는 경우, 새로운 지불 날짜를 약속한다. 미납 사실을 알리는 연락을 할 때는 현재 수납 상황을 확인 후에 연락한다.
미수금 수납	미수금은 방문 수납, 계좌 입금 또는 신용카드 등으로 수납을 받는다. 계좌 입금의 경우, 통장 입금 내역을 확인한다. 미수 금액의 입금이 확인되면, 미수 입금을 장부 또는 시스템에 반영한다.
마무리	완불이 되었을 경우, 진료비 납부에 대한 감사 인사를 한다.

2. 환불 관리

진료비 환불이란 진료에서 수납까지 완료하였다가 환자의 수납을 취소하는 것을 말한다. 진료비의 환불 사유가 발생한 경우에는 병원 매뉴얼에 따라 환불 확인서에 서명을 받은 후에 보관하며, 환자의 요청이 있으면 환불과 함께 확인서 복사본을 교부할 수 있다.

환불 확인서는 진료 내용과 함께 환불받아야 하는 사유를 작성하여 병원과 환자가 보관함으로써 사후에 발생할 수 있는 문제를 예방한다. 환불 확인서의 뒷면 또는 별지를 사용하여 진료비를 환불받아 가는 사람이 본인인지를 확인할 수 있는 신분증을 복사해 두는 것이 좋다. 환불 확인서는 수신자의 성명, 등록 번호, 진료과, 진료 일자, 환불 사유, 환불 금액, 환불받는 사람의 인적 사항 등으로 구성된다.

표 11-3 진료비 환불 확인서

진료비 환불 확인서

등록번호		진료과	
환자명		진료일	년 월 일
환불 금액			
환불 사유			

본인은(또는 보호자)은 상기 사유에 의하여 환불 금액을 영수하였음을 확인합니다.
본 건에 대하여 앞으로 어떠한 문제 제기나 향후 후유증으로 인한 민, 형사상의 이의를 제기하지 않을 것을 확인합니다.

주소 :
주민등록번호 :
성 명 : (서명 또는 날인)
환자와의 관계 :
연락처 :

(병원명) 원장 귀하

출처: NCS 학습 모듈 발췌

3. 증명서 발급

진단서나 각종 증명서는 의사가 진찰하거나 검사한 결과를 종합적으로 판단하여 생명이나 건강 상태를 증명하기 위해 작성한 의학적인 판단서로서, 취업이나 보험금의 청구, 상해 사건의 손해배상 청구, 또는 병역 등에 사용된다.

증명서와 진단서는 법적으로 또는 사회적으로 공문서로서의 효력을 지니게 되므로 정확하게 발급되어야 한다. 또한, 진단서는 의료법 제17조에 의거하여 의료업에 종사하고 자신이 진찰 또는 검안한 의사나 치과 의사가 아니면 진단서, 검안서, 각종 증명서를 작성하여 환자에게 교부하지 못한다.

진단서나 증명서의 종류에는 건강 진단서, 병사용 진단서, 공무원 요양용 진단서, 보험용 진단서, 상해 진단서, 사망 진단서, 출생증명서, 사산 증명서 및 사태 증명서, 소견서, 감정서, 장해 진단서, 향후 치료비 추정서, 치료 확인서 등이 있다.

진단서나 각종 증명서의 발급 신청은 단순히 서류의 발급이 아니라 환자의 수술 · 경과, 입원병력 등 치료와 관련된 내용 등이 포함되어 있는 개인정보이므로, 환자 본인이 발급하는 것이 원칙이다. 부득이한 사유로 대리인이 발급 신청을 하는 경우에는 신분증이나 가족관계증명서 등 필요한 서류를 제출하여야 하며, 이를 이행하지 않는 경우에는 발급이 불가능할 수 있다. 이로 인하여 민원이 야기될 수 있으므로 사전에 충분히 안내하도록 하며, 민원이 발생했을 때 충분히 이해할 수 있도록 이야기한다.

표 11-4 서류 발급 시 구비서류

신청자		구비서류 (신청서는 공통 작성)
환자 본인		환자 본인 신분증 만 14세 이상 가능 만 14세 미만인 경우는 법정대리인 신청
배우자, 직계 가족	만 14세 미만	신청인 신분증, 가족 관계 확인 서류
	만 14세 이상	신청인 신분증, 가족 관계 확인 서류 환자가 자필 서명한 동의서, 환자의 신분증 사본
환자가 지정하는 대리인	만 14세 미만	신청인 신분증, 환자와 법정대리인의 가족 관계 확인 서류 환자의 법정대리인이 자필 서명한 동의서 환자의 법정대리인이 자필 서명한 위임장
	만 14세 이상	신청인 신분증, 환자가 자필로 서명한 동의서 환자가 자필 서명한 위임장, 환자의 신분증 사본

4. 진료비 수납 기록 관리업무

1. 진료비 관리 지침

진료비 관리는 단순한 계산과 수납처리뿐만 아니라 진료비 금액이 결정되기 위한 기준이 필요하고 진료행위 시점으로부터 전체 금액의 수납까지 지속적으로 연계 수행되어야 한다. 진료비 관리 담당자는 병원 매뉴얼에 따라 수납 기록을 확인하고 기록문서 양식에 따라 수납 기록을 작성 및 정산 · 관리할 수 있어야 하며 이를 위한 업무지침은 다음과 같다.

① 수납액에 대한 장부 확인이 가능하도록 관리하고, 현금일 경우는 장부 금액과 현금액을 정확히 확인한다.

② 많은 현금을 갖고 있지 않도록 하기 위해 병원 상황에 따라 1일 2회 정도 은행에 입금한다.

③ 도난, 분실 등 현금 사고와 수익금 관리의 오류를 막기 위해 진료 마감 후에는 진료 건수와 수입액, 후불 진료비, 미수금 및 환불액 확인 등을 확인하여 1일 결산한다. 병원 정보 시스템 사용 시에는 간단히 메뉴에서 일일 집계내역 검색을 할 수 있다.

④ 집계 내역을 진료 유형별, 보험 유형별, 기간별로 요약, 정리하여 수납 총괄 책임자에 게 수납 금액을 인계한다.

⑤ 처방전이나 영수증 사본 등 증빙 서류는 법정 기간 동안 보관한다.

2. 진료비 수납기록 관리 (진료 통계)

진료비 수납에 대한 분석 자료를 근거로 전반적인 병원 운영 상태에 대해 평가할 수 있으며, 실적 추이 및 타 병원과의 비교 분석을 통해 병원의 투입한 인력과 시설로 얼마나 효율적으로 진료가 이루어지는지를 알 수 있다. 진료비에 관한 각종 통계를 지속적으로 분석함으로써 병원 경영에 반영하도록 한다.

① 병원의 규정에 따라 월별 · 분기별 · 연도별로 진료 실적에 대한 관련 통계표를 작성한다.

② 병원의 규정에 따라 월별 · 분기별 · 연도별 진료 실적 및 진료 수익 분석을 한다.

③ 진료 실적에 관한 각종 통계표를 기반으로 보고서를 작성한다.

④ 분석 자료를 근거로 전반적인 병원의 운영 상태를 평가할 수 있으며, 진료 실적의 추이와 타 병원 실적과의 비교 분석을 통해 우리 병원의 인력과 시설의 이용이 얼마나 효율적으로 잘 관리 · 운영되고 있는지를 확인할 수 있다.

⑤ 해당 부서장이나 병원장에게 보고한다.

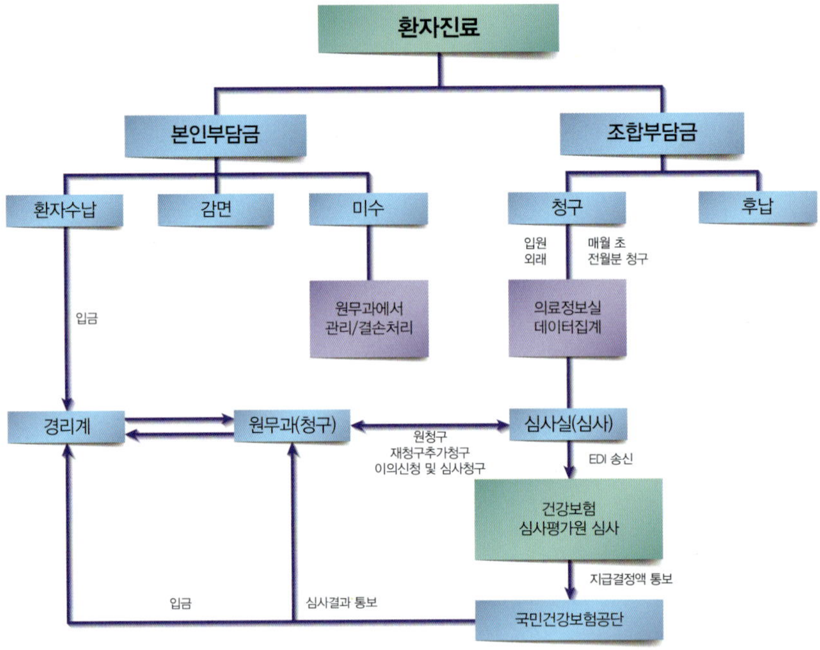

그림 11-2 수납업무 처리절차

출처: NCS 학습모듈 발췌

5. 보험 청구

보험 청구란 병원에서 보험적용이 되는 진료를 제공하였을 때 고객환자에게 진료비의 일부분인 본인부담금을 받고, 나머지 차액은 국민건강보험공단에서 지급받을 수 있도록 해주는 절차를 말한다. 우리나라 의료 보장 체계는 전 국민들이 보험에 가입하게 하도록 강제한 사회보험 방식으로, 국가의 책임 하에 환자의 진료 후 발생한 진료비를 제 3자인 보험자가 직접 의료 기관에 지불하는 지불 방식을 채택하고 있다.

이러한 경우에는 과잉 진료나 허위 청구의 부작용이 발생할 수 있기 때문에 의료기관은 요양급여 비용의 지급을 청구하고, 건강보험심사평가원심평원이 적정성 여부를 심사하여 과다하게 납부된 금액을 공제한 후에 지급하고 있다.

각 병원에서는 청구 월 기간을 엄수하며, 청구된 급여가 삭감, 거절되지 않도록 명세서 및 심사 청구서 작성 방법을 충분히 숙지하여 보험청구서를 작성하여야 한다.

1. 요양급여 비용의 청구

건강보험이 가입되어 있는 환자가 진료과정에서 발생된 진료비 중에서 본인부담금을 제외한 요양급여비용에 대하여 건강보험 진료수가를 진료행위별수가제를 적용하여 진료비를 산정시킨다. 환자가 의료기관에서 접수를 한 시점에서부터 진료를 마치고 수납하기 전까지 의료기관에서 진행한 진료 관련 전반적인 과정에 대하여 건강보험 진료수가를 적용하여 명세서를 작성 · 입력하고, 본인부담금은 수납을 받고 보험자부담금에 대하여 청구하는 업무를 요양급여 비용의 청구라고 한다.

2. 요양기관 종별 본인 부담률

표 11–5 요양기관 종별 본인 부담률(국민건강보험법 시행령 별표 2)

기관종별	소재 지역	본인 부담액
상급 종합병원	모든 지역	통합 진찰료 전액+요양급여 총액–진찰료 총액吸/100
종합병원	동 지역	요양급여 비용 총액의 50/100
	읍면 지역	요양급여 비용 총액의 45/100
		만 6세 미만 본인 부담액: 상기 본인 부담률 70% 적용
병원, 치과병원, 한방병원, 요양병원	동 지역	요양급여 비용 총액의 40/100
	읍면 지역	요양급여 비용 총액의 35/100
		만 6세 미만 본인 부담액: 상기 본인 부담률 70% 적용
의원, 치과의원, 한의원, 보건의료원	모든 지역	요양급여 비용 총액의 30/100
		65세 이상 15, 000원 이하 1, 500원
		만 6세 미만 본인 부담액: 상기 본인 부담률 70% 적용

[별표 2] 〈개정 2019. 10. 22〉 본인 일부부담금의 부담률 및 부담액

3. 요양기관 종별 가산율(%)

외래 진료의 경우, 병원의 종류에 따라 진료비에 차이

표 11-6 요양기관 종별 가산율(%)

종별 구분		건강보험	산재보험, 자보보험	의료 급여
종합 전문 요양기관	종합 전문 요양기관으로 인정받은 종합병원 종합 전문 요양기관에 설치된 치과대학 부속치과병원 종합 전문 요양기관에 설치된 특수전문병원	30%	45%	22%
종합병원	종합 전문 요양기관을 제외한 종합병원 종합 전문 요양기관에 설치된 경우를 제외한 치과대학 부속 치과병원 허가 병상 수가 30병상이고 한방 6개과가 설치되어 있는 한의과대학 부속 한방병원 국립병원 한방진료부	25%	37%	18%
병원	병원 치과대학 부속이 아닌 치과병원 종합병원 범주에 해당되지 아니한 한방병원 요양병원	20%	21%	15%
의원	의원, 치과의원, 한의원, 보건의료원	15%	15%	10%

4. 행위급여 목록

(1) 야간(공휴일) 진료

평일 오전 9시부터 저녁 6시, 토요일 오전 9시부터 오후 1시 이외의 시간 및 공휴일에는 기본 진찰료의 30%를 가산한다. 단, 환자의 도착 시간이 기준임.

(2) 본인 일부 부담금

입원은 총 요양 급여비용의 20%이며, 외래는 요양 기관 종별, 지역별, 총 진료비에 따라 본인 부담률이 다르게 적용된다.

(3) 진찰료

외래에서 환자를 진찰한 경우에는 처방전의 발행과 관계없이 산정하며, 기본 진찰료병원 관리 및 진찰권 발급 등와 외래 관리료외래 환자의 처방 등에 소요되는 비용 포함의 소정 점수를 합하여 산정한다.

① **초진** : 해당 상병으로 동일 의료 기관의 동일 진료 과목 의사에게 진료를 받은 경험이 없는 환자

② **재진** : 해당 상병의 치료가 종결되지 아니하여 계속 내원하는 경우, 완치 여부가 불분명하여 치료의 종결 여부가 명확하지 아니한 경우 90일 이내

(4) 입원료

1일당으로 산정하며, 1일이라 함은 12시정오부터 다음 날 12시정오까지를 의미, 0~6시 사이에 입원하거나 18~24시 사이에 퇴원한 경우는 50% 별도 산정, 6~12시 사이에 입원하거나 12~18시 사이에 퇴원한 경우에는 동기간 입원료는 별도 산정하지 아니한다.

(5) 선택 진료

특정한 의사를 선택해서 진료 받을 때 내는 비용을 말한다.

진찰료의 55% 이내, 입원료의 20% 이내, 검사료의 50% 이내, 영상진단료의 25% 이내, 마취료의 100% 이내, 정신요법료의 50% 이내, 처치수술료의 100% 이내, 침구부항료의 100% 이내 범위 안에서 해당 병원에서 정한 금액 지불

(6) 금액 산정 내용

① 진료비 총액 = 급여 비용 + 비급여 비용

② 환자 부담 총액 = 본인 부담금 – 상한액 초과금 + 전액 본인 부담금 + 선택 진료료 + 선택 진료료 이외의 진료 진료비

5. 코디네이터(서비스 매니저)가 많이 활동하는 진료과의 경우

코디네이터 또는 서비스 매니저가 많이 활동하는 병원의 진료에 있어서는 요양 급여 대상에서 제외되는 비급여 항목이 많으므로 코디네이터는 비급여 항목을 구별할 수 있도록 한다. 급여항목은 보험 적용이 되는 진찰, 검사, 약제, 치료재료, 처치수술, 입원, 간호 등이며 일부 본인 부담본인 부담금, 공단 부담금과 전액 본인 부담으로 이루어진다.

비급여로 분류하는 항목은 다음과 같다.

① 업무 또는 일상생활에 지장이 없는 경우 : 예 주근깨, 점모반, 여드름 등

② 신체의 필수 기능을 위한 개선 목적이 아닌 경우 : 예 쌍꺼풀 수술이중검 수술, 코성형 수술융비술, 유방확대 축소술, 지방 흡입술 등

③ 예방 진료로서 질병, 부상의 진료를 직접 목적으로 하지 아니하는 경우

④ 요양 급여로 인정하기 어려운 경우 및 보험 급여 원리에 부합하지 않는 경우

⑤ 신의료 기술 등의 요양 급여 결정 신청

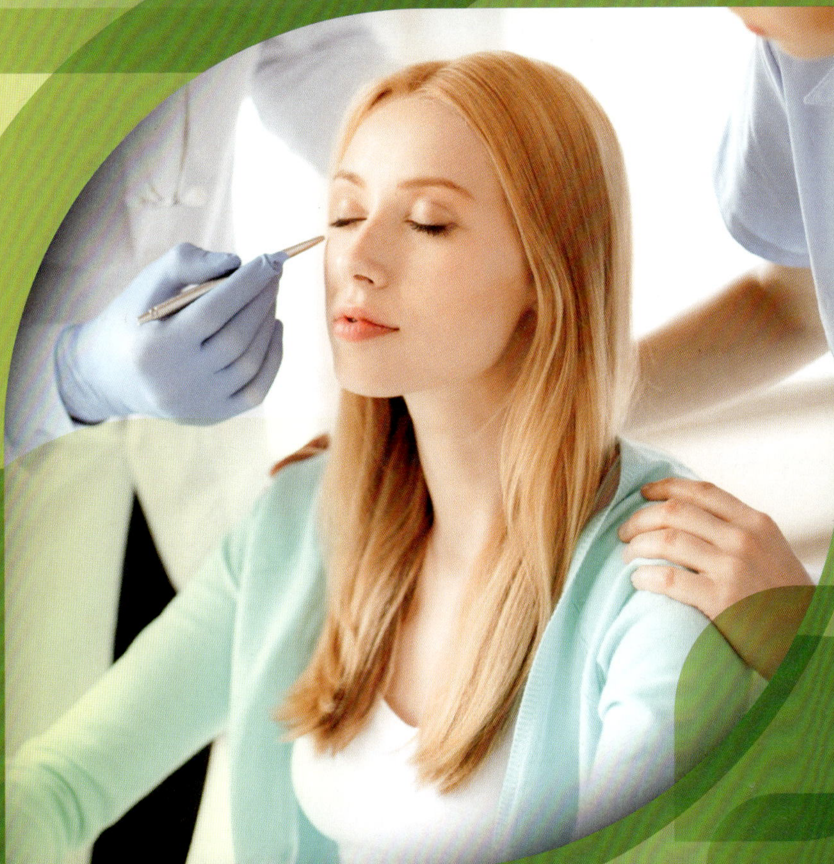

PART Ⅲ 직무분야별 코디네이터의 이해

1. 메디컬 스킨케어
2. 바디(비만) 케어
3. 두피 및 탈모 케어
4. 성형 전 · 후 케어

Chapter 12

메디컬 스킨케어

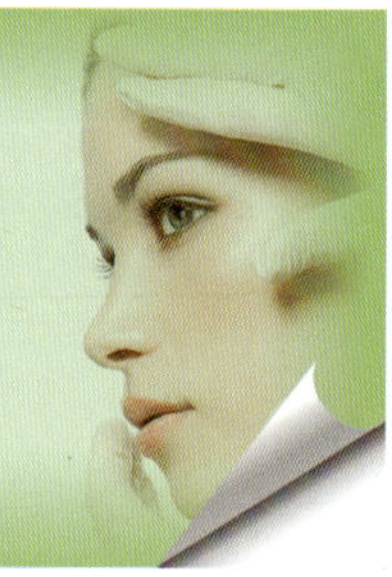

1. 메디컬 스킨케어의 이해

1. 메디컬 스킨케어의 배경

소득수준의 향상으로 인한 건강과 아름다움에 대한 개념적 접근의 꾸준한 증가와 함께 미美와 행복한 삶wellness에 대한 관심이 고조되고, 의료수요가 치료Cure에서 치유Care로 변화됨에 따라 건강증진 및 예방이나 피부미용 등과 관련한 신기술이 급속히 발전하고 있다.

특히 사회가 발전할수록 현대인의 스트레스와 영양과잉으로 인한 신체 불균형은 다양한 질환을 야기시키고, 면역기능의 감소를 일으켜서 아토피 피부염과 탈모 증상 및 지루성 피부염 등 각종 피부과 질환이 증가하고 있다. 또한, 무한경쟁에서 자신의 외모를 건강하게 가꾸고자 성형 치료 및 피부미용 수요 또한 급격히 증가하고 있으며 레이저나 적절한 의료적 시술 등으로 다양한 피부의 문제를 치료하고 있다.

메디컬 스킨케어는 1998년 대한피부과개원의협의회가 발족되면서 여러 차례의 심포지엄을 통해 피부과 병원에서 피부미용의 필요성을 인식하면서 확산되기 시작하여 1998년부터 2000년대 초반 메디컬 스킨케어의 범위가 의약분업의 실시로 인한 피부미용 업무 범위의 확산과 함께 피부미용치료 후 처치 개념으로 적용되었다.

또한 2000년대 중반으로 넘어갈수록 메디컬 스킨케어의 범위와 질이 확장되면서 레이저 등의 고급 의료 장비도입이 본격화되었고, 병원의 피부 관리실과 비만관리실 및 두피관리실 등이 활성화되면서 피부 및 성형외과에 국한되었던 메디컬 스킨케어가 내과, 산부인과, 정형외과, 재활의학과 등 다양한 진료과목에서도 성행하게 되었다.

더불어 메디컬 스킨케어 산업은 피부미용과 의료기술을 접목한 종합 산업분야로 최근 고령화 시대의 신 성장 동력으로 꼽히고 있다.

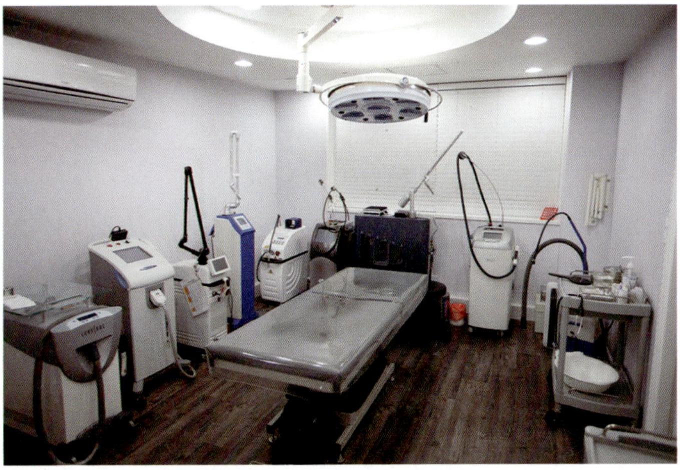

그림 12-1 메디컬 스킨케어

2. 메디컬 스킨케어의 정의

메디컬 스킨케어란 전문 의료인의 의학적 지식이나 의료적인 피부치료와 처방과 함께 하는 스킨케어를 의미한다. 즉, 일반 병 · 의원에서 색소 질환, 여드름, 혈관성 질환, 노화된 피부 등의 문제성 피부를 의료기기 또는 피부 질환에 적합한 화장품 등을 이용하여 치료 및 관리하는 것을 말한다.

이러한 메디컬 스킨케어는 피부를 치료적 차원에서 의료기기와 약품을 적용하여 문제점을 해결함으로써 그 효과를 극대화하여 빠른 시간 내에 문제성 피부 상태를 정상화할 수 있다.

3. 메디컬 스킨케어의 영역

현재 병원에서 시행되고 있는 메디컬 스킨케어의 영역으로는 피부질환 및 문제성 피부 치료, 미용성형과 성형 후의 관리, 비만클리닉, 두피클리닉, 반영구 화장, 메디컬 스파 등이 있다.

현재 가장 많이 시행되고 있는 메디컬 스킨케어 유형으로는 넓은 모공 및 여드름 피부 · 색소 침착 피부 · 노화 피부의 처치와 예방이 주를 이루고 있으며, 이에 대한 시술 및 관리방법으로는 필링, PDT광역동요법, MTS다륜미세침요법, 레이저 기기를 이용한 재생 관리 등이 있다.

4. 메디컬 스킨케어 피부관리사 직무범위

메디컬 스킨에서의 피부관리사는 전문 의료진의 피부치료 또는 처치 전 · 후 수반되는 준비와 피부 관리 업무를 담당한다. 피부치료 전 피부관리사는 시술 중 또는 이후에 나타날 수 있는 피부반응에 대해 환자에게 설명하고, 시술 전 복용하거나 도포하는 약에 대해서 안내하는 역할을 한다.

전문 의료진의 피부치료 이후 피부관리사는 치료효과를 증대시키기고 유지시키기 위해 메디컬 스킨케어 프로그램을 제공할 수 있다.

이를 위해서는 피부 타입의 전문적 식별과 피부생리에 대한 지식이 기본적으로 습득되어야 하며, 부가적으로 피부질환과 처방에 따른 복용제 및 도포제와 의료기기에 대한 이해가 필요하다. 또한, 시술과 피부관리를 마친 환자에게 홈케어 방법을 조언해 줄 수 있으며, 메디컬 스킨케어 피부관리사는 미용사피부 국가자격증 취득 후 업무를 담당할 수 있다.

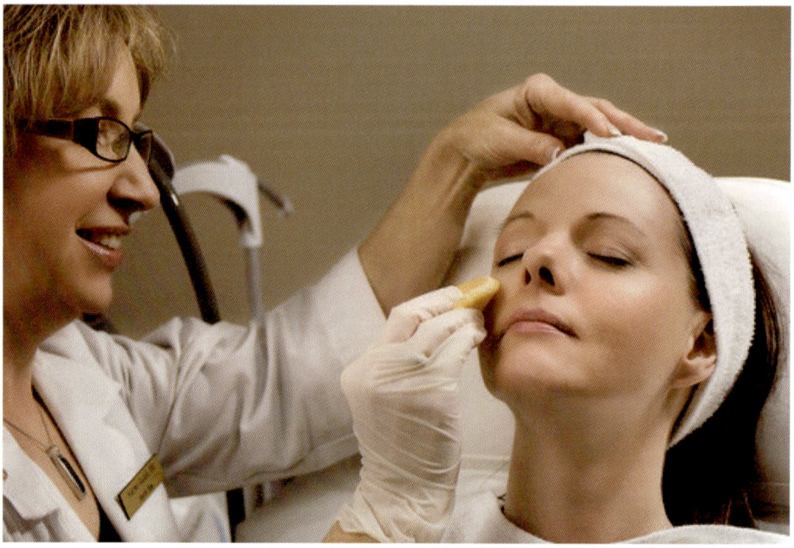

그림 12-2 메디컬 스킨케어 피부관리사

2. 피부문제와 메디컬 스킨케어

1. 여드름(Acne) 피부 관리

(1) 여드름의 정의

여드름은 retention hyper-keratosis인 피지분비 시 모공 내 각질 비후 현상으로 인해 생성되는 만성 피지선 염증 질환을 말한다. 여드름은 피부병변이며 그리스어 'akme'에서 나온 단어로 '점'을 의미하며, 의학 전문 용어로 심상성 좌창acnevulgaris이라는 피부 질환이다.

(2) 여드름의 발생 원인

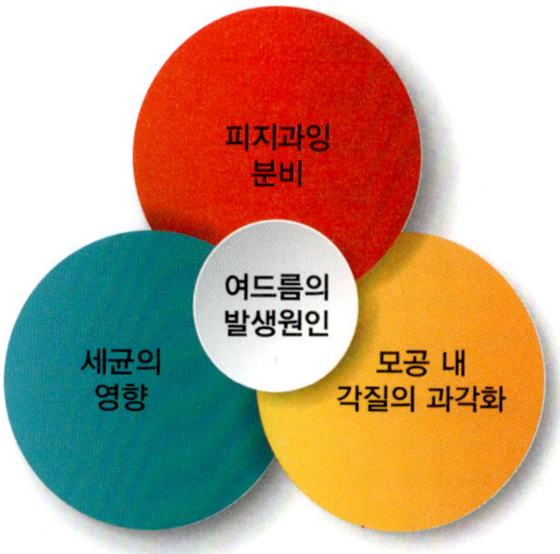

여드름의 발생 원인은 아직 명확히 밝혀지지는 않고 있으며, 개인 차이는 있으나 유전적 요인과 호르몬 영향에 의해 발생되는 것으로 알려지고 있다. 또한, 여드름 발생은 한 가지 요인이 작용하기보다는 여러 가지 요인이 복합적으로 작용하여 발생된다. 대표적인 요인으로는 피지선에서의 피지과잉 분비, 모낭 내 각질의 과각화, 모공 안 박테리아의 밀집 현상으로 대표적인 여드름균 학명인 프로피오니박테리움 아크니스*Propionibacterium acnes* 증식에 의해 여드름이 생성되고, 악화되는 것으로 알려지고 있다.

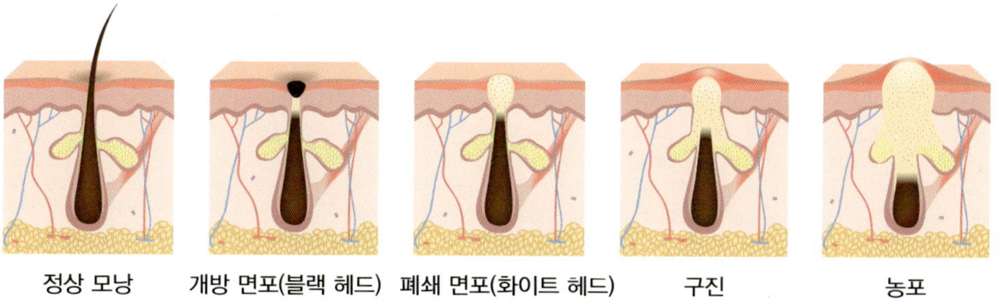

그림 12-3 여드름의 발생

출처: For scientific information on acne, refer to Dr. Taylor's paper Acne Vulgaris in Skin of Color (Taylor SC, et al Journal of AmericanAcademy of Dermatology 46(S2) 98-106, 2002).

① 피지과잉 분비

피지선은 끊임없이 피지를 생산하고 있고 피지선 배출관에서 모유두毛乳頭를 통하여 피부 표면에 피지를 분비한다. 피지분비는 호르몬에 의한 영향을 많이 받으며, 특히 테스토스테론은 피지선을 자극해 피지 분비를 촉진시키며, 지질의 생합성을 활성화한다. 피지가 과잉 분비되어 모공 안을 가득 채우면 세균 증식의 원인이 되어 여드름이 발생하게 된다.

② 모낭 내 각질 과각화

모공 안의 각질층은 약 4~5장으로 모공 속에서도 각화과정은 일어난다. 그러나 모공 안의 각화과정이 정상적으로 이루어지지 않으면, 모공 안에 노화된 각질이 축적되게 된다. 이로 인해 모공을 막게 되어 피지선에서 분비된 피지가 모공 밖으로 배출이 어렵게 됨에 따라 세균이 증식하여 여드름 발생 원인이 될 수 있다.

③ 세균의 영향Bacteria

모공 안에 피지가 과잉 축적되면 박테리아의 활동력이 왕성해지고, 박테리아 균들은 지질분해 효소인 리파아제lipase가 피지를 구성하고 있는 지질 성분 중의 트리글리세리드triglyceride를 분해해서 유리 지방산으로 변화시킨다. 유리 지방산은 피부에 심한 자극을 주는 물질로 염증을 일으키게 됨에 따라 여드름이 발생하게 되며, 여드름을 일으키는 대표적인 원인균의 학명은 프로피오니박테리움 아크니스*Propionibacterium acnes*로 알려져 있다.

(3) 여드름 악화 요인

① 호르몬

남성 호르몬인 안드로겐은 피지분비를 증가시키고, 이외에도 부신피질 호르몬, 성선자극 호르몬, 갑상선 호르몬, 스테로이드 약제 등 이 피지분비에 일부 관여하는 것으로 알려져 있다. 또한, 호르몬 분비는 생애주기별 영향을 받으며 대표적으로 사춘기 때와 여성의 경우에는 생리전, 임신초기, 폐경기에 호르몬에 의한 여드름이 발생될 수 있다.

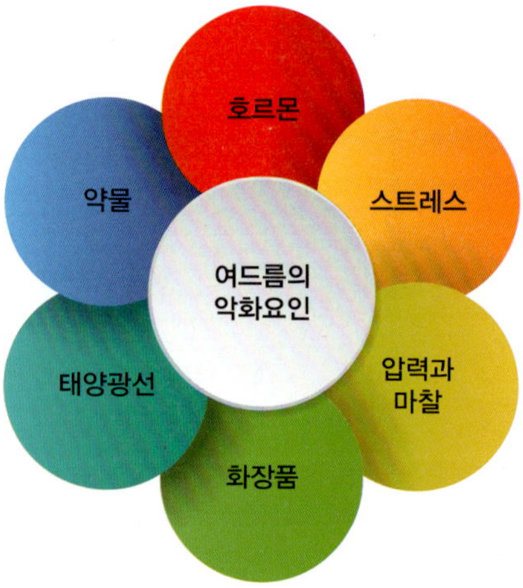

② 스트레스

스트레스는 뇌하수체를 자극하여 부신피질 호르몬을 증가시키고 이로 인해 피지분비가 왕성하게 되며, 이는 곧 여드름 악화 요인으로 작용할 수 있다.

③ 압력과 마찰

압력과 마찰은 여드름의 발생의 직접적인 원인으로 작용하지 않으나 여드름씨를 자극하여 여드름 생성을 촉진하며, 난포벽 파열의 원인이 되어 여드름을 악화시킨다.

④ 화장품

피부 타입에 맞지 않는 화장품을 사용하였을 때는 피부에 트러블이 발생될 수 있으며, 특히 오일 성분이 다량 함유된 화장품은 모공의 입구를 막고 피부에 지나친 자극을 주어 여드름을 발생시키거나 악화시킬 수 있다. 여드름 유발Comedogenic 성분들로는 동물성 오일, 이소프로필 미리에이트류, 석탄에서 추출한 D&C 색소, 미네랄 오일 등이 있다.

⑤ 태양광선

과도한 자외선 노출은 표피의 각질층이 두꺼워져서 모공을 막게 되며, 피지선의 배출 또한 원활하게 이루어지지 못하므로 여드름 발생 원인이 되거나 악화시킬 수 있다.

⑥ 약물

부신피질 호르몬제인 스테로이드계 약물은 피부 도포나 복용 또는 주사를 맞을 경우에 여드름을 발생시킬 수 있으며, 그 외 코티솔 연고나 요오드가 다량 함유된 비타민제도 여드름을 악화시키는 것으로 알려지고 있다.

(4) 여드름의 종류

형상	종류
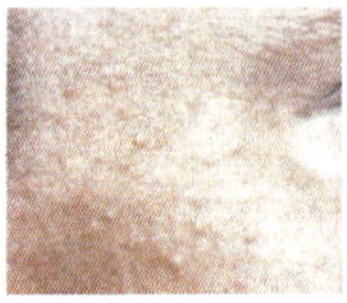	① 화이트 헤드(Whithe Head & Colsed Comedones) 모낭에서 피지와 탈락된 각질이 쌓여 모공이 막혀 나타난 유형으로 모공에서 점점 커져 밖으로 올라오면 Black Head가 되며, 발열이나 염증은 동반되지 않으나 염증성 여드름으로 발전될 수 있다.
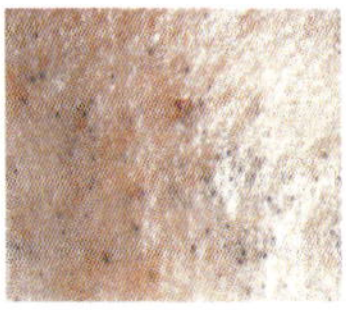	② 블랙 헤드(Black Head & Open Comedones) 화이트 헤드가 커져서 모공을 열고 밖으로 돌출되어 공기와 산화되어 검게 나타나며, 염증으로 진행되지 않고 관리가 쉬우며 주로 코 주변 T-Zone 등에서 호발된다.
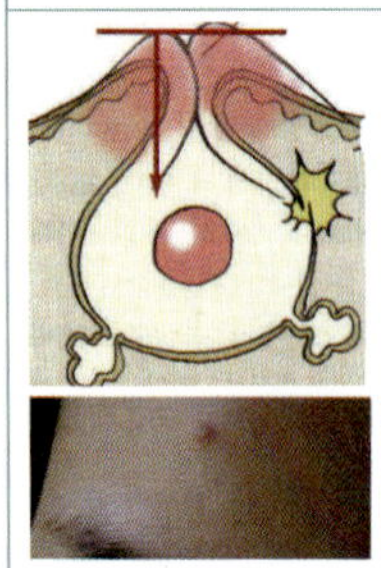	③ 구진(papule & pimple) Whithe Head에서 Bacteria 등에 의해 염증이 발생된 상태이며, 염증의 초기 단계로 발열과 동통이 있고, 딱딱하다. 고름 pus 이 형성될 때까지 짜지 말아야 한다.
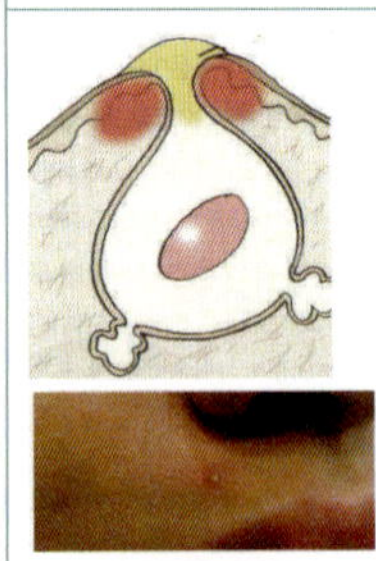	④ 농포(pustule) 구진에서 2~3일이 지나면 가운데가 노랗게 고름 pus 이 생긴 상태로 여드름을 누르면 통증이 없고 말랑거린다. 여드름 추출이 가능한 시기이다.
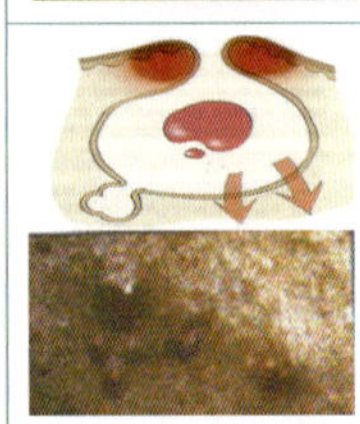	⑤ 결절(nodule) 구진보다 크고 깊은 곳에 자리 잡고 있으며, 만지면 빨갛게 붓고 딱딱하며 통증이 있다. 흉터가 유발될 수 있고 모공의 입구가 보이지 않기 때문에 관리 시에는 주의하여야 한다.
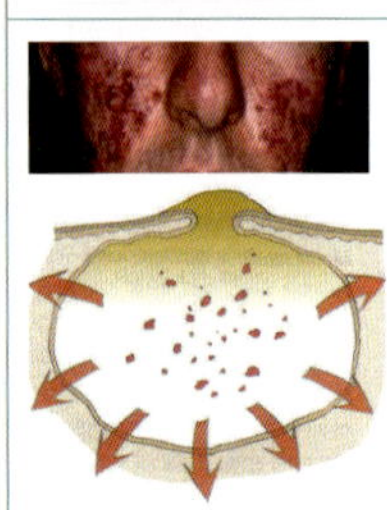	⑥ 낭종(cyst) 결절이 심화되어 여러 개의 모공으로 깊고 넓게 진행되어 악화된 상태이며, 크기가 크고 염증이 심하여 여드름 흉터를 남긴다.

(5) 여드름 등급

Dr. Fulton은 여드름의 분포도와 종류에 따라 등급을 4가지 등급으로 구분하였으며, 1등급은 비화농성 여드름인 Whitehead와 Blackhead로만 이루어진 상태이다. 2등급은 경도가 심한 Whitehead가 주를 이루고, Blackhead가 약간 분포된 상태로 관리기간도 길고, 관리자체가 어려운 여드름 등급이다.

3등급은 Papules · Pustules가 주를 이루고, Whitehead · Blackhead가 약간 섞여 있는 상태이다. 4등급은 Whitehead · Blackhead · Papules · Pustules · Nodule · Cyst 여드름의 모든 종류가 분포되어 있는 상태로 흉터를 유발할 수 있다.

표 12-1 여드름 등급(Dr. Fulton)

구분		등급 분류
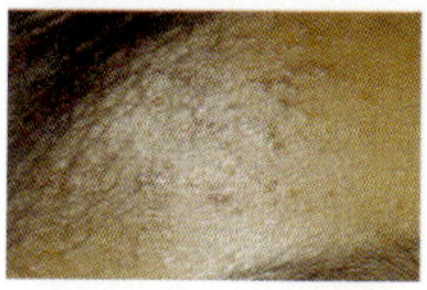	1등급	화이트헤드 · 블랙헤드
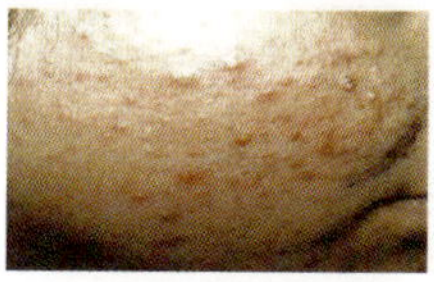	2등급	경도가 심한 화이트헤드 · 블랙헤드
	3등급	화이트헤드 · 블랙헤드 · 구진 · 농포
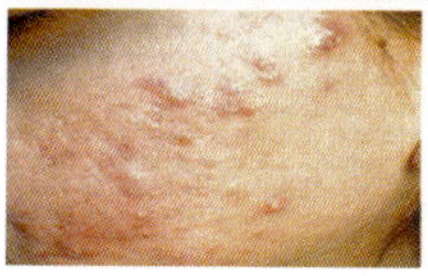	4등급	화이트헤드 · 블랙헤드 · 구진 · 농포 · 결절 · 낭종

(6) 여드름 흉터

심한 염증성 여드름은 피부 흉터를 동반하게 되며, 흉터의 종류에는 피부조직의 괴사가 정상적 복구가 되지 않아 생기는 파여지는 흉터 ice-pick, pitpot, carter와 섬유아세포의 증가로 콜라겐이 과잉 생성되어 피부가 돌출된 흉터가 있다.

돌출된 흉터는 유전적 요인으로 발생되는 케로이드keloid와 지속적 염증반응으로 형성된 비후성 반흔hyper tropia이 있으며, 비후성 반흔은 주로 목 · 등 · 가슴 부위에 나타난다.

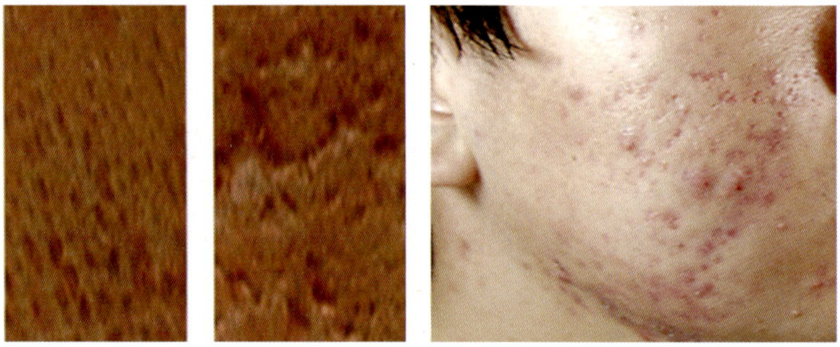

그림 12-4 여드름 흉터

(7) 여드름 치료

여드름을 치료하지 않으면 반흔이 생길 수 있을 뿐만 아니라 심한 정신적 상처를 받을 수 있기 때문에 적절한 치료를 받아야 한다. 그러나 여드름의 치료에 효과적인 단일 치료 방법은 없으며, 모든 여드름 치료는 과각화의 정상화 · 피지생성의 감소 · P.acnes 균주 증식의 최소화 및 염증의 감소 등 병원성 인자를 억제하는 것으로, 병발 정도에 따라 국소도포제 사용에서부터 항생제 혹은 retinoids나 azelaic acid 및 각질용해제 · 전신치료제 · 물리적 치료 방법 등이 현재 사용되고 있다.

① 국소적 치료제로: retinoicacid와 tretinoin이 면포성 여드름에 많이 주로 사용되고, 그 기전은 각질을 제거하여 원활한 피지 배출을 유도하며 여드름균의 증식을 억제한다. 그러나 retinoids의 부작용으로 피부자극skinirritation이 보고되고 있다. 합성 비타민 A 유도체인 adapalene, 염증성 여드름에 효과적인 benzoylperoxide, 각질제거제exfoliants로 사용하는 salicylic acid와 resorcinol, 일반 여드름과 농포성여드름에 효과적인 clindamycin이나 erythromycin 등은 *P.acnes* 균주에 대한 유리지방산의 생성을 감소시키는 작용이 있어 사용되고는 있으나, erythromycin에 대한 내성이 있다는 보고가 있다.

② 전신치료제로는 경구용 항생제oral antibiotics인 tetracycline 또는 minocycline이나 erythromycin 또는 doxycycline 등이 있다. Erythromycin은 임산부나 수유부가 사용할 수 있으나 효과는 tetracycline과 비슷한 것으로 보고되고 있으며, minocycline과 doxycycline은 tetracycline보다 흡수가 잘되며 효과도 좋다고 알려져 있다.

Tetracycline은 소화장애 · 광독성 피부염 · 2차 감염 · 질염 · 항문 주위 소양증 · 색소침착 등의 부작용이 있고, 임산부와 12세 이하의 어린이나 신장의 기능이 좋지 않은 사람은 복용을 피하는 것이 좋다.

③ Isotretinoin은 심한 여드름이나 결절성 낭종 여드름에 피지의 분비와 모낭이 딱딱해지는 것을 억제하여 염증 완화작용을 하기 때문에 효과가 인정되나, 구순 건조 등의 흔한 부작용과 함께 기형아 유발의 치명적인 부작용도 가지고 있다.

④ Estrogenhormone제는 피지 분비를 억제하는 효과가 있으나 체중증가나 고혈압 등의 부작용이 있어 심한 농포성이나 낭종성 여드름이 발생한 16세 이상의 여성에 한하여 사용한다. 부신피질 호르몬제는 스테로이드성 여드름을 발생시킬 가능성이 있고 중증의 심한 낭종성 여드름과 응괴성 여드름에 우수한 효과를 보이나 부작용을 고려하여 투여 용량과 사용기간을 신중히 고려해야 한다.

메디컬 스킨케어에서의 물리적 방법으로는 화농성 여드름의 염증을 진정시킨 후 소독한 바늘이나 탄산가스 레이저로 면포나 농포를 뚫어 준 다음에 면포 압출기로 치료한다.

주사요법은 염증성 구진이나 농포 및 심하게 딱딱해진 여드름을 부드럽게 만들어 triamcinolone을 직접 주입하여 흉터가 남지 않도록 한다. 가벼운 화학적 박피술 skinscaling은 여드름이 넓게 퍼진 경우각질을 용해시키는 화학약품쿰스 용액, glycolicacid으로 각질만 벗겨 내는 시술도 사용된다.

염증성 여드름에 헬륨 레이저로 치료하면 상처의 빠른치유와 피부 손상이 적기 때문에 많이 이용되고 있다. 약물요법 외에 피부 박피술이나 냉동치료 등의 외과적 치료 또는 자외선 조사 같은 물리적 치료요법 등은 여드름에 의한 흉터의 교정과 단시간 내 치료가 어렵다는 한계가 있다. 또한, 반복되는 여드름으로 인하여 항생제의 장기간 사용의 경우에는 여드름 원인 균주뿐만 아니라, 피부에 상재하는 정상균주에 대한 항생제 내성도 큰 문제가 되고 있다.

이러한 문제점을 보완하고 해결하기 위한 방법으로 장시간 편안하게 사용할 수 있는 안전성이 확보된 천연물로부터 여드름에 적용하여야 하는데 지금 여드름에 적용되고 있는 천연성분 중에서 각질제거와 피지 조절 효과가 있는 성분들이 피부 자극도가 있기 때문에 염증성 여드름이 악화되기도 하고 피부의 홍반 등의 문제가 있다. 그러므로 여드름에 적용되는 유효성분들은 각질제거 · 피지조절 · 항염의 효과가 있으면서 피부의 진정효과까지 있는 안정성이 있는 여드름 유효성분의 개발이 필요하다.

2. 색소질환 피부관리

(1) 색소 질환 피부의 정의

색소 질환 피부란 멜라닌 색소가 비정상적으로 과색소 침착 또는 결핍된 피부문제로 과색소 침착 피부는 기미 · 주근깨 · 흑자 등이 있으며, 저색소침착 피부에는 백반증과 백색증이 있다.

① 기미Melasma

기미는 주로 자외선 노출로 인해 연한 갈색 또는 암갈색으로 과색소 침착된 색소이상 증상으로 주로 좌우대칭을 이루며, 뺨 · 눈가 · 코 · 윗입술 부위에 나타난다. 또한, 경계가 확실하며, 불규칙한 모양으로 가려움 및 통증이 동반되지 않는다. 기미의 발생 원인은 정확하게 밝혀지지 않고 있으며, 주로 여성들에게 많이 발생되며, 특히 임신 기간이나 폐경기에 발생하나 임신성 기미의 경우 출산 이후 자연 소실되는 경우도 있다. 기미는 자외선, 호르몬, 스트레스, 영양불균형, 간 기능 저하 등에 의해 악화될 수 있다.

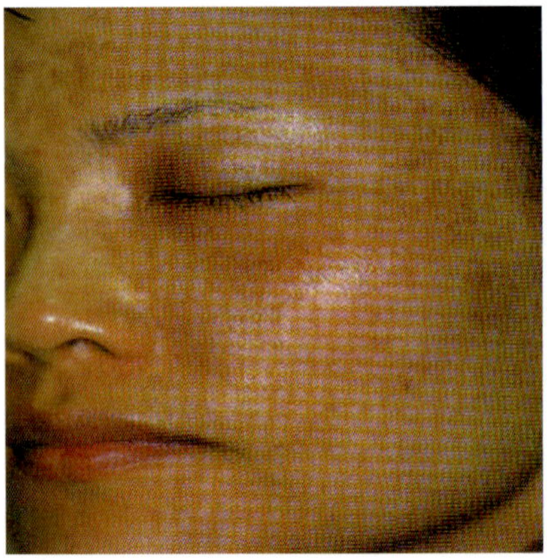

그림 12-5 기미

② 주근깨Freckle

주근깨는 자외선 노출에 의해 발생되며, 1~3mm 정도 크기의 갈색 반점으로 경계가 뚜렷하다. 유전적인 요인으로 소아기에 발견되나 사춘기 전후에 주로 나타나고, 봄과 여름에 자외선량이 많으면 진해졌다가 가을과 겨울이 되면 옅어지며, 자연히 스스로 없어지지는 않는다.

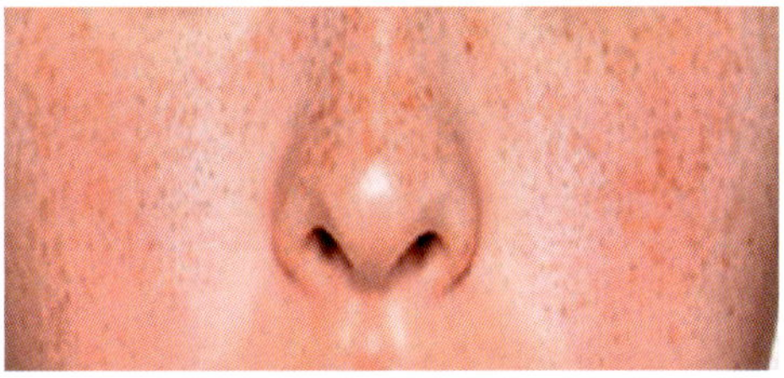

그림 12-6 주근깨

③ 흑자Lentigo

흑자는 일반적으로 점이라 불리며, 안정하고 분명하게 과량색소 침착된 색소 반으로 선천적 · 후천적 요인 모두에 의해서 발생한다. 흑자의 종류에는 기저층에 멜라닌 세포가 이상증식으로 발생되는 단순성 흑자가 있으며, 이는 경계가 명확하고 둥근 갈색 또는 검은 반점을 띤다.

노인성 흑자는 자외선에 의한 오랫동안 피부손상 으로 발생되는 노인들에게 나타나는 과색소 침착이다. 일광성 흑자는 자외선 노출이 증가함에 따라 표피의 멜라닌 세포 수가 증가하고, 진-표피 경계부에 멜라닌 세포가 응집된 상태의 과색소 침착이다.

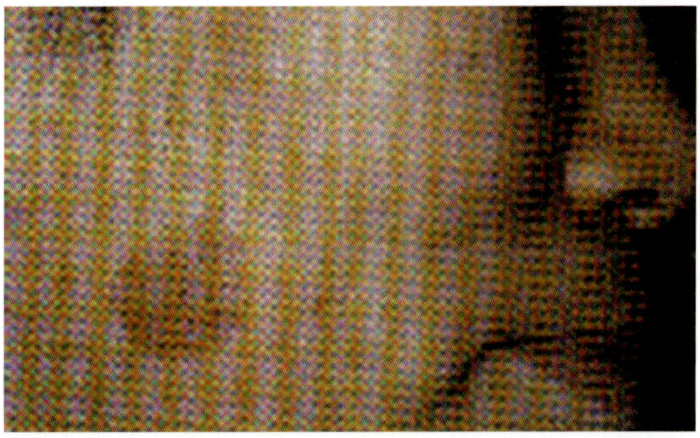

그림 12-7 흑자

④ 백반증Vitiligo

멜라닌 세포가 파괴 또는 수가 감소하여 발생하는 피부 질환으로 원형이나 타원형의 흰색반점 형태로 나타난다. 후천적 영향을 많이 받으며, 주로 노인과 성인에게 호발되지만 소아에게도 발견되기도 한다. 발병 원인으로는 자가면역 기능 저하, 유전적 요인, 신경전달물질 관련성 등이 관여하는 것으로 보고되고 있다.

⑤ **백색증**Albinism

피부나 모발 등에 멜라닌 색소의 결핍으로 나타나는 선천적인 피부질환으로 피부 멜라닌 세포의 수는 정상이지만 멜라닌 합성에 작용하는 티로시나아제 기능 이상으로 멜라닌 소체를 형성하지 못해 발생된다. 자외선 방어 능력이 매우 약함에 따라 일광 화상 및 피부노화가 촉진될 수 있다.

3. 노화 피부관리

(1) 노화 피부의 정의

인체를 둘러싸고 있는 최외각 층의 피부는 인간의 연령증가에 따라 노화 과정이 발생되며, 이는 인체 기관의 기능적인 측면뿐만 아니라, 미美적으로도 생기를 잃어 간다는 것을 의미한다. 피부노화는 다른 기관들과 상이하게 외부의 영향을 많이 받음에 따라 더 많은 관리가 필요하다.

피부 노화는 크게 내인성 노화Intrinsic aging와 외인성 노화Photoaging로 구분되며, 내인성 노화는 세월의 흐름에 따라 자연적으로 발생됨에 따라 인체의 모든 기관의 기능저하로 발생되는 노화를 말한다. 외인성광 노화는 오랜 기간 동안 일광노출에 의해 얼굴·손·목 등 부위의 피부에서 볼 수 있는 노화현상을 말하고, 이는 나이가 들어감에 따라 내인성 노화를 악화시키기도 한다.

노화 피부의 특징은 건조하고, 주름이 많으며, 탄력성 소실과 불규칙한 색소침착 등을 볼 수 있다.

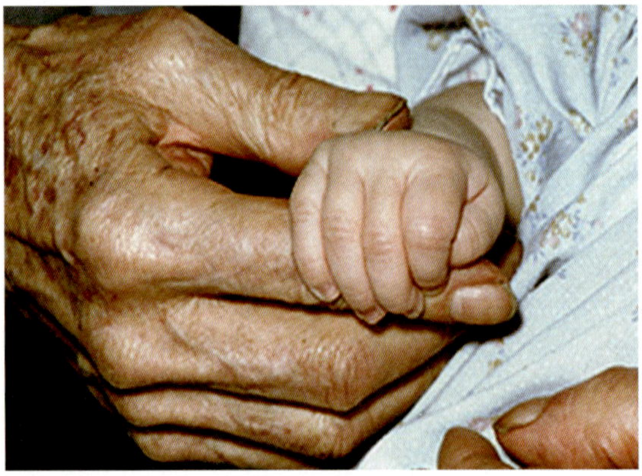

그림 12-8 피부 노화

(2) 내인성 노화의 피부 특징

내인성 노화는 피부 검조함과 잔주름이 증가되면서 시간의 경과에 따라 주름이 점차 굵어진다.

표 12-2 내인성 노화와 외인성(광) 노화의 피부 특징

	내인성 노화 피부	외인성 노화 피부
표피 두께	얇다	두껍다
표피 세포	균일한 세포, 멜라노좀 균일 분산	무실서 배열, 멜라노좀 결여, 비대
각질층	각질세포 크기 균일	세포층이 보다 많아짐. 세포의 크기 다양
멜라노 사이트	세포 감소	세포 증가
탄성 섬유조직	규칙적 배열	변성된 부정형 덩어리
콜라겐	감소, 두꺼워짐	감소
망상진피	얇아짐	두꺼워짐
섬유세포	감소	증가, 활성 증대
비만세포	감소	감소
염증성 세포	없음	혼합된 염증성 세포
모세혈관	확장증 없음, 약간 감소	현저히 감소, 확장됨
임파관	중간 정도 감소	대부분 소실
랑게르한스 세포	약간 감소	현저히 감소

3. 필링과 메디컬 스킨케어

1. 필링

피부의 노화는 25세를 기점으로 시작되며 나이가 들수록 노화의 가속도가 붙는다. 평소 피부관리를 소홀히 하거나 자외선에 자주 노출되면 피부에 각질이 쌓여서 칙칙해 보이고 진피층의 콜라겐과 엘라스틴에 손상이 일어나서 피부는 푸석해지고 탄력이 떨어지게 된다.

필링Peeling이란 '껍질 벗기기'라는 뜻을 의미한다. 누구나 나이가 들면서 세포의 생성기간이 지연됨에 따라 각질층이 두터워지게 되고 죽은 세포의 응집력이 커지며 각질세

포의 탈피율이 저하되기 때문에 과각화증이라는 증상이 생기게 된다. 이처럼 피부에 죽은 각질세포가 쌓이게 되면 피부가 거칠어지고 안색도 나빠지며 심한 주름 현상이 나타나서 피부 노화를 가져오는 원인이 된다. 이러한 증상을 완화시키기 위해 피부에 무리한 자극을 주지 않으며 부작용 없이 각질을 떼어내는 것이 필링이며, 피부의 상태에 따라 적절한 필링 종류를 택해야 한다.

필링은 형태에 따라 물리적 필링과 화학적 필링으로 분류할 수 있다. 물리적 필링에는 다이아몬드 필링이나 크리스탈 필링 등이 있으며, 화학적 필링에는 AHA alpha-hydroxy acid, 제스너 필링 Jessner's, BHA beta-hydroxy acid 이나 해초 필링 등이 있다. 그리고 깊이에 따라 표층 필링, 중층 필링, 심층 필링으로 분류된다.

① 물리적 필링

물리적 필링은 기계적 박피술 또는 미세 박피술이라고 하며, 피부의 가장 바깥층에 있는 표피의 죽은 각질을 제거하는 과정으로 막힌 모공들을 깨끗하게 하고 피부 톤을 맑게 하며 피부 결을 매끄럽게 하는 작용을 한다. 여드름 흉터 · 넓어진 모공관리 · 잔주름 · 칙칙한 피부에 효과를 볼 수 있다.

② 크리스탈 필링

크리스탈 필링 CrystalPeeling 은 1970년대에 개발되었지만 그동안 이용이 뜸하다가 피부 미용에 아주 효과적이라는 사실이 밝혀지면서 미국과 유럽 등지에서 새로운 안면 박피 방법으로 각광을 받고 있다. 크리스탈은 다이아몬드 다음으로 단단한 광물로 미세 크리스탈은 정교하고 미세하게 피부층에 작용한다. 치료에 사용되는 미세 크리스탈은 알루미늄옥사이드 Aluminium oxide 라고 불리는 의료용 파우더로 화학적 반응을 일으키지 않고 인체에 무해하다. 미세한 크리스탈 입자들을 피부에 강하게 분사하여 피부의 각질층을 세밀하게 갈아내면서 입자와 조직들을 다시 흡입하여 미세한 박피가 일어나게 하며, 진공의 압의 강도에 따라 박피의 깊이를 조절할 수 있다.

잔주름 · 여드름흉터 · 지루성 · 각질이 많이 생성되고, 두터운 피부 · 튼살 · 닭살 피부에 효과적이다.

③ 다이아몬드 필링

다이아몬드 필링 DiamondPeeling 은 75～175mm의 천연 다이아몬드 칩을 핸드피스에 부착하여 피부를 깎아낸다. 박피의 깊이는 피부의 두께나 질환에 따라 다이아몬드 칩과 진공 에너지의 강도를 달리하여 조절한다. 시술 후 깎여 나간 표피세포가 필터에 의해 걸러지므로 시술 후 직접 확인이 가능하다. 다이아몬드 필링은 크리스탈 분말가루를 사용한 필링의 단점을 보완한 것으로 좀 더 정교하고 부작용이 적다.

④ 화학적 필링

화학적 필링은 표피층과 진피층의 죽은 세포의 제거로 피부 노화를 예방하며 피부 재생과 탄력성을 회복시켜 준다. 여드름성 질환, 잔주름, 색소 등을 개선시킨다. 화학적 필링의 깊이는 농도, 덧바르는 횟수, 피부 지속 시간, 피부 타입 등에 따라 다르다.

⑤ 제스너 필링

제스너 솔루션Jessner's solution은 오랜 세월동안 사용되어 온 상당히 안전한 필링이다. 1940년 후반에 Max Jessner에 의해 제조되었다. 일반적으로 사용되는 제스너 솔루션 용액의 구성은 에탄올Ethanol 95% 100ml · 살리실산Salicylic acid 14g · 젖산Lacticacid 14ml · 레소시놀Resorcinol 14g을 혼합한 용액으로 스킨 스케일링의 한 종류이다. 여드름 치료에 많이 사용된다. 피부에 과도하게 쌓여 있는 각질과 피지 등의 노폐물을 깨끗하게 제거하여 여드름 배출을 원활하게 하고 화농성 여드름의 경우에는 염증 반응을 호전시킨다.

⑥ TCA 필링

TCA Trichloroaceticacid는 알파 탄소에 위치한 3개의 수소원자가 염소원소로 대치된 유기 할로아세트산이다. 단백질을 응고시키는 작용이 있는 아세트산의 일종으로 표피와 진피상부를 괴사시킨다. 하지만 손상받은 조직의 밑에 있는 모낭으로부터 표피세포가 이동되어 표피를 재생시키고, 2~3주 내에 진피도 재생되어 피부에 흉터를 남기지 않는다. 진피 내 침투는 표피의 두께에 따라 다른데, 두터운 표피를 가진 조직에서는 진피의 괴사가 경미하게 일어난다. TCA의 피부 내 침투력은 농도에 좌우된다. 15~20% TCA는 표피의 일부만 탈락시켜 잔주름과 기미색소를 완화시키고, 피부에 매끄러움을 준다.

⑦ 해초 필링

해초 필링은 천연의 식물에서 얻어지는 성분을 이용하는 필링이다. 주요 성분은 효소 성분이 함유된 사해에서 추출한 미네랄과 미량원소 및 미세한 암석가루로 구성되어 있다. 해초는 미네랄이 풍부하여 피지분비를 조절하고 피부의 상처 회복과 재생에 도움을 주며, 피부를 촉촉하게 해주는 데 탁월할 뿐만 아니라 노화방지에도 효과적이다.

오일 베이스에 혼합된 파우더를 얼굴에 바르고 마사지를 해주면 암석가루의 연마작용으로 필링이 된다. 이 때 마사지하는 강도와 시간에 따라 필링의 깊이를 조절할 수 있다.

해초 박피의 장점은 천연 필링이기 때문에 피부의 손상부분이 최소화된다는 점과 피부재생을 도와주는 약초 성분이 함유되어 있기 때문에 모든 피부에 두루 적용할 수 있다는 점이다.

⑧ 글리콜산 필링

글리콜산glycolicacid 필링은 죽은 각질이 과도하게 쌓인 각질층의 각질세포 접착을 감소시키고 수분 흡수를 증가시킴으로써 수화작용을 높이고 각질층에 수분결합을 증가시킨다. 글리콜산은 AHA 중에서 가장 대표적인 성분으로 분자량이 작아 피부의 침투속도가 빠르고 필링의 효과도 뛰어나 널리 사용되고 있다. 침투속도가 빠르기 때문에 다른 종류에 비해 따가움도 많이 느낀다. 글리콜산의 강도를 결정하는 주요 요인은 농도, 수소이온농도지수pH, 적용시간 등이다. 70%의 농도에 pH가 낮은 것을 사용했을 때 가장 효율적이다.

농도를 더 높이거나 바르는 시간을 오래 해도 실질적인 장점은 별로 없으며, 농도보다는 산도를 낮추어 15초~3분 정도 바른 후 중화하는 것이 효과적이다. 고농도로 사용할 시 중화를 가장 주의해야 한다. 피부 타입과 상태에 따라 시간을 정한 후에 바로 중화하여 글리콜산이 더 이상 침투되지 않도록 해야 한다. 중화시간이 초과될 때에는 약물이 깊숙이 침투해 화상을 입을 수가 있다.

⑨ 알라딘 필링

알라딘Aladdin 필링은 해초를 포함한 천연성분과 미세침이 각질세포를 제거하고 피부재생을 도와주는 시술이다. 특히 여드름과 여드름흉터에 효과적이지만 얼굴은 물론이고 면적이 넓은 등에도 시술 가능하며 모공각화증 개선에도 효과적이다.

알라딘 필링의 혼합용액을 피부에 바르고 가볍게 마사지 하면 고유성분의 연마 작용으로 인해 피부 외층이 벗겨지고 미세침은 각질세포 안으로 침투된다. 결과적으로 피부의 문제점이 제거될 뿐만 아니라 자연스런 표피의 재생까지 일어난다.

⑩ 산소 필링

산소 필링은 AHA와 비타민C를 혼합하고 산소발생성분을 첨가하여 산소공급을 통한 성분 침투의 극대화를 가져오기 위한 시술이다. 필링과 재생 시스템이 동시에 이루어져 어두운 피부를 개선하고 얼굴색이 정화되며 피부의 유연성과 탄력성을 회복하게 된다.

⑪ 레이저 필링

레이저 필링은 1990년대에 탄산가스 CO_2 레이저와 어븀야그 레이저 Erbium:YAG laser 가 개발되면서 보다 정밀하게 피부 표면을 바꿔주는 효과를 얻을 수 있게 되었다. 어븀야그 레이저나 고출력탄산가스 레이저는 주로 흉터와 주름 제거를 위해 사용된다. 어븀야그 레이저는 피부를 한 번에 5~30nm씩 아주 얇게 깎아내므로 세밀하게 시술을 할 수 있다. 정상 부위의 피부까지 포함하여 얼굴 전체 혹은 피부의 미용적 단위 구간을 깎아낸 후 탄력성을 유지하는 물질인 콜라겐과 탄력섬유 생성을 유도하여 피부 재생을 촉진한다.

시술 후 딱지가 생기게 되면 손으로 뜯지 말고 저절로 떨어지게 해야 흉터를 예방할 수 있으며, 건조하지 않게 보습관리에 신경 써야 한다.

⑫ PDT 광역동요법

PDT 광역동용법이란 영문으로는 'photodynamic therapy'이다. 약물과 빛이 서로 상호작용을 하여 원하는 치료효과를 거두는 방법으로 우선 빛에 반응하는 물질인 광과민제를 도포한 후, 특정 파장의 광선을 조사하여 원하는 세포만을 선택적으로 파괴하는 일종의 광화학요법이다. PDT는 피지선에 작용하여 피지선을 파괴하므로 과다한 피지분비에 의한 번들거림을 개선하며, 모공이 넓어지는 것을 예방하고 모공을 수축하는 효과도 있다. 또한 PDT의 광원으로 V-빔 레이저와 같은 혈관 레이저나 IPL을 이용하는 경우에 붉은 여드름을 치료하는 것 외에도 여드름에 의한 붉은 자국도 개선하는 효과가 있다.

⑬ 레이저 치료

레이저는 특수한 매질을 사용해서 에너지원을 증폭하여 원하는 파장의 빛을 원하는 강도만큼 방출하는 기기이다.

레이저는 조사 형태와 시간에 따라 일정 시간만 조사되는 펄스파 · 초단파 · 극초단파 · 차단파 · Q-스위치 레이저와 연속적으로 조사되는 연속파 레이저로 분류된다. 레이저의 종류 및 적응증으로는 크게 색소, 모공 · 흉터, 리프팅, 혈관 레이저로 나눌 수 있다.

• IPL

IPL은 Intense Pulsed Light의 약자로써 여러 파장의 빛 515~1200nm 을 아주 강한 펄스 형태로 방출시켜 여러 가지 안면 홍조나 모세혈관 확장 등의 혈관성 병변, 주근깨나 잡티 등의 색소성 병변, 모공 확장이나 제모술 등 다양한 피부질환을 치료하는 레이저이다.

3～4주 간격으로 5회 정도 치료받는 것이 일반적이다.

- **레이저 토닝**

레이저 빛이 피부에 노출되는 시간을 짧게 하여 피부조직의 손상을 최소화하면서 충분한 에너지를 조사하여 진피층의 멜라닌 색소를 선택적으로 파괴한다. 진피형 기미, 주근깨, 잡티, 오타 모반 등의 진피성 색소질환을 효과적으로 치료하는 레이저이다.

- **프락셀 레이저**

프락셀Fraxel은 수천 개의 미세한 점을 통해 피부표면과 피부속에 열을 침투시켜 피부를 재생하고 탄력을 높여 주는 레이저이다.

피부 표면 1cm²당 2, 000～3, 000개의 마이크로 빔을 쏘아 미세한 화상을 일으키면 주변의 건강한 세포들이 손상된 피부의 빠른 재생을 위해 움직이게 되며, 이 과정에서 죽은 세포가 떨어져 나가고 신속하게 새로운 세포가 만들어진다. 시술은 2～4주 간격으로 3～5회 정도 시행한다.

- **울쎄라**

울쎄라Ulthera는 고강도 직접 초음파를 이용한 주름 치료 및 리프팅 시술 레이저이다. 영상장치로 피부 타깃 층을 보면서 피부 속 SMAS층 3～4.5mm 깊이로 초점을 맞추어 쏘게 되면 ConnectiveTissue라고 불리는 결합조직에 하이프 나이프가 맞게 되며, 이 부위에 일련의 열 응고 부위가 만들어진다. 만들어진 열 응고 부위에서는 열 반응으로 인해 즉각적인 타이트닝이 일어남과 동시에 상처 치유과정이 시작된다. 상처 치유과정에서는 사이토킨이라는 물질이 나오게 되는데, 이 물질은 콜라겐을 합성하고 새로운 콜라겐을 만들어 낸다.

- **옐로 레이저**

옐로 레이저Yellow laser는 511nm의 녹색과 578nm의 노란색, 두 가지 파장을 내는 레이저로 색소성 질환과 혈관성 질환을 치료하는 데 가장 효과적인 레이저이다.

- **V-빔 레이저**

V-빔V-beam레이저는 혈색소에 선택적으로 흡수되어 혈관 병변의 치료에 이용되는 장파장의 레이저이다. 펄스의 노출시간이 길어 기존의 색소 레이저로 치료가 잘 안 되던 성인의 화염상 모반과 하지의 혈관확장증에 높은 치료효과를 보이고 있다. 안면홍조증, 혈관확장증, 혈관종, 켈로이드 등에 효과적이다.

4. 쁘띠 성형과 메디컬 케어

쁘띠 성형이란 '쁘띠petit는 프랑스어의 '작다'라는 의미로 기존의 성형수술과는 달리 보툴리눔 톡신이나 필러를 이용하여 '작고 가벼운' 방법으로 시술한다는 의미로 명명되고 있다. 쁘띠 성형의 장점은 메스mes, 네덜란드어를 쓰지 않기 때문에 수술과 마취로 인한 통증이 없고, 수술 후 즉시 일상생활이 가능하다는 것이다. 이러한 이유로 바쁜 현대인이나 수술에 대한 두려움이 있거나 다른 사람의 이목이 부담스러운 사람들 사이에서 각광받고 있다.

1. 보톡스(Botox)

보톡스란 보툴리눔 톡신botox, 엘러간사의 상품명, 이하 '보톡스'으로 Botulism의 어원은 라틴어의 소시지란 뜻에서 유래되었다. *Clostridium botulinum*이 원인균으로 그람 양성, 혐기성의 특성을 갖고 있으며, 사람에게 독성이 매우 강한 것으로 알려져 있었으나 1978년 이후 보톡스 A의 안전성과 효능이 입증되면서 처음 사시 교정술에 시도되었다. 1987년 Theodore Thomoich가 보톡스 A를 눈 주위가 떨리는 안검경련 환자의 치료를 위해 양쪽 미간 부위에 독소를 주사한 후 미간 부위의 주름선이 아주 부드러워지고 주름이 없어지는 것을 처음 발견하여, 미용 목적의 사용 가능성에 대해 관심을 가지게 되었다.

그 후 점차 사용 범위가 확대되어 안검경련 · 안면경련 · 경부 근긴장 이상 · 사지 근긴장 이상 등에 쓰이고 있으며, 주로 부적절한 또는 과도한 긴장도의 골격근에 사용되었다. 최근에는 다한증 치료 및 사각턱 치료나 종아리 근육 치료의 목적 등 다양한 분야로 많이 활용되고 있다. 국내에서는 1999년경부터 보톡스 A를 피부과 영역에서 주름 치료로 많이 사용하고 있다.

(1) 시술 목적

① 눈가, 미간, 콧등, 이마 등의 표정 주름
② 사각턱 축소, 손 · 발, 겨드랑이의 다한증
③ 종아리 근육 축소 등

(2) 부작용

① 부종 및 홍반

② 피하출혈

③ 과다 주입 및 잘못된 부위에 주사 시 근육 불균형과 부자연스러움

(3) 시술 후 주의사항

① 시술 후 3일 이내 사우나와 찜질 금지

② 시술 후 3~4시간 정도 눕는 자세 자제

③ 시술 부위 강한 자극이나 2~3주 내 마사지 금지

④ 턱 부위 시술 경우, 딱딱한 음식 저작 자제

2. 필러

필러Filler는 피부 연조직의 함몰부위 또는 미용적 목적으로 외형의 복원 및 볼륨이 필요한 부위에 피부조직 성분을 주입하여 채워주는 것을 말한다.

필러는 체내에서 분해되는 것과 분해되지 않는 반영구 필러가 있다. 필러의 종류에 따라 그 효과와 지속성도 매우 다양하며 필러 제품에 따라 피부조직의 괴사나 염증 등의 부작용이 간혹 발생되기도 하며, 이를 예방하기 위해 히아루론산 계열의 분해성 필러가 많이 사용되고 있다.

(1) 필러의 종류

① 히아루론산 필러: 레스틸렌, 펄레인, 쥬비덤, 매트리덱스

② 고형 입자 필러: 아테콜, 아쿠아미드

③ 동물 콜라겐 필러: 자이덤, 자이플리사트

④ 그 밖에 필러: 지방, 알로덤, 고어텍스, 에볼런스

(2) 시술 목적

① 팔자 주름, 이마 · 코 · 미간 주름

② 눈 밑, 턱 볼륨 증대

(3) 부작용

① 부종 및 멍

② 과다 주입 시 부자연스러움

(4) 시술 후 주의사항

① 시술 후 3일 이내 사우나, 찜질 금지

② 시술 부위 강한 자극 금지

3. 자가 지방이식

자가 지방이식란 피술자 본인의 복부 · 둔부 · 허벅지 등에서 채취한 지방을 원심분리기를 이용해 순수 지방세포만 분리하여 원하는 부위에 고르게 주입하여 부족한 볼륨을 보충하고, 입체감을 살릴 수 있는 수술을 말한다. 지방이식술은 깨끗하고 고른 양질의 지방만을 손상 없이 채취하여 이물질로부터 잘 분리한 후에 피부의 지방이나 근육 사이로 고르고 미세하게 주입해야 생착률을 높일 수 있기 때문에 전문가의 노련한 기술이 필요하다.

(1) 시술 목적

① 꺼진 볼과 광대뼈 아래의 함몰부위 보완

② 팔자 주름

③ 편평한 이마, 무턱, 밋밋한 앞 광대 보완

④ 관자놀이, 콧대, 입술 등 얼굴의 볼륨감 증대

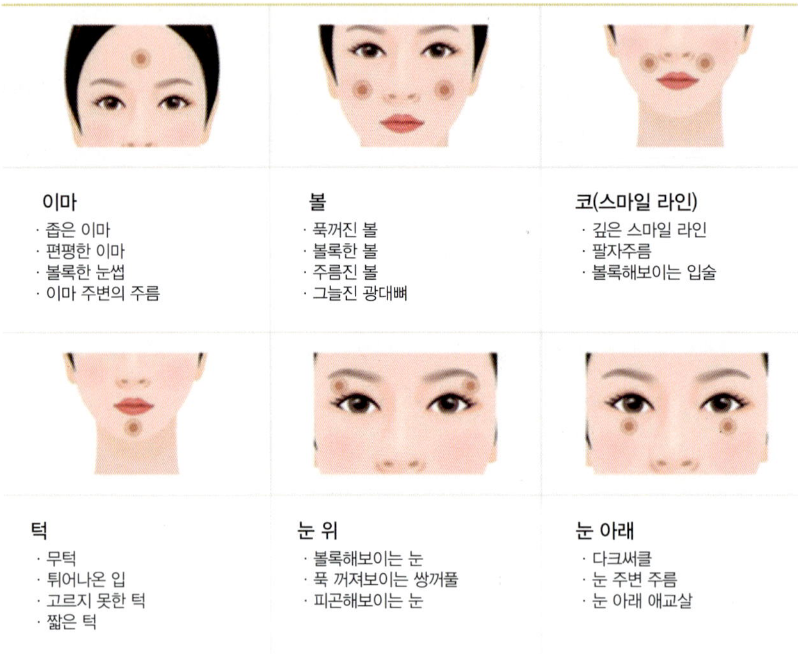

그림 12-9 부위별 자가 지방이식

(2) 부작용

① 일시적인 가벼운 통증과 약간의 멍이나 붓기

② 얼굴이 당기는 느낌이 있을 수 있으나 1~2주일 내로 사라짐

(3) 시술 후 주의사항

① 붓기 및 출혈 방지를 위해 지방을 채취한 부위다리, 복부에 3일 간 압박붕대를 착용

② 이식한 부위의 지방이 눌리거나 충격이 가해지지 않도록 2~3주간 외부 자극 주의

③ 세안 및 화장은 3일째 수술부위에 반창고를 제거한 후부터 가능

④ 봉합을 시행한 경우 3~5일째 모두 제거

⑤ 1개월 동안 음주 및 흡연 금지

4. 자가혈 피부재생술

자가혈 피부재생술PRP; Platelet Rich Plasma이란 복합피부재생술로 일반적으로 피주사라고 알려져 있으며, 자신의 혈액을 원심분리기를 이용해 분리하여, 분리된 혈장 하단부의

혈소판이 가장 풍부하게 함유된 부분을 사용한다.

혈소판이 다량 함유된 부분을 PRP라고 하며, 함유된 혈소판은 혈액응고 작용을 돕고 피부 재생 및 시술부위의 재생 촉진, 상처회복, 탈모에 이르기까지 폭넓은 효과를 보인다. 또한, 손상된 피부를 젊게 해주고 개선시키는 새로운 치료법으로 자신의 혈액에서 피부를 재생시키는 혈소판과 성장인자Groqth factor와 시토카인cytokine을 분리하여 사용함으로써 다크서클Dark circle, 주름, 눈 밑 볼록살 제거, 각종 흉터를 비롯한 전반적인 피부 재생에 좋은 효과를 보인다.

자가혈 피부재생술은 자기 혈액에서 추출한 혈소판을 이용하기 때문에 거부반응이나 알레르기 반응이 없다는 점이 특징이며 원심분리 후의 지혈 · 살균 · 세포분열 촉진 등의 기능을 하는 혈소판이 주재료이므로 안면거상술이나 유방성형 같은 수술과 병행할 경우에 활성화된 혈소판이 지혈작용을 함으로써 출혈을 줄이거나 수술부위가 빨리 아물도록 하는 효과를 낼 수도 있다. 또한, 지방이식과 함께 시술할 경우에는 지방세포의 생착률을 높이고 이식효과를 지속시키기도 한다.

(1) 시술 목적

① 관자놀이, 볼, 눈 밑, 팔자 주름에 볼륨 증대

② 피부탄력과 잔주름 개선

③ 칙칙한 피부 생기 부여

(2) 부작용

① 출혈

② 염증

③ 부종

(3) 시술 후 주의사항

① 1주 동안 사우나, 수영, 찜질 금지

② 2주 동안 음주 금지

표 12-3 자가혈피부재생술(PRP)과 쁘띠성형 및 레이저 시술 비교

구분	자가혈피부재생술(PRP)	필러(히알루론산)	보톡스	레이저 피부치료
볼륨 효과	○	○	○	×
미백효과	○	×	×	○
탄력증진	○	×	×	○
주름개선	○	○	○	○
시술 횟수	1회	1회	1회	일정기간을 두고 반복치료 필요
1회 시술시 지속기간	1~2년	3개월	3~6개월	개인에 따라 달라짐

5. 실 리프팅(Sill Lifting)

실 리프팅은 장미 가시 같은 작은 돌기가 붙은 실을 얼굴 부위별로 처짐 현상과 함께 주름이 생긴 부위에 삽입하여 전반적인 얼굴 라인을 다듬는 시술을 말한다. 실 리프팅 종류는 녹는 실 리프팅과 녹지 않는 실 리프팅 또는 두 가지 종류 모두 사용으로 나눌 수 있다.

실 리프팅에 사용되는 실은 일반적으로 폴리프로필렌이나 폴리데녹사논 재질로 식약청 허가를 받은 인체에 무해한 의료용 실을 사용한다. 폴리데녹사논은 6개월 정도 지나면 녹지만, 폴리프로필렌은 녹지 않고 영구히 피부 속에 남는다.

실 리프팅은 몸에 무리가 되지 않는 간단한 부분 마취로 특수 실과 바늘만을 이용해 시술하기 때문에 환자의 부담을 줄이고, 제대로 시술받는 경우에는 시술 당일부터 일상생활이 가능할 정도로 부기나 멍이 거의 없는 장점이 있다.

또한 실 리프팅은 페이스 리프팅 실을 피부 아래로 이식하여, 연부 조직을 균일하게 당겨서 늘어진 피부를 당겨주고 탄력 잃은 피부를 팽팽하게 함으로써 이마 주름이나 팔자 주름 등의 주름 제거나 처진 눈꼬리나 턱선 또는 처진 볼살 등을 개선하는 효과가 있다.

실 리프팅 부작용으로는 실 삽입 부위가 곪아 염증이 생기는 경우, 실 리프팅 실을 너무 얇게 이식하여 피부에 비치는 경우, 좌우 대칭이 안 맞는 경우 등이 있다. 실 리프팅 부작용이 가장 많이 생기는 경우는 무엇보다도 식약청 허가를 받지 않은 불법 제작된 실 리프팅 실을 사용했을 때이다.

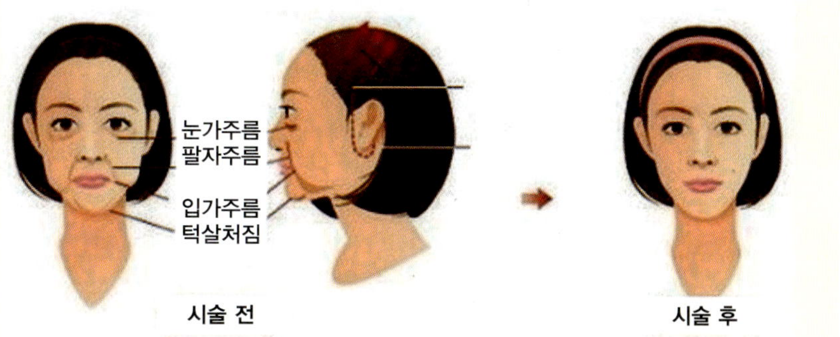

그림 12-10 실 리프팅 시술 전 후

6. 줄기세포 피부 시술

줄기세포 피부시술이란 콜라겐, 엘라스틴 등을 생성하는 '자가섬유아세포'를 피부에 직접 투여하여 자연스럽게 피부를 재생하고 노화를 방지하는 것을 말한다.

콜라겐 주사나 재생주사로도 불리는 줄기세포 주사는 자신의 섬유아세포를 이용해 피부를 재생시켜 여드름 흉터를 비롯하여 노화로 인한 탄력을 자연스럽게 회복시키는 재생주사라고 할 수 있다.

피부 성형에 이용되는 줄기세포는 자신의 지방에서 채취한 성체줄기세포다. 지방 줄기세포는 자신의 배나 허벅지 등에 있는 지방 덩어리를 채취한 뒤에 분리해 낸다. 자신의 지방에서 채취한 것을 이용해 부작용이 없고, 70~80%의 높은 생착률로 한 번에 많은 양을 이식할 필요가 없기 때문에 부기가 빠져서 일상에 복귀할 수 있는 기간이 짧은 장점이 있다.

지방 줄기세포 이식술은 주로 편평한 이마나 양볼이 움푹 꺼져서 광대뼈가 두드러진 경우 등 얼굴 부위에 볼륨이 부족하거나 나이가 들며 줄어든 부위에 시술한다. 피부에 지방 줄기세포만 주입할 수도 있지만, 어느 정도 볼륨이 필요한 경우라면 채취한 지방 줄기세포와 자가 지방을 혼합해 주입하기도 한다.

이식된 지방 줄기세포는 조직 재생능력이 뛰어나서 흉터 제거와 피부 재생을 통한 주름 개선, 잡티 제거, 피부탄력 증진 등의 효과를 볼 수 있는 시술이다.

지방 채취와 줄기세포 분리, 이식 과정에는 4시간 가량이 소요되며 시술 후 일주일 정도가 지나면 부기가 빠져 일상생활이 가능하다.

이식한 지방 줄기세포가 완전히 피부 조직에 생착하기까지는 3~4주 정도가 걸린다. 조직과 조직이 붙는 과정에서 서서히 피부 재생이 진행되기 때문에 자연스러운 변화를 느끼게 된다.

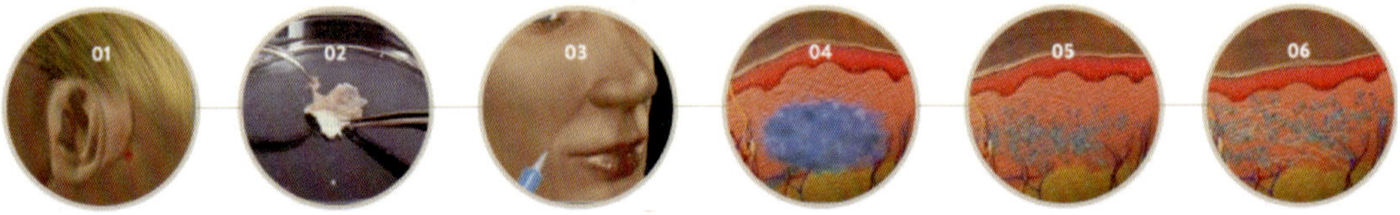

그림 12-11 줄기세포 피부 시술

(1) 시술 후 주의사항

① 시술 후 7일 간은 미음, 주스, 우유 등의 유동식 섭취
② 딱딱하고 질긴 음식은 4주 정도 피할 것
③ 잘 때에는 엎드리거나 딱딱한 베개보다는 푹신한 베개를 높게 하여 자는 것이 부기나 통증의 완화에 도움됨.
④ 입안 절개를 통한 시술을 한 경우, 염증이나 감염을 방지하기 위해 가글을 하여 입속 청결유지
⑤ 강한 충격 주의
⑥ 격렬한 운동과 사우나는 4주 동안 피할 것
⑦ 음주와 흡연은 상처의 회복을 더디게 하므로 수술 후 최소 4주 동안은 피할 것

Chapter 13

바디(비만) 케어

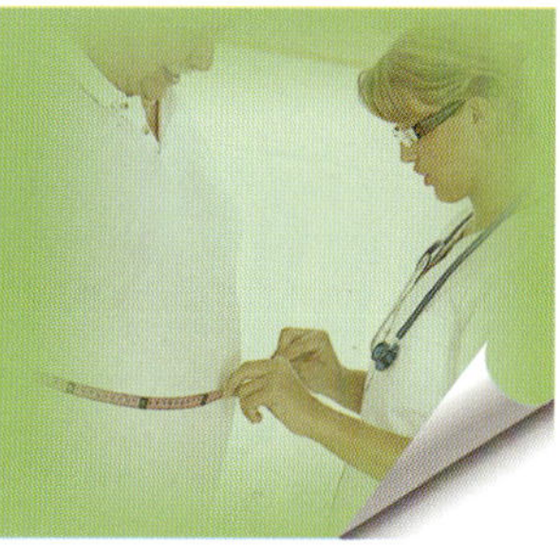

1. 비만(Obesity)

비만obesity은 라틴어의 지방adeps과 다식obedo의 어원에서 유래되었다. 비만은 섭취한 칼로리보다 소비하는 칼로리가 적어 체내에 남게 된 과잉의 칼로리로 인하여 체지방량이 과다하게 축적된 상태를 말한다. 즉, 비만은 단순히 체중이 많이 나가는 것이 아닌, 몸의 구성 성분 중 지방조직이 증가한 상태이다.

비만은 표준체중의 20%를 초과하거나 신체질량지수BMI가 25kg/m^2 이상일 때를 말한다. 그러나 근육과 골격이 발달된 사람의 경우, 표준체중에 비하여 현재 체중이 많이 나가도 비만이라고 하지 않는다.

그 이유는 골격과 근육에 의해 체중이 초과된 상태이기 때문이다. 따라서 비만을 정확하게 판단하기 위해서는 체지방량 측정이 우선되어야 한다. 측정은 기기를 이용하여 할 수 있으며, 기기가 없을 경우는 신장과 체중을 기준으로 하여 산출해 낼 수 있다.

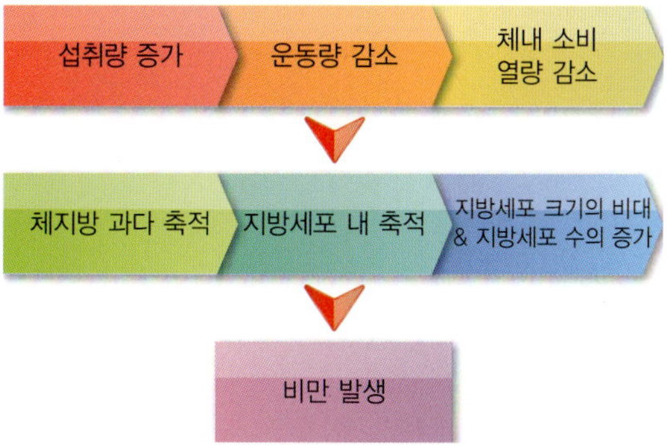

그림 13-1 비만 발생과정

1. 비만 판정법

비만 판정법은 건강한 체중관리를 위해서 일반적으로 시행하는 방법이다. 대표적으로 표중체중Ideal body weight, 비만지수Odesity index, 체질량 지수Body Mass Index;BMI를 활용한 방법 등이 있으며, 비만관리 전 정확하게 알고 있어야 한다. 이러한 비만 판정법은 비만 대상과 판정 목적에 따라 다르게 사용되므로 각각의 판정법의 특성과 활용도를 충분히 고려하여 대상과 판정 목적에 적합한 방법을 선택해야 한다.

(1) 표준체중(Ideal body weight)

신장을 기준으로 표준이 되는 체중을 말하며, 개인의 체격body frame에 따라 변화요인 발생가능성이 많아 일반적으로 신장을 기준으로 산출한다.

신장과 체중

- 신장 < 150cm 이하 : 표준체중kg = 신장cm − 100
- 신장 150~160cm : 표준체중kg = {신장cm − 150} × 0.5 + 50
- 신장 > 160cm 이상 : 표준체중kg = {신장cm − 100} × 0.9

(2) 비만지수(Odesity index, %)

표준체중에 대한 현재 체중의 비율을 말하며, 체중을 기준으로 비만을 판정하는 지수이다. 현재체중이 표준체중의 10~20%를 초과할 때 과체중, 20~50%를 초과할 때 비만, 50% 이상을 고도 비만이라고 한다.

체중에 따른 비만 정도

- {현재체중kg − 표준체중kg} ÷ 표준체중kg × 100

정상 체중 10% 이하

과체중 10~20%

경도 비만 20~30%

중등도 비만 30~50%

고도 비만 50% 이상

(3) 체질량 지수(BMI; Body Mass Index)

체지방 축적을 정확하게 반영하는 계산법으로서 신장과 체중을 기준으로 산출하는 지수이다. BMI는 전세계적으로 과체중과 비만을 평가하는 지수로 통용되고 있다.

- 체중kg ÷ 신장^2 m^2

저체중 18.5 미만

정상 18.5~23

과체중 23~25

비만 25~30

고도 비만 30~35

2. 비만의 형태

칼로리 섭취량 대비 칼로리 소비량이 적으면 비만이 된다. 그런데 지방세포가 늘어나고 커지는 양상, 몸의 각 부분에 지방세포가 분포하는 양상, 그리고 비만으로 질병이 초래될 것인가 아닌가 하는 비만의 형태는 사람마다 다르다. 따라서, 사람마다 비슷한 칼로리 섭취와 소비 패턴을 가지고 있다 하여도 비만의 형태가 다르게 나타나는 것은 지방세포의 수나 크기, 또는 소화흡수율의 차이나 흡수 후의 체내 대사 이상 등에 따라 차이가 많기 때문이다.

(1) 지방분포 형태에 따른 분류

지방분포의 형태는 성인병의 위험을 평가하는 중요한 척도가 된다. 특히, 상체비만은 영양소를 중성지방으로 분해하고 그 중성지방을 지방세포에 저장시키는 지단백분해효소가 복부 지방 안에 매우 활성화되어 있다. 지방분포 형태에 따라 두 가지로 나눌 수 있다. 상체비만과 하체비만이다.

1) 상체비만(복부비만)

상체비만은 복부나 허리에 지방이 축적된 형태로서 주로 남성 비만인에게서 많이 나타나는 남성형 비만이다. 몸통이 굵어지는 형태의 사과 모양을 유지하고 있어서 사과형 비만이라고도 한다. 남성들에게 흔하게 나타나는 상체비만은 배 부위를 중심으로 굵어짐에 따라 상대적으로 팔다리는 왜소해 보이는 것이 특징이다. 여성들에게도 간혹 나타나는 비만의 형태이기도 하다. 상체비만인의 경우는 소아비만으로 시작해 비만체형이 오랜 기간 유지된 경우에 많다.

상체비만의 체형을 가지고 있을 경우, 적합한 운동요법과 식이요법을 전문가로부터 조언받아 지속적인 노력을 기울여야 비만이 해소되며 무리한 다이어트나 운동으로는 오히려 건강을 위협받을 가능성도 높다. 또한, 상체비만 체형은 관상동맥계 질환, 당뇨병, 뇌졸중 등의 성인병을 일으킬 위험이 높기 때문에 비만 초기부터 많은 관심을 기울여야 한다.

2) 하체비만(둔부비만)

하체비만은 엉덩이나 허벅지 등 하체에 지방이 과잉 축적된 상태이다. 둔부형 비만으로 여성 비만인에게서 많이 나타나는 여성형 비만이다. 하체가 굵어지는 형태의 서양 배 모양을 유지하고 있어서 배형 비만이라고 한다. 비만한 여성의 대부분이 살이 찔 때 바로 이런 형태가 나타난다.

특히 하체비만은 체지방이 육안으로 두드러지게 보이는 셀룰라이트를 형성하기 쉽고, 비만의 치유 후에도 갑작스런 체중증가로 인한 튼살 등의 피부 문제를 일으킬 수 있으므로 주의가 필요하다.

(2) 지방세포 형태에 따른 분류

정상인의 지방세포 수는 200~300억 개 정도인데, 비만인의 경우 3~5배인 900~1,500억 개를 가지고 있다. 이 지방세포는 생후 1년 동안 급속히 형성된 다음에 서서히 증가되다가 다시 사춘기가 되면 급속히 증가되어 성인 비만까지 연결된다. 지방세포의 수가 증가된 경우에는 비만관리 방법으로 체중을 줄인다 해도 지방세포의 수는 줄어들지 않는 특징이 있다.

지방세포 형태에 따라 2가지로 나눌 수 있다. 지방세포 증식형 비만과 지방세포 비대형 비만이다.

1) 지방세포 증식형 비만(선천적 비만)

지방세포 증식형 비만인 선천적 비만은 지방세포의 크기는 정상이고 지방세포의 수만 증가한 것이다. 지방세포의 수가 증가하는 것은 인체가 급속도로 성장하는 시기인 생후 1년과 12~15세의 사춘기임에 따라 증식형 비만은 소아에게서 많이 발생한다.

따라서 지방세포 증식형 소아비만이 성인비만으로 이어질 확률은 매우 높다. 소아비만 상태에서 그대로 성인으로 성장하게 되면 저열량 식이요법으로 관리하여도 세포의 크기는 작아지지만 지방세포 수는 변하지 않는다. 소아비만이 성인비만으로 이행될 경우, 지방세포의 수는 정상체중인 사람의 3~4배 까지 많은 것을 볼 수 있다. 세포수를 감소시킬 수 없으므로 치료가 쉽지는 않다.

이러한 지방세포 증식형 비만은 유전적인 영향을 가지고 있으나, 가족의 식습관이나 행동 양상과도 밀접한 관계가 있으므로 가족 모두의 변화와 노력이 필요하다.

2) 지방세포 비대형 비만(후천적 비만)

지방세포 비대형 비만은 지방세포의 수는 정상이나 지방세포 하나하나의 크기가 커지면서 생기는 비만으로서 지방세포의 비대증을 수반한다. 지방세포 비대형 비만은 소아기에 드물게 나타나며 중년 이후 성인이 되어서 발생되는 경우가 많기 때문에 후천적 비만이라고도 한다. 주로 임신 기간 동안 발생비율이 높다.

이러한 지방세포 비대형 비만인이 저열량식의 식이요법을 통한 비만관리를 시행하여 체중이 줄면 지방세포의 크기가 줄어들어 원상태의 지방세포 크기로 되돌릴 수 있으므로 비만관리가 지방세포 증식형 비만에 비하여 수월할 수 있다. 그 이유는 성인이 된 후에 시작된 비만임에 따라, 과거의 체중정상체중으로 되돌아가려고 하는 인체의 항상성 유지 작용으로 인해 몇 개월 내에 정상 체중을 회복하는 예가 많다.

표 13-1 지방세포 증식형 비만과 지방세포 비대형 비만 비교

	지방세포 증식형 비만 (선천적 비만)	지방세포 비대형 비만 (후천적 비만)
발생시기	• 지방세포가 왕성하게 증가하는 시기인 생후 1년까지 진행 • 소아비만 발생	• 성인이 된 이후 진행 • 임신기 발생
특징	• 지방세포의 크기는 정상이나 지방세포의 수가 증가하여 비만이 된 경우이다. • 부모로부터 비만유전자를 받아서 태어난 선천적 비만체질은 보통 사람보다 지방의 흡수 · 축적이 빠르고 많기 때문에 비만해질 확률이 높다. • 체중감소가 힘들고 비록 체중이 감소되었더라도 원상복귀의 확률이 높다.	• 지방세포의 수는 정상이나 지방세포의 크기가 증가하여 비만이 된 경우이다. • 출생이후 후천적 환경요인, 예를 들면 과식, 운동부족, 스트레스, 약물남용, 후천적 질병이나 생리적 변화임신, 출산, 노화 등 등에 의한 비만 발생률이 높다. • 식사조절, 운동 등으로 꾸준히 체중조절을 하면 체중감소와 유지의 확률이 높다.

(3) 발생 원인에 따른 분류

비만은 발생 원인에 따라 분류할 수 있으며, 기초질환이 없는 상태에서 섭취와 소비의 불균형으로 발생되는 1차성 비만과 기초질환에 의해 발생되는 2차성 비만인 증후성 비만으로 구분한다.

1) 단순성 비만(1차성 비만)

단순성 비만은 단순히 소비량의 감소인 운동 부족과 섭취량의 증가인 과식으로 체내 에너지 불균형을 초래하여 생기는 비만이다. 그에 따라 단순형 비만은 1차성 비만이라고 하며 전체 비만인 중 90% 이상을 차지하는 대표적 비만 형태이다. 단순형 비만의 주된 원인은 과식에 의한 에너지 과잉섭취, 에너지 소비의 부족, 흡수 후의 체내 대상 이상, 소화 흡수율의 상승 작용 등의 원인으로 발생된다.

2) 증후성 비만(2차성 비만)

증후성 비만은 어떤 질환이 원인이 되어 생기는 비만으로서 증후성 비만이라고도 한다. 질환의 영향을 받아 생기는 비만으로서 2차성 비만 또는 수반성 비만이라고 한다. 증후성 비만은 질병으로 발생되는 후유증인 경우가 많으며, 심각한 비만으로 발전하는 경우는 드물다. 증후성 비만의 대표적인 원인으로는 호르몬 이상에 의한 비만쿠싱증후군, 갑상선기능 저하증, 성선기능 저하증, 유전적 비만, 뇌기능 이상 등이 주요 요인이다.

증후성 비만은 2차성 비만임에 따라 자신도 느끼지 못하는 사이에 어떤 질환이 생겨 비만이 발생되는 경우가 많다. 즉, 에너지 섭취와 소비의 균형이 유지되어도 발생될 수 있는 비만이다. 단순성 비만과는 달리, 증후성 비만이 나타나는 비율은 1% 미만으로 매우 적다.

비만증을 유발하는 대표적인 내분비 질환으로 쿠싱증후군, 갑상선기능저하증, 다낭성 난소 증후군 등이 있다.

3. 비만과 셀룰라이트

비만은 에너지 섭취와 소비의 불균형으로 인해 체내 지방량이 생리적인 조절 수준을 넘어 전신에 대사 장애를 일으키는 만성 질환이다. 그 반면에 셀룰라이트는 특정 부위의 피하조직에 노폐물이나 물 등과 함께 지방이 축적되면서 미세혈류 장애와 림프 순환 장애를 일으키고 부종과 결절이 생성되면서 피부조직과 체형의 변화를 초래한다. 따라서, 셀룰라이트는 비만하지 않은 여성들에게도 발생될 수 있으며, 셀룰라이트의 발전단계가 비만도와 반드시 일치하지 않는다.

Check point

피하지방

피부조직 중 피하지방층에 존재하고 있는 피하지방은 지방세포로 구성되어 있다. 지방층의 두께는 지방세포의 수와 크기에 따라 결정된다. 지방층을 구성하고 있는 지방세포 수가 소아기 때에 결정되면 평생 동안 거의 변하지 않기 때문에 지방층의 두께는 지방세포의 크기로 결정된다.

피하지방은 두 가지 중요한 기능을 가지고 있다. 체온을 유지하고 외부로부터 충격을 막아주는 물리적 기능과 영양소를 저장하는 창고로서의 생리적 기능이다. 여성에게 있어 피하지방은 여성 호르몬의 영향을 많이 받게 되며, 형성은 허벅지 뒤에서 먼저 저장되기 시작하여 허벅지 바깥쪽, 엉덩이, 몸통, 횡경막, 상체 순으로 축적이 진행된다.

(1) 셀룰라이트

'셀룰라이트cellulite'란 불어로 세포라는 의미의 cell과 질환disease이라는 의미의 ite가 결합된 단어로서 대사작용의 불균형으로 인해 지방의 일부가 섬유성 진피 결합조직 사이로 튀어나와 결절을 이루어 '오렌지 껍질'처럼 울퉁불퉁하게 두드러져 보이는 현상을 말한다.

셀룰라이트는 신진대사에 필요한 에너지로 전환되지 않는 지방과 수분, 그리고 노폐물이 단단하게 결합된 덩어리이다. 또한, 노폐물 운반 역할을 하는 림프가 제 역할을 하지 못 할 경우, 지방조직 내에 노폐물이 많아져 지방세포 내 모세혈관의 혈액순환 장애가 올 경우 등 조직 사이의 수분과 노폐물이 과도하게 생성되면서 셀룰라이트가 생성되기도 한다. 지방세포가 몰려 있는 허벅지, 엉덩이, 아랫배 등은 셀룰라이트의 주요 발생 부위이다.

이러한 셀룰라이트는 남성보다 여성의 발생비율이 높다. 여성의 경우 95%가 셀룰라이트의 영향을 받는다. 그것은 여성의 피하지방층 구조와 피부결합조직의 구조 차이 때문이다. 남성의 피부조직은 두껍고 치밀하게 구성되어 있어 피부 아래의 지방세포층이 올라오지 못하도록 확실하게 막아주는 반면, 여성은 피부결합조직의 섬유세포가 십자형이 아닌 수직형으로 치밀하지 못하여 아래층의 피하지방을 잘 누르지 못하고 남성보다 피하지방이 두껍고 벌집 모양으로 되어 있기 때문이다.

또한 여성은 호르몬의 다양한 변화월경주기, 임신, 폐경에 섬유조직이 매우 민감하게 반응하며, 이는 지방 보유를 더욱 강화시키고 축적시킨다. 이에 따라, 여성의 경우는 젊거나 나이가 들었거나, 저체중이거나 과체중이거나, 모든 여성은 cellulite가 발생되기 쉬우며, 시간이 지날수록 문제는 심각해진다.

(2) 셀룰라이트 생성원인

① 혈액 및 림프 순환의 저하

② 호르몬의 불균형

③ 활동 부족

④ 유전적인 요인

⑤ 노화

⑥ 심리적 요인

⑦ 잘못된 다이어트

표 13-2 셀룰라이트와 지방조직

	셀룰라이트	지방조직
정의	대사작용의 불균형으로 인해 지방과 물, 노폐물이 비정상적으로 울퉁불퉁하게 쌓여 있는 상태	에너지 섭취와 소비의 불균형으로 인해 지방의 과잉 축적 상태
발생원인	여성 호르몬의 변화	지방질 음식의 과다 섭취
발생시기	호르몬 변화가 일어나는 사춘기, 임신기, 폐경기	특정 시기 없이 언제든지 발생 가능
발생부위	엉덩이, 허벅지, 복부, 무릎 안쪽, 상완 부위	신체 전반에 고루 분포
증상	피부표면이 울퉁불퉁함.	피부두께가 두껍고 피부가 번들거림

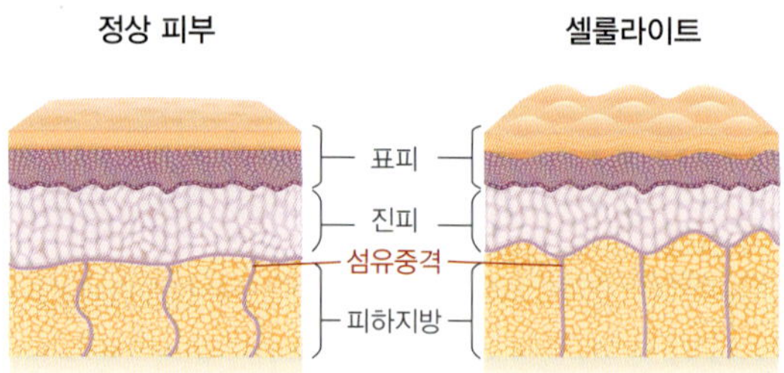

그림 13-2 셀룰라이트와 지방조직

(3) 셀룰라이트 발전 단계 및 현상

단계	현상
정상 단계 stage 0	• 핀치 테스트 Pinch Test 시 울퉁불퉁한 표면이 보이지 않는 상태 • 피부의 상태나 체온이 다른 부위와 차이가 없음.
1단계 stage 1	• 핀치 테스트 Pinch Test 시 미세한 알갱이가 확인되는 상태 • 피부의 상태나 체온이 다른 부위와 차이가 나기 시작함.
2단계 stage 2	• 누운 자세에서는 보이지 않으며, 서 있는 자세에서는 오렌지 필 현상 발견 • 핀치 테스트 Pinch Test 솜이 큰 덩어리가 확인되는 상태
3단계 stage 3	• 누운 자세에서도 육안으로 오렌지 필 현상 발견 • 육안으로 울퉁불퉁 오렌지 껍질 같은 피부변화가 보임. • 핀치 테스트 Pinch Test 을 하지 않아도 걸을 때나 서 있을 때 육안으로 셀룰라이트가 확인됨. • 손을 대면 부분적으로 온도가 차갑고 통증이 느껴짐. • 말랑말랑한 셀룰라이트로 위험단계임.
4단계 stage 4	• 누운 자세에서도 육안으로 오렌지 필 현상 발견 • 육안으로도 커다란 덩어리로 눈에 띄고 있는 단계임. • 육안으로 봤을 때 흐물거리는 살처럼 보이며 전체적으로 셀룰라이트가 덩어리져 보이고 쉽게 잡히지 않음. • 전체적으로 온도가 차갑고 통증 자각이 없어진 상태이며 다리가 저리고 무거운 증상이 병행됨.

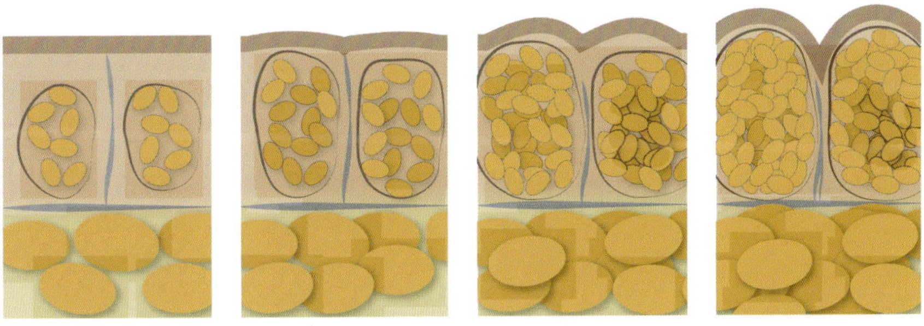

그림 13-3 셀룰라이트 발전 단계

2. 비만(Obesity)의 원인

1. 생활습관 · 심리적 요인

(1) 잘못된 식습관

① 과식 overeating

비만의 원인 중에서 가장 영향력이 높은 것이 에너지 과다 섭취, 즉 과식이다. 과식을 하게 되면 섭취 칼로리가 소비 칼로리 보다 많게 되고, 그로 인해 남게 된 잉여 칼로리는 지방으로 변화되어 지방세포에 중성 지방의 형태로 축적된다. 이러한 과식행위는 인간이 가지고 있는 식욕으로 인하여 배고픔 없이도 생겨나며, 사회적으로 학습된 선호식품이나 식행동에 의해 과식행위를 유발하기도 한다.

비만인은 과식행위로 많은 칼로리를 섭취하는 경우가 많으며 이것이 비만에 큰 영향을 미친다. 과식은 영양소 저장형 호르몬을 증식시키며, 이는 결과적으로 더 많은 식사량을 요구하게 되므로 악순환이 반복된다. 즉, 과식으로 인한 고칼로리 섭취는 인슐린 Insulin의 분비를 높이고 글루카곤Glucagon의 분비를 저하시켜 지방의 합성을 촉진하게 된다.

과식으로 비만이 된 성인의 경우, 지방세포의 크기가 증가하게 된다. 이때 단기간의 체중 감량을 시도할 경우, 지방세포 크기의 감소로 인해 지방세포에서 분비하는 랩틴의 양이 줄어듦에 따라 식욕이 높아져 과식을 통한 요요현상이 나타날 수 있으며, 이러한 행위가 반복될 경우에는 랩틴 저항성으로 인한 정상 식생활임에도 불구하고 비만이 유지되는 경우가 발생될 수 있으므로 주의가 필요하다.

Check point

랩틴 및 랩틴 저항성

- 랩틴(laptin) : 에너지 대사를 조절하여 식욕을 억제하는 호르몬으로써 지방세포에서 분비한다.
- 지방세포가 커지면 : 지방세포에서 많은 양의 랩틴이 분비되어 에너지 대사를 활발하게 진행함에 따라 저장된 지방 분해를 촉진시키고 식욕이 억제됨 → 지방축적을 방지
- 지방세포가 작아지게 되면(급격한 Diet 진행시) : 랩틴 분비량이 적어지게 되면서 신진대사가 낮아지고 식욕을 높이게 됨 → 지방 축적
- 랩틴 저항성 : 급격한 Diet가 반복되게 되면 랩틴이 분비됨에도 뇌에서는 인지하지 못하고 신진대사는 저하되고 식욕이 높아지는 현장이 발생 → 비만 발생

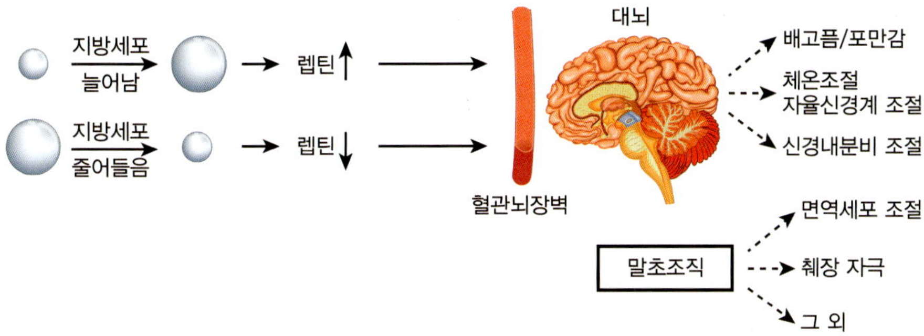

그림 13-4 랩틴 및 랩틴 저항성

② 야식late-night meal

인체의 자율신경계의 영향으로 낮에는 교감신경의 기능이, 밤에는 부교감신경의 기능이 활발해진다. 이에 따라, 낮 동안에는 교감신경의 작용으로 에너지 소비를 촉진하지만 밤에는 부교감신경의 작용으로 교감신경의 작용을 억제함으로써 에너지를 축적시킨다.

부교감신경의 작용은 에너지를 저장하는 방향으로 조절된다. 따라서 부교감신경의 기능이 활발한 밤에 야식을 즐기면 과잉 에너지가 낮보다 더 축적되기 쉬운 상태가 되므로 비만이 되기 쉽다. 따라서 같은 음식, 같은 양이라도 낮에 먹는 것보다 밤에 먹으면 훨씬 더 많은 지방이 몸 안에 축적될 수 있다.

③ 불규칙한 식사

1일 식사 시간과 횟수가 불규칙한 경우도 비만의 원인이 된다. 절약 유전자 이론에 의하면, 평소에는 잘 먹지 않다가 몰아서 많이 한꺼번에 먹는 방식은 조금씩 먹는 방식을 취했을 때보다 체내가 식사를 에너지 저장 형태로 만들고자 하는 경향이 강하여 비만이 되기 쉽다. 비만 관리의 한 방법으로 식사량을 줄이기 위해 아침, 점심, 저녁 중 한 끼를 거르는 사람들이 있는데 이런 식습관이 바로 비만의 원인이다.

한 끼를 굶으면 다음 식사 때 공복감이 심해져서 알맞은 양 이상으로 많이 먹게 된다. 한 번에 음식을 많이 먹게 되면 혈당치가 높아지고 이에 따라 인슐린의 분비도 촉진되어서 지방세포의 지방 합성이 늘어난다.

(2) 운동부족

비만은 섭취열량이 소비열량보다 많은 상태로서, 먹은 열량만큼 소비하지 않게 되면 남은 열량은 지방으로 전환되어서 체내에 저장되는 것이다. 따라서 섭취한 에너지에 비하여 운동부족으로 인해 활동량이 적게 되면 에너지 소모가 감소되어 비만의 원인이 된다. 즉, 운동부족은 비만의 주요원인이 될 수 있다.

이러한 비만의 원인이 되는 운동부족으로 인해 에너지 섭취량이 잉여 지방으로 체내에 축적되면서 비만이 발생된다. 만약 지속적으로 열량 소비를 높일 수 있는 운동이 부족한 상태가 된다면, 남은 잉여 에너지를 체내에 저장하기 쉬운 상태로 체내 시스템이 변화될 수 있다. 따라서 열량을 많이 섭취하였다고 하여도 그 열량을 다 소비할 만큼 운동을 많이 한다면 비만이 될 확률은 낮아진다. 반면 열량을 적게 섭취하였다고 하여도 열량을 소비할 수 있는 운동량이 적어서 열량이 다 소비되지 않는다면 비만이 발생된다.

또한, 운동부족은 기초대사량을 감소시킨다. 기초대사량이란, 사람이 살아가는 데 필요한 최소한의 에너지로 가만히 안정해 있거나 잠을 자거나 식사를 할 때도 소비되는 칼로리이다. 운동이 부족하면 이 기초대사량이 감소되어 남는 에너지가 지방으로 변해 비만이 발생된다.

(3) 심리적 영향(스트레스)

간뇌 내부의 시상하부에는 음식 섭취를 조절하는 섭취중추와 포만중추가 존재하여 식욕을 조절한다. 공복중추가 지나치게 자극되거나 포만중추가 자극되지 않으면, 식사에 대한 조절이 안 되어 과식을 하게 된다. 이러한 조절기전의 주된 요인이 스트레스이다. 사회생활 부적응이나 학업성적 부진 및 감정외로움, 불안감, 좌절감, 우울 등의 과도한 스트레스를 받게 되면, 식욕조절 기전의 문제가 발생되어 음식물을 과잉 섭취함에 따라 비만의 원인이 된다.

스트레스stress는 과식을 유발하기도 한다. 개인에 따라서 먹는 행동으로 욕구를 만족시키거나 불안을 완화시키는 경우가 있다. 긴장이나 걱정을 덜어 주고 우울하고 공허한 생활로부터 기분을 전환해 주기도 한다. 간혹 음식물을 먹음으로써 보상 혹은 만족을 느낄 수 있다고 한다. 이러한 이유 때문에 스트레스를 가진 사람들 중에서 먹는 것을 스트레스 해소 수단으로 삼는 사람들이 있는데, 이러한 습관은 당연히 비만을 초래하게 된다. 이러한 스트레스로 인한 과식을 치료하기 위해 올바른 식생활과 운동요법이 병행되어야 한다.

2. 유전적 요인

비만은 유전적 요소에 영향을 받는다. 비만아동 중 60~80%가 부모 중 한쪽 또는 부모 모두가 비만한 것으로 나타난다. 유전적 요인으로 비만은 부모로부터 체질적 성향과 가족의 생활습관에 영향을 받는다고 할 수 있다. 특히, 부계40%보다는 모계60%의 유전적 영향을 더 많이 받는다.

유전적으로 비만인 사람의 경우에 체내 존재하는 갈색지방에 의하여 섭취한 에너지가 지방으로 전환되어 저장시키는 비율이 비만하지 않은 사람에 비하여 상대적으로 높다. 또한, 같은 비만 관련 호르몬이나 단백질인 랩틴laptin; 식욕억제 호르몬, 그렐린ghrelin; 식욕촉진 호르몬, 아포넥틴adiponectin, 지방조직에서 생성되는 호르몬도 유전적 영향을 받고 있다. 낮은 기초대사율도 유전적 인자로 작용한다.

또한, 비만아동은 부모를 포함한 가족의 식생활 습관에 영향을 받는다. 비만한 가정의 경우, 부모와 자녀의 기호식품이 일치하는 경우가 많은 것을 볼 수 있다. 일반적으로 비만인 부모의 자녀들은 그들의 부모와 같은 음식을 먹고 그들의 부모와 같은 식습관 때문에 체중이 증가한다.

표 13-3 비만유전 비율

구분	비율
모계 비만	60% 비만 확률
부계 비만	40% 비만 확률
양쪽 부모의 비만	80% 비만 확률
양쪽 다 마른 경우	10% 비만 확률

3. 내분비계 이상(호르몬 분비 이상) 원인

내분비계의 질환 및 내분비계의 이상부신 피질 자극호르몬의 이상, 갑상선 호르몬의 분비 감소, 인슐린 과다 분비 등이 발생하게 되면 체내 대사속도가 전반적으로 느려져서 기초 대사량이 낮아 진다. 이에 따라 에너지 소비를 감소시키며 체지방 축적으로 비만을 야기시킨다. 이로 인해 나타나는 대표적인 증상이 쿠싱증후군이나 갑상선 기능저하증이다. 그 외 중년 여성의 경우에는 폐경으로 에스트로겐 분비가 감소되어 피하지방의 합성이 촉진되므로 비만이 발생된다.

(1) 쿠싱증후군(Cushing's syndrome ; 부신피질기능항진증)

쿠싱증후군은 부신 피질에서 분비되는 스테로이드 호르몬인 글루코코티코이드 glucocorticoid의 지속적인 과잉분비에 의해 나타나는 증상이다. 글루코코티코이드 glucocorticoid는 당질, 단백질, 지방, 수분대사에 영향을 미치는 호르몬이다. 이 호르몬이 과잉 분비되면, 복부, 목 뒤 지방이 집중적으로 축적되어 얼굴이 동그랗게 되며, 사지가 가늘어진다. 또한, 얼굴이 붉어지고 피부는 얇고 빛나며 여드름과 다모증이 발생하게 된다.

쿠싱증후군의 특징 및 증상

① 코르티솔의 과다분비로 발생

② 남성보다 여성에게 8배 많음.

③ 상체비만, 둥근 얼굴, 피로, 뼈의 약화, 고혈압, 고혈당, 멍이 쉽게 듦.

④ 생리불순, 수염여성, 생식능력 감소와 성욕 감퇴남성

⑤ 기운 빠짐, 안면홍조

⑥ 팔다리 근육 위축, 복부비만, 자색선조

(2) 갑상선 기능저하증

갑상선 기능저하증은 갑상선 자체의 문제가 있거나 갑상선 호르몬티록신이 저하되어 나타나는 증상이다. 증상으로 기초대사율이 30~40% 저하되면서 비만을 야기하게 된다. 갑상선 호르몬은 열과 에너지의 생성에 필수적이므로 갑상선 호르몬이 부족한 경우에 온몸의 대사기능이 저하된다. 추위를 잘 타게 되며 땀이 잘 나지 않고 피부는 건조하며 창백하고 누렇게 된다. 쉽게 피로하며 의욕이 없고 정신집중이 잘 안 되며 기억력이 감퇴된다. 얼굴과 손발이 붓고 식욕이 없어 잘 먹지 않는 데도 몸이 붓고 체중이 증가한다.

갑상선 기능저하증 특징 및 증상

① 동작이 느려짐.

② 추위를 많이 탐.

③ 체중 증가

④ 심박수/심박출량 느려짐.

⑤ 기초대사량 감소

⑥ 땀분비 감소

⑦ 피부 건조

3. 비만으로 발생되는 질환

비만은 체지방이 과도하게 축적된 상태로서 비만과 밀접한 관련이 있는 질병의 범위가 매우 광범위하다. 특히, 여러 가지 성인병이 생길 수 있는 집합체이며 중요한 원인이 됨에 따라 당뇨병과 심혈관계 질환 및 암 등 각종 만성 질환의 발병 위험도를 증가시킨다. 그에 따라 비만은 만병의 근원이라고 하며, 비만에 따른 사망률이 일반사람보다 2배나 높고 비만의 정도가 심할수록 사망률도 점점 늘어난다.

비만으로 인해 발생되는 대표적인 질환으로는 고혈압 · 당뇨병 · 고지혈증 · 심장질환 등이 있으며, 그 외의 호흡이상 · 폐질환 · 담낭질환 · 관절질환 · 유방암 · 대장암 · 전립선암 등이 발생될 수 있다. 비만으로 인해 발생된 질환은 비만을 관리시킴으로서 개선될 수 있다.

표 13-4 비만으로 발생되는 질환

분류	발생 질환
심혈관계 질환	동맥경화증, 고혈압, 뇌혈관 장애, 심장 질환, 고지혈증, 정맥류
내분비계 질환	당뇨병, 고지혈증, 갑상선 질환, 부갑상선 질환
소화기계 질환	지방간, 담낭질환, 위장장애, 췌장염
호흡기계 질환	폐기능 장애, 수면 장애
골격계 질환	퇴행성 관절염, 추간판 탈출증, 요통, 골절
생식기계 질환	월경이상, 난소기능 장애, 불임증, 자궁내막염, 임신중독증

1. 혈관계 질환

(1) 동맥경화증

동맥경화증은 동맥의 혈관벽이 두꺼워져서 혈액의 통로가 좁아져 혈액순환의 장애가 발생되는 증상이다. 비만은 이러한 동맥경화를 가속화한다. 동맥경화는 표준체중에서 30% 이상 과체중인 경우 동맥경화에 걸릴 위험이 높아진다.

비만관리가 제대로 되지 않을 경우, 동맥경화증은 뇌졸중이나 심근경색을 유발할 수 있다.

(2) 고혈압

심장은 전신의 말초까지 혈액을 공급하는 역할을 하는 장기로서 신체가 필요로 하는 혈액을 공급해야 한다. 따라서 심장은 체중에 비례하여 작동되기 때문에 비만한 사람의 심장은 항상 과로하게 된다. 또한, 비만인은 체내에 지방이 많기 때문에 산소필요량도 그 만큼 더 많아지게 된다. 그에 따라 산소가 필요하면 할수록 혈액량이 늘어나고 심장은 더 빠르게 뛰게 되므로 혈압이 높아지게 된다.

정상혈압이 120~80mmHg수축기 혈압 120, 확장기 혈압 80인데 반하여, 고혈압의 경우에는 수축기 혈압은 160mmHg 이상이고 확장기 혈압은 95mmHg 이상이다. 비만관리가 제대로 진행되지 않을 경우, 비만이 아닌 사람에 비해 고혈압 발생비율이 2배 가량 높다.

2. 내분비계 질환

(1) 당뇨병

당뇨병은 비만과 밀접한 연관성을 가진 대표적인 질환이다. 그에 따라 비만인의 당뇨병 유병률은 비만이 아닌 사람에 비해 4.5배 이상이다. 당뇨병은 췌장에서 분비하는 인슐린이 생산되지 않거나 부족 상태가 되면 칼로리를 섭취했을 때 간이나 근육에서 인슐린의 신호를 못 받아 당이 세포 내로 들어가지 못하고 혈액 내 존재하게 되어 혈당 수치만 계속 올라간다. 인슐린이 분비됨에도 인지 못하게 되면 인슐린 저항성은 인슐린 분비를 촉진시켜 당뇨병이 유발된다.

이러한 인슐린 저항성은 섭취에너지 증가와 비만이 주된 원인이 된다. 따라서 비만한 사람의 경우에 인슐린 저항성으로 인한 당뇨병 발생비율이 비만하지 않은 사람에 비해 매우 높다.

(2) 고지혈증

당뇨병이 혈액 중에 당 성분이 높은 상태를 말한다면, 고지혈증은 혈액 중의 지방 성분이 많이 존재하고 있는 질환을 뜻한다. 혈중에 존재하는 지질콜레스테롤, 중성지방, 인지질, 유리지방산중 한 가지 또는 그 이상의 지질의 농도가 정상치를 벗어나는 경우에 고지혈증이라고 한다.

보통 총 콜레스테롤치가 120~200mg/dl이거나, 중성 지방치가 80~150mg/dl 정도가 정상인데, 이를 초과하면 고지혈증이라고 한다. 이러한 고지혈증이 비만한 사람에게 발생되는 이유는 체내 지방량이 많은 상태에서 여분의 지방이 혈액으로 유입되기 때문이다. 비만한 사람에게 고지혈증 발병 위험은 2~3배 높다.

3. 소화기계 질환

(1) 지방간

지방간이란 간 무게의 5% 이상의 지방중성 지방이 축적되어 간이 경미하게 커져 있는 상태를 말한다. 체내 지방이 과다한 경우에 지방조직이나 근육에서 지방을 합성하지 못하고 간에서 지방합성을 촉진시킨다. 그때 간에 지방이 축척되면서 지방간이 유발된다. 이러한 지방간은 비만한 사람에게 나타날 확률이 높다.

비만한 사람 90% 이상이 지방간 질환을 가지고 있으며, 비만이 아닌 사람에 비하여 남자는 10.4배, 여자는 5.7배의 질환 발생률이 높다. 비만관리가 제대로 되지 않을 경우, 비만한 사람의 지방간은 더욱 진행되면서 만성적인 간염과 간경변증으로 발전될 수 있다.

(2) 담석증

담낭 내에 돌이 생겨 통증이 오는 증상이다. 간에서 만들어 지는 콜레스테롤은 담즙에 용해되어 십이지장으로 배설된다. 하지만 비만한 사람의 경우, 혈중 콜레스테롤 수치가 높아 간에서 분비된 콜레스테롤이 용해되지 못하고 담낭에 가라앉아 담석이 된다. 이를 담석증이라고 한다.

이에 비만한 사람이 비만하지 않은 사람에 비하여 담석증 발생빈도가 높은데, 특히 비만한 여성에게서 발생비율이 높다. 발생비율은 남자에 비해 여성이 1.5배 이상 높고, 비만한 여성은 비만하지 않은 여성에 비해 4배 가량 높다.

4. 호흡기계 질환

비만으로 발생되는 호흡기계 질환중 대표적인 것이 폐기능 장애이다. 폐기능 장애는 지방이 흉벽이나 횡경막에 과도하게 축적되어 폐활량이 감소되고 저산소증이 발생된다. 따라서 호흡운동 능력이 제한되어 조금만 움직여도 숨이 차게 된다.

또한, 폐기능 장애는 자다가 호흡이 멈춰 버리는 수면 중 무호흡증후군sleep apnea syndrome을 유발하기도 한다. 무호흡증후군은 목 부분에 지방이 과잉 침착되어 야간 수면 중에 주기적으로 기도를 막아 무호흡 발작을 반복하면서 불면에 빠지는 질환이다. 낮 동안에는 기도의 압박이 없어져서 호흡이 편해지기는 하나, 야간의 수면 부족을 채우기 위해 지속적인 졸림 현상이 나타나기도 한다.

5. 골격계 질환

비만으로 발생되는 골격계 질환중 대표적인 것이 퇴행성 관절염이다. 퇴행성 관절염은 비만환자에게 많이 발생되는 질환이다.

우리 몸의 모든 골격과 관절은 무리 없이 지탱할 수 있는 체중의 한계를 가지고 있다. 이에 따라 비만이 심각하게 진행되어 체중이 늘게 되면 골격과 관절이 더 이상 무게를 감당할 수 없게 되어 충격을 받아 관절염이 유발된다. 이러한 관절염이 지속되면 퇴행성 관절염이 나타나게 된다. 특히, 무릎과 허리에서의 발병률이 높다.

퇴행성 관절염의 예방과 치료는 체중을 줄이는 것이다.

6. 생식기계 질환

(1) 월경 이상

비만 여성의 경우 월경에 이상이 생기는 경우가 많다. 비만 전 규칙적이고 정상적이던 월경이 비만 이후에 불규칙해지거나 월경량이 늘거나 줄어드는 등 월경 이상 증상이 나타난다.

월경은 난소에서 분비되는 호르몬에 의해 조절되고 있는데, 이 호르몬의 분비는 시상하부와 뇌하수체의 신호에 따라 조절된다. 비만이 되면 뇌로부터 이러한 조절이 원활히 이루어지지 못하여 월경 이상을 초래한다.

또한, 월경에는 이상이 없어도 배란이 되지 않는 소위 무배란성 월경도 높은 비율로 나타난다. 이러한 증상은 비만 여성의 50% 이상에서 발견되며, 체중이 정상화되면 원래의 상태로 되돌아간다.

(2) 난소기능 장애

비만인 여성의 경우 난소의 기능 장애가 발생한다. 뇌로부터의 명령 계통이 바르게 작동하고 있어도 비만이 되면 작용 부위인 난소기능 장애가 발생되어 월경 이상을 일으키기도 하고 난소 피막의 비후와 난소 발육 부전 등의 기질적 장애가 발견되는 경우도 많다.

또한, 난소기능 장애는 성호르몬이 지방조직에 용해되어 성호르몬 대사에 변화를 일으키기도 한다. 그에 따라 사춘기 때는 초경이 빨라지고 20대 여성은 생리불순과 생리통 증세가 나타나며 폐경도 빨리 오게 된다.

4. 비만관리방법

1. 건강한 체중 감소를 통한 비만관리

건강한 체중감소를 통한 비만관리를 위해서는 일반적으로 섭취하는 에너지보다 더 많은 양의 칼로리를 소비하여야 하며, 건강한 체중이 유지되기 위해서는 에너지 섭취량과 소비량이 균형을 이루어야 한다. 우리가 먹는 음식으로 인해 나타나는 에너지 섭취량은 우리가 먹는 식품에 의해서 결정되며, 칼로리 소비량은 개인의 생명을 유지하기 위한 기초대사량과 우리가 활동하면서 소모하는 활동대사량, 그리고 식품을 섭취하여 소화하면서 발생하는 식이성 발열량으로 인해 칼로리 소비량의 변화가 일어난다.

체중 감소는 일정 기간 동안 에너지 섭취량이 칼로리 소비량보다 적을 때 일어나는 현상이다. 체중 감량의 기본 원칙은 에너지 섭취량을 감소시키고 칼로리 소비량기초대사량, 활동대사량, 식이성 발열량을 증가시켜 에너지 균형energy balance을 장기간 유지하는 것이다. 그러기 위해서는 식품 섭취를 줄이고, 기초대사량과 활동대사량을 늘려 칼로리 소비량을 늘려야 한다.

건강한 체중 감소를 위해서는 에너지 균형energy balance을 목표로 식이요법과 운동요법과 함께 비만한 사람의 잘못된 식습관이나 신체활동량 부족 등을 변화시켜 체중감량을 유도하는 방법인 행동수정요법이 병행되어야 한다. 즉, 에너지 섭취의 점진적이고 지속적인 감소를 위한 식이요법과 함께 개인의 신체에 맞는 규칙적인 운동요법을 시행하며, 이를 지속적으로 유지하기 위한 행동수정요법이 중요한 전략으로 밑바탕 되어야 한다.

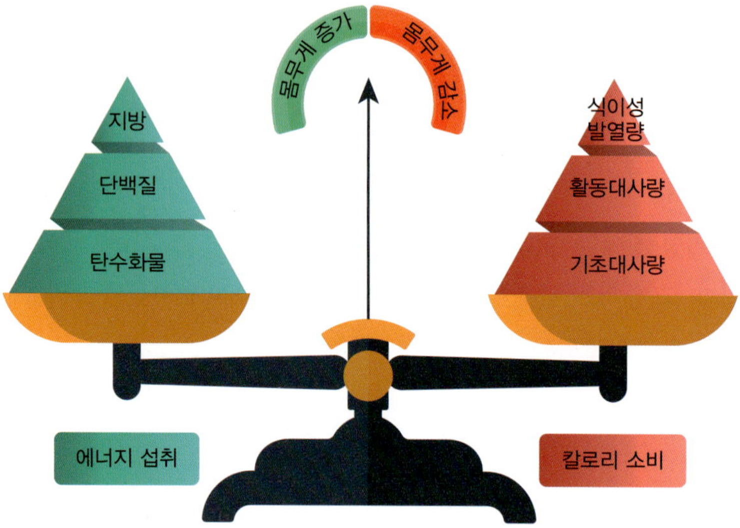

그림 13-5 에너지 섭취량과 칼로리 소비량에 따른 에너지 균형

(1) 식이요법

비만관리를 위해서는 식이요법이 필수적이다. 비만인를 위한 식이요법은 기본적으로 열량 섭취를 제한하고 균형 잡힌 영양소를 섭취하여 열량을 줄이는 열량제한식이 있다. 이러한 열량제한식의 식이처방을 위해서는 비만환자에 대한 정확한 영양평가와 줄여야 할 에너지의 양에 대한 판단이 이루어져야 한다.

일반적으로 평소 섭취하는 에너지에서 하루 500~1,000kcal 정도가 적은 저에너지식을 먹으면 건강에 무리를 주지 않고 체중 감량에 도움이 될 뿐만 아니라 쉽게 실천할 수 있다. 그러나 에너지만 제한하면 체중 감량 시 체지방뿐만 아니라 근육도 감소하기 때문에, 감량의 목표를 체지방 감소와 근육 손실의 최소화로 설정해야 한다.

평균적으로 일주일에 체중을 1kg 이상 무리하게 감량하면 신체에 부정적인 영향을 미칠 수 있다. 따라서 성인의 경우는 일주일에 약 0.5kg 정도 혹은 자기 체중의 1% 정도를 감량하는 것이 가장 안전하고 지속적으로 실행하기에 무리가 따르지 않는 방법이다.

비만인에게 권장하는 식사 배분은 탄수화물 섭취를 낮추고 단백질의 섭취 비율을 높인 단백질, 지방, 탄수화물 순으로 섭취한다. 단백질 섭취량은 필요한 에너지 범위 내에서 20~25% 수준을 유지하며, 지방의 경우 총 에너지 섭취의 10~25%가 총 지방 섭취가 되도록 한다.

지방주 포화지방산이 많은 동물성 지방이나 트랜스 지방을 피하고 필수 지방산이나 불포화 지방을 많이 함유한 식품을 섭취하는 것이 좋다. 비타민, 무기질, 식이섬유가 풍부한 채소와 과일류 섭취량을 늘려 포만감을 높이도록 한다.

비만인의 경우에 식이요법을 통한 체중 감량 후 체중이 다시 증가되면, 감량했을 때 손실되었던 근육량은 다시 증가하지 않지만, 줄어들었던 지방량이 급격히 증가하며 여러 성인질환의 유병률이 급증하게 된다. 따라서 비만인에게 식이요법을 시행할 경우에는 본인의 확고한 의지와 동기 부여와 지속적인 교육이 바탕이 될 수 있는 행동수정요법이 함께 수행되어야만 성공률을 높일 수 있다.

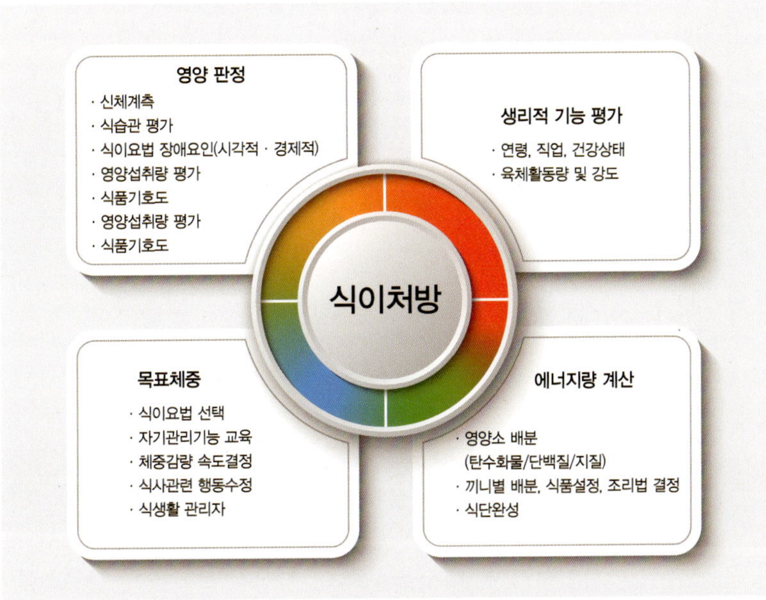

그림 13-6 비만환자 식이처방의 고려요인

표 13-5 건강한 체중감소를 위한 식사요법

영양소	식사요법
에너지	• 건강한 체중감소를 위한 하루 에너지 섭취량은 에너지 소비량보다 500kcal 적게 섭취함. • 식사요법으로 1달에 2kg의 체중을 감량을 목표로 시행
탄수화물	• 1일 에너지 섭취량의 50~60% 섭취 유지 • 1일 최소 100g의 탄수화물 섭취 유지
지방	• 1일 에너지 섭취량의 15~20% 섭취 유지 • 포화지방은 1일 지방섭취량의 1/3 이내로 섭취유지 및 제한하도록 노력 • 콜레스테롤은 1일 200mg 이내로 섭취 유지 및 제한하도록 노력
단백질	• 1일 에너지 섭취량의 20~25% 섭취 유지 • 체중 kg당 1.0~1.5g의 단백질 섭취 유지하여 열량 제한에 의한 체단백질 소모 방지 • 건강한 체중감소를 위해 단백질 영양상태를 유지
식이섬유	• 1일 20~25% 섭취 권장
비티민, 무기질	• 1일 권장 섭취기준 충족을 위한 다양한 종류의 식품 섭취 • 특히 항산화비타민, 칼슘, 철 등의 섭취을 위한 노력 필요
물	• 1일 최소 1L 이상 섭취 필요
알코올	• 효과적인 체중감량을 위해 알코올 섭취 제한

(2) 운동요법

비만관리를 위해 시행되는 방법 중 식이요법이나 행동수정요법 못지 않게 운동요법도 중요하다. 비만인에게 규칙적인 운동을 실시하게 되면 칼로리 소모량이 늘고, 연령증가에 따르는 근육 손실을 지연시키며, 대사율을 높여 평상시보다 많은 칼로리를 연소시켜 장기간에 걸쳐 성공적인 체중 조절이 가능하다. 따라서 비만인에게 적용되는 운동요법은 에너지 소비량을 증가시켜 지방대사를 촉진시켜 줌으로써 좀 더 쉽게 체중 감소를 기대할 수 있다.

운동은 지방세포에 저장된 중성지방을 유리 지방산으로 내 보내어 근육의 에너지원으로 사용하게 만드는 가장 강력한 지방분해 촉진제이다. 따라서 운동은 에너지 소비를 증가시켜 체중 감량에 기여한다. 따라서 속보, 런닝, 수영, 자전거타기 등과 같은 전통적인 유산소 운동을 습관화하는 것이 좋다.

① 운동의 체중감소 효과 /근육강화수축, 이완, 지구력 증가, 체지방 감소

에너지 섭취를 제한하면 신체는 자가 보호를 위해 기초대사량을 떨어뜨린다. 이에 따라 에너지 섭취량이 감소하면 에너지 소비량도 함께 떨어진다. 또 근육을 분해하여 에너지원으로 사용하므로 근육량도 감소한다. 이때 규칙적인 운동으로 신체의 근육량과 기초대사량을 유지 및 증가시키면 체중 감량을 효과적으로 할 수 있다.

- 열량 소모
- 체성분 변화에 따른 기초대사량 감소 예방
- 요요현상에 따른 지방섭취 증가 억제
- 인슐린 증가의 개선
- 심폐기능을 중심으로 한 체력향상과 심리적 안정
- 근육강화수축, 이완, 지구력 증가, 체지방 감소

② 운동의 종류와 강도

체중 감량 시 운동 강도는 개인의 최대 맥박 수의 60~80%가 되도록 하는 것이 좋고, 횟수는 매일 30~60분씩 주 3~5회 정도 하는 것이 좋다. 유산소 운동과 무산소 운동 모두 체중 감량에 영향을 준다. 단기적으로 지방을 직접 소모시키는 데는 유산소 운동이 효과적이며, 근육량을 증가시켜 기초대사량을 높일 수 있는 무산소 운동은 장기적인 관점에서 효과적이다.

- **유산소 운동**

숨이 차지 않으며 큰 힘을 들이지 않고도 할 수 있는 운동으로, 몸 안에 최대한 많은 양의 산소를 공급시킴으로써 심장과 폐의 기능을 향상시키고 강한 혈관조직을 갖게 하는 효과가 있다. 유산소 운동의 경우는 장기간에 걸쳐 규칙적으로 실시하면 고혈압, 동맥경화, 고지혈증, 허혈성 심장질환, 당뇨병 등의 성인병을 적절히 예방할 수 있다. 종류에는 조깅, 달리기, 수영, 자전거 타기, 에어로빅 댄스 등이 있다.

Check point

유산소 운동의 장점

① 스트레스와 긴장을 감소시키고 내 몸의 지방과 칼로리를 소모시켜 체중감소를 가져온다.
② 골다공증의 감소를 가져오며 대사성 질환(당뇨, 고지혈증)의 감소 및 면역기능을 강화시켜 준다.
③ 혈중지방의 감소, 혈압의 감소, 불면증의 해소, 자신감의 회복, 근력 증가 효과가 있다.
④ 심혈관계 질환의 감소, 노화의 방지, 신체적인 외모를 멋있게 하는 효과가 있다.

- **무산소 운동**

유산소 운동과는 달리, 무산소 운동은 운동 시 근육에 에너지를 공급하는 형태가 다르다. 유산소 운동은 산소를 공급받아 세포 내 미토콘드리아에서 에너지를 발생시키는 것이며, 무산소운동은 산소 공급이 없는 상태에서 에너지를 발생시키는 것을 말한다. 우리 신체는 유산소 운동을 시행할 경우에 포도당과 지방산을 주로 에너지원으로 사용하지만 무산소 운동 시에는 크레아틴인산, 포도당, 글리코겐 등을 사용한다. 유산소 운동 시에 산소를 이용해 산화작용을 일으켜서 에너지를 얻고, 무산소 운동을 할 때에는 에너지원 자체의 화학반응에서 에너지를 얻는다. 무산소 운동은 근육량을 늘려서 기초대사량을 높이는 장점을 가지고 있다.

Check point

식이조절을 통한 체중감소(일명, 다이어트)와 함께 반드시 운동요법이 병행되어야 하는 이유

① 운동의 근육 발달 촉진 작용에 의해 다이어트에 의한 근육의 붕괴를 방지하고 체력을 유지해 주는 이점이 있다.

② 운동은 지방대사를 활발히 하고 지방세포의 크기를 줄여서 혈중지질이나 인슐린의 수준을 저하시킨다.

③ 다이어트에 의한 체중 감소는 기초 대사 수준을 낮추는 데 반하여, 운동은 높여주는 효과가 있다.

④ 운동에 의한 에너지 소비에 따라 먹는 양을 적게 조절할 수 있어 공복감을 적게 한다는 유리한 점도 있다.

(3) 행동수정요법

건강한 체중 감소의 원칙은 섭취하는 에너지와 소비하는 에너지의 균형을 장기간에 걸쳐서 유지하는 것이다. 행동수정요법은 이러한 기본원칙이 잘 지켜지도록 환자의 식사습관을 바꾸고, 활동량을 증가시킴으로써 의도적으로 건강한 에너지 균형을 유도하는 방법으로서 비만해지기 쉬운 생활태도와 습관을 고쳐 나가는 요법이다.

이러한 행동수정요법은 저열량식이요법과 운동요법을 잘 실천하게 하여 체중감량에 도움을 줄 뿐만 아니라, 감량된 체중을 유지할 수 있는 효과를 가지고 있기 때문에 비만관리에서 반드시 필요하다. 따라서 성공적인 비만관리를 위해 식이요법, 운동요법과 더불어 행동수정요법이 반드시 병행되어야 한다.

성공적인 체중감량를 위해 식사와 운동 습관 등의 생활 습관을 변화시키는 행동수정요법은 3단계로 나누어 시행된다. 첫째, 기록을 통하여 나쁜 식사습관을 초래하는 요인을 찾아내고 자신의 식사행동을 잘 관찰한다. 둘째, 기록을 바탕으로 주변으로부터의 음식에 대한 유혹이나 자극을 차단해야 한다. 셋째, 목표에 부합하는 계획을 잘 수행했을 때는 동기부여의 의미로 자신에게 보상한다.

표 13-6 행동수정요법 행동치료 3단계

단계	구분	시행방법
1단계	자기관찰단계	• 기록을 통한 일상생활에서의 식사행동 문제점과 원인 발견 • 불량한 섭취 습관을 초래하는 원인을 찾기 위해 음식종류, 양, 섭취장소와 시간, 섭취방법, 섭취 시의 감정상태 등에 대한 기록 시행
2단계	자극을 통한 수정 및 조절단계	• 진단과 계획을 통한 바람직한 식생활 확립 • 과식을 유발하는 자극을 조절하고 잘못된 식사 행동을 규제
3단계	보상	• 목표 대비 개선과 바람직한 행동을 한 경우에는 보상 시행 • 가족이나 친구 및 동료들의 큰 도움이 필요하며, 특히 소아비만자의 경우에 부모의 포상효과를 크게 반영함.

출처: "임상비만학" 고려의학

2. 메디컬 비만관리

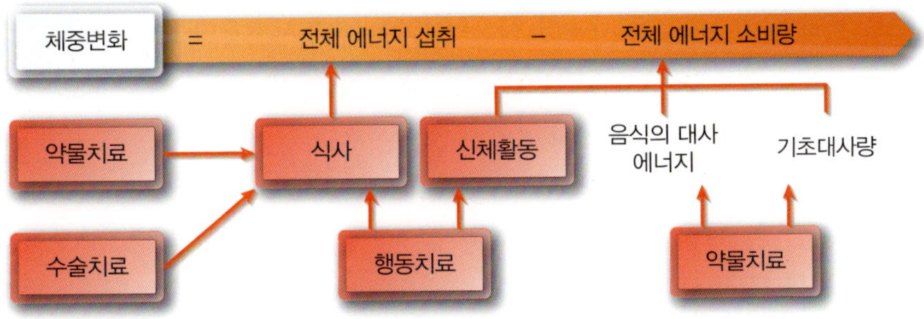

그림 13-7 열량 균형 모델에서 약물치료의 역할

(1) 약물요법

메디컬 분야 비만관리에서의 약물요법은 식이 섭취를 감소시키고 대사 작용을 변형시키며 그와 병행하여 에너지 소비를 증가시킬 수 있다. 이러한 약물요법은 식사요법 · 운동요법 · 행동수정요법만으로 체중 체중감량을 기대할 수 없거나, 고도비만으로 인한 비만 합병증으로 고혈압 · 당뇨병 · 고지혈증이 동반된 비만환자들에게서 시행된다. 또한, 주변 환경여건이 좋지 않거나, 노력과 의지가 부족한 사람들에게 동기부여 및 노력을 이끌어 내는 데 도움을 줄 수 있다.

약물요법을 통한 체내 대사작용 억제 기전은 식욕억제와 소화흡수 억제의 기전이 있으며, 현재 1년 이상 장기간 사용이 가능한 비만치료제는 올리스타트Orlistat와 시부트라민Sibutramine이 있다. 그러나 메디컬 분야에서의 약물요법은 부작용을 가지고 있다.

1) 체내 대사작용 기전

① 식욕억제제

식욕억제약은 뇌속의 신경 자극전도 및 신경 기능 조절 물질인 아민에 작용해서 식욕을 억제하는 중추성 식욕억제제가 있다. 펩티드 호르몬은 뇌속에서는 아민과 같은 작용이 있어 콜레시스토키닌cholecystokinin과 같이 강한 식욕 억제작용을 갖는 것이 있다. 이 펩티드 호르몬은 뇌에서의 기능 외에도 소화기에도 작용하여 식욕을 억제하는 기능을 한다. 즉, 콜레시스토키닌은 음식물의 위의 통과 시간을 늦추는 식욕억제 작용을 한다.

펩티드 호르몬은 체내에 원래 존재하는 물질이므로 부작용은 적지만 먹는 약으로 만드는 것이 문제이다. 이런 약물들은 뇌의 식욕중추에 작용하여 식욕을 떨어뜨리는 것으로 다른 신경계통의 약물들처럼 중독 증상이 있어서 갈수록 양을 늘려 복용해야 하고 여러 가지 신경계통의 부작용을 일으킬 수 있다.

전통적으로 비만의 약물치료에 사용된 식욕억제제는 중추신경계의 도파민, 아드레날린, 세로토닌serotonin 등의 합성 · 방출의 경로를 조절하여 음식물의 섭취를 조절하게 된다. 식욕억제제의 장기적인 사용은 습관성과 약제에 대한 내성의 발현 같은 부작용을 일으킬 수 있기 때문에 사용이 제한된다.

② 소화흡수억제제

소화흡수억제제는 섭취된 음식물의 소화기에서의 흡수를 방해하는 작용으로 섭취 에너지를 감소시키는 약제이다. 지방의 축적을 방해하기 위해 지방 합성을 억제하며, 인슐린 분비를 억제하는 약제도 있다. 갑상선 호르몬은 대표적인 대사촉진제이다. 갑상선 기능항진증 환자에서 대사가 촉진되어 있기 때문에 체중이 많이 줄게 된다. 그러나 갑상선 호르몬은 지방 조직뿐만 아니라 제지방과 체조직도 소실시켜 병을 일으킨다.

2) 대표 약물

① 올리스타트Orlistat, 제니칼

올리스타트는 지방 흡수를 억제시켜 체중 감량을 유도한다. 음식을 통해 섭취되는 지방의 약 30%를 소화 · 흡수 시키지 않고 대변으로 배출시키는 지방흡수억제제이다. 다른 효소에는 작용하지 않고 지방분해효소인 리파아제lipase에만 선택적으로 작용한다. 지방 대사에 관여하는 리파아제lipase 작용을 방해하여 지방의 체내 흡수를 감소시키고 그대로 배출시켜 200kcal 정도의 에너지 손실효과를 줄 수 있다.

올리스타트를 장기간 복용하였을 때는 체중 감량뿐만 아니라 감소한 체중을 유지하는 데도 효과가 있으며, 체중 감량 여부와 상관없이 혈중 지질 농도 개선의 효과와 당뇨병 유무와 관계없이 당대사를 개선시켜 혈압을 낮추는 효과가 있다. 주로 장내에서 이루어지고 적은 양만 흡수되기 때문에 부작용이 극히 적고 국소적이라고 할 수 있다. 부작용으로는 장내가스 증가, 경련, 설사 등이 있다. 제니칼xenical은 매 식사 시마다 복용 가능한 전문 의약품이다.

② 시브트라민Sibutramine, 리덕틸

시브트라민인 뇌의 시상하부에 있는 포만중추를 자극하여 식사를 조금만 해도 배가 부르게 되어 전체 흡수 칼로리를 감소시키는 작용을 한다. 또한, 세로토닌과 노르아드레날린의 재흡수를 억제함으로써 포만감을 향상시키고 식욕을 저하시킨다. 체중감소 효과를 가져오는 약물이다.

주요 기능으로는 갈색 지방세포의 에너지 발산을 유도하여 지방대사율을 높이는 작용을 한다. 시브트라민은 포만감을 증대시키는 비만치료제로 개발된 약으로, 매일 아침 한 번 복용하는 전문 의약품이다.

(2) 수술요법

메디컬 분야의 비만관리 방법인 수술요법은 체내 특정한 부위에 축척된 지방을 제거하거나 장기의 일부를 절개하여 에너지 섭취량을 줄이는 방법이다. 제거하는 지방이 1kg 이상이 될 경우는 체내 지방 분포 균형이 깨져서 피부조직이 울퉁불퉁하게 변할 수 있다. 이러한 수술요법은 약물요법처럼 부작용을 가지고 있다.

1) 지방제거 방법

① 지방흡입 방법

지방흡입 방법은 특수기기의 흡입관을 피하지방층에 삽입시켜 지방을 흡입하는 방법이다. 이 방법은 특정 부위의 지방 제거가 용이하다는 효과를 가지고 있다. 그러나 부작용으로 지방색전증 · 근육 및 혈관 손상 · 쇼크 등이 나타날 수 있으며, 지방 흡입 후 일정 시간이 지나면 다시 지방 침착이 일어날 수 있는 가능성을 가지고 있다.

② 지방분해 주사 방법

지방분해 주사 방법은 지방분해를 촉진하는 약물을 주사로 피부에 직접 투입시켜서 지방세포의 크기를 줄이고 지방분해가 용이하도록 만들어 주는 방법이다. 이 방법을 통해 복부를 비롯한 허벅지나 팔의 지방을 분해해 줌으로써 사이즈를 줄이는 효과를 가지고 있다. 그러나 식욕부진, 구토, 오심, 어지러움 등의 부작용이 나타날 수 있다.

2) 장기절개 방법(위장절제술, Bariatric)

베리아트릭Bariatric, 위장절제술 수술은 그리스어로 체중의 뜻을 가진 '바로스baros'와 치료라는 '이아트릭iatrike'을 합성시켜 만들어 낸 말이다. 위의 크기를 줄여 식욕을 저하시키거나 장의 길이를 짧게 함으로써 물리적으로 음식물이 장과 접촉하는 기회를 줄이는 것이 베리아트릭 수술법이다.

이 수술은 체중 감량에는 가장 효과적인 방법이다. 또한, 고도비만 환자에 있어서 음식 섭취 · 흡수 저하 · 소화기관 호르몬 분비 조절기능을 갖고 있기 때문에 체중감량과 합병증 예방에 뛰어난 효과가 있으며, 장기간 체중감소를 이룰 수 있는 가장 효과적인 치료법이다.

그러나 우리가 일반적으로 알고 있는 체중감량의 비만관리 방법이 아니라, 몸을 가누기 힘들 정도로 체질량지수BMI가 35 이상 고도비만이면서 당뇨병 · 고혈압 · 호흡 곤란 · 혈전 등 비만으로 인해 건강이 위험한 비만의 정도가 심한 환자들의 치료를 목적으로 시행되고 있다. 이 수술을 받았다고 해도 식생활 변화나 운동을 병행하지 않으면 다시 살이 찌게 된다.

이러한 베리아트릭 수술은 크게 두 가지로 나뉜다. 위의 크기를 작게 하여 조금만 먹어도 포만감을 느끼게 하는 위 성형술섭취제한 수술법과 음식물 소화에 많은 역할을 담당하는 소장의 처음 부분을 음식물이 지나지 않고 내려가도록 소장 일부를 잘라서 위와 소장 사이의 우회로를 만들어 주는 소장 우회술흡수제한 수술법이 있다.

이 방법은 지방흡수를 감소시킨다. 위 수술로 치료를 받더라고 수술 후 환자의 생활습관개선 노력이 없다면 성공할 수 없기 때문에 수술 후에도 운동과 식이요법 등으로 철저히 관리해야 한다.

① **위 성형술** 섭취제한 수술법

- 위와 식도가 연결되는 부분을 절제해 위의 용량을 줄여서 음식섭취량을 줄이고 위에서 나오는 식이조절 호르몬의 분비를 억제하는 수술법이다.
- 위의 크기를 작게 하여 조금만 먹어도 포만감을 느낀다.
- 위 성형술은 소장 우회술에 비하여 수술이 간편하고 수술합병증이 매우 적지만, 소장 우회술에 비하여 체중감소 효과가 조금 떨어진다.

② **소장 우회술** 흡수제한 수술법

- 음식물 소화에 많은 역할을 담당하는 소장의 처음 부분을 음식물이 지나지 않고 내려가도록 소장 일부를 잘라서 위와 소장 사이의 우회로를 만들어 주는 방법이다.
- 위를 작게 만들어 내려가는 길을 소장으로 우회시켜 섭취제한과 함께 영양분의 흡수도 제한하여 지방흡수를 감소시킨다.
- 위 성형술에 비하여 체중감소 효과가 뛰어나고 수술 후 환자가 장기적으로 가장 편하게 느끼는 수술이다.

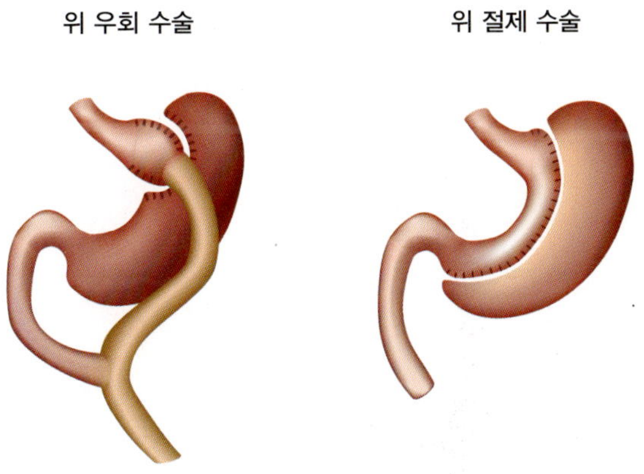

그림 13-8 위 우회 수술과 위 절제 수술

Chapter 14

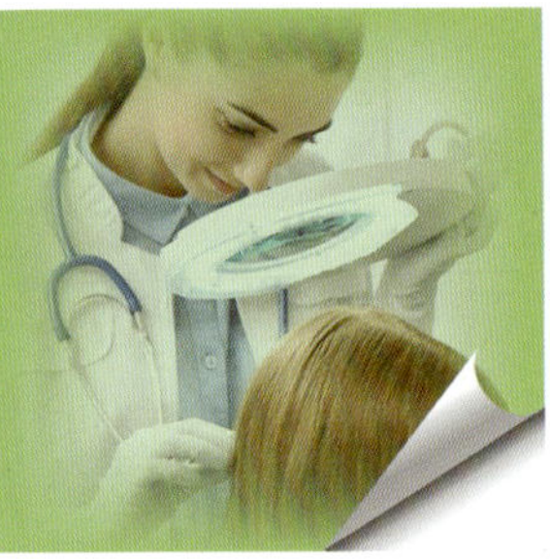

두피 및 탈모 케어

1. 두피 및 모발 생리학

1. 두피의 구조

피부는 신체의 외부를 덮고 있는 하나의 막으로 외부 환경으로부터 신체를 보호해 주는 중요한 기관이다. 그 중 두부를 보호하는 있는 피부조직을 두피라고 한다.

두피는 인체의 약 16%를 차지하는 조직이다. 두피는 인체의 내부기관과 외부환경 간의 주요 완충제 역할을 하는 조직이며 복잡한 생리기능을 가지고 있다.

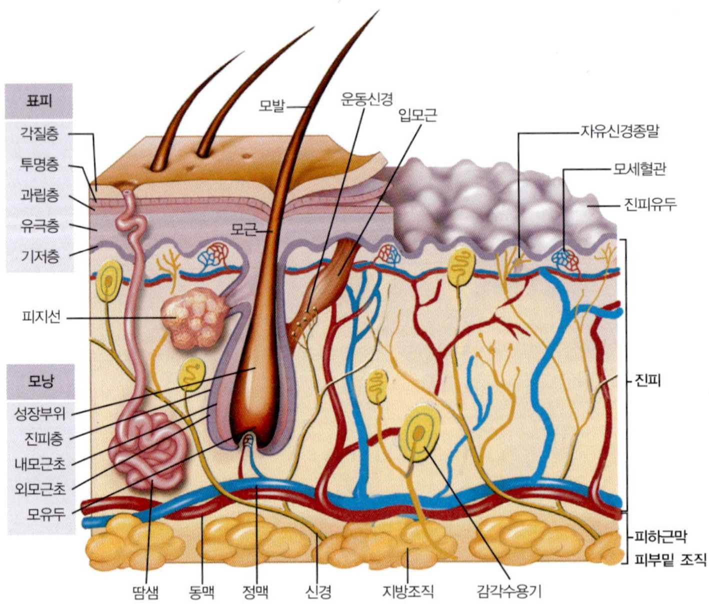

그림 14-1 두피의 구조

(1) 표피

피부의 맨 바깥에 위치하는 부분으로 중층편평상피로 구성되어 있다.

신체내부를 보호해 주는 보호막 역할을 하며, 외부로부터의 세균과 자외선 및 유해물질에 대해 방어막 역할을 한다.

두피의 표피 각질은 피부와 같이 약 28일 주기로 각화된다. 각화주기는 환경적 · 유전적 요인에 의해 영향을 받으며 이때 이동기간이 비정상 주기로 진행되면 두피에 각질이 과도하게 축적되어 제때 탈락하지 못하고 비듬이 생기며, 비듬은 두피의 생리작용을 저하시키게 된다.

① 각질층

- 피부의 가장 바깥쪽에 있는 10~20층의 무핵의 세포층이다.
- 세포와 세포간 지질로 구성되어 있다.
- 10~20%의 수분을 함유하며, 수분량 부족 시 건조화로 인해 두피의 건성화와 각질 이상 증상이 발생하게 된다.

② 투명층

- 각질층 아래 위치하며 손바닥과 발바닥에만 존재한다.
- 무색 · 무핵의 세포층이다.

③ 과립층

- 각화효소가 함유되어 있으며, 표피세포가 퇴화되기 시작하여 각질화되는 과정의 세포층으로 과립 모양의 세포가 2~5층으로 구성되어 있다.
- 수분의 침투와 증발을 막아주는 수분증발 저지막rain membrane이 존재한다.
- 수분침투 억제와 유해물질 침투 억제 기능이 있다.

④ 유극층

- 유핵의 세포로 구성되어 있으며, 세포 사이를 연결하고 물질대사가 이루어지는 층이다.
- 표피 중 가장 두꺼운 층이며 5~10층의 다각형 세포들이 많은 돌기로써 이웃세포와 가시돌기로 연결된 세포층이다.
- 강한 응집력을 가진 층이며, 70% 수분을 함유하고 있다.
- 랑게르한스 세포가 존재하며, 피부의 면역기능을 한다.

⑤ 기저층

- 표피의 가장 아래쪽이며 진피와 만나는 층이다.

- 한 줄의 기저세포로 이루어져 있으며, 기저층에는 각질형성세포와 색소형성세포가 있다.
- 각질층에서 위쪽으로 점차 이동하여 각질층에 도달하면 각질세포는 떨어져 나가게 되는데, 이를 각화작용이라고 한다.
- 기저층이 손상되면 세포재생이 불가능하므로 흉터가 남을 수 있다.

(2) 진피

표피 밑에 있는 두꺼운 층으로 유두층과 망상층으로 구별된다. 결합조직과 탄력조직이 있으며, 혈관계 · 신경계 · 림프계가 복잡하게 얽혀 있다. 모낭이 발생하여 성장하는 층이며 두피의 탈모와 원인을 이해하는 데 중요한 층이다.

① 유두층

- 진피에서 표피 쪽으로 돌출된 부분이 유두층이다.
- 기저층에 많은 영양분을 공급하므로 표피의 건강사태를 좌우한다.
- 결합조직으로 콜라겐이 차 있으며, 거의 수직적인 형태로 이루어져 있다.
- 모세혈관, 림프관, 많은 신경말단으로 구성되어 있다.

② 망상층

- 유두층 아래에 위치하며 진피의 대부분을 차지하고 있다.
- 교원섬유와 탄력섬유가 존재하며, 혈관 · 피지선 · 감각신경 · 한선 등이 분포되어 있다.
- 그물 모양의 결합조직으로써 피부가 넓게 혹은 길게 늘어날 수 있는 탄력성을 지니게 한다.

(3) 피하조직

- 진피와 근육 사이에 위치한다.
- 지방세포가 있어서 지방을 만들거나 세포 내에 저장하는 역할을 한다.
- 근육을 보호하고 피부를 통하여 체온이 손실되는 것을 막는다.
- 두피의 피하조직층은 나이가 들면 얇아져서 모근을 유지하기 힘들고 자연탈모 현상이 나타나게 된다.
- 피하조직은 여성 호르몬과 관계가 깊어 여성의 신체 선에 부드러움을 준다.

(4) 피부 부속기관

피부의 부속기관은 피지선, 한선, 모발, 손 · 발톱으로 구분한다.

① 피지선

- 피지선은 피지를 분비하는 선으로 모낭의 입모근 위쪽에 붙어 있는 분비선이다.
- 피부나 털에 기름을 공급하는 역할을 한다.
- 털과 관계없이 독립하여 존재하는 피지선을 독립피지선이라고 하며, 입 · 입술 · 구강 점막 · 눈 · 눈꺼풀 · 젖꼭지 등에 있다.

② 한선땀샘

- 소한선은 에크린선eccrine gland이라고 하며, 입과 입술의 일부를 제외하고 거의 전신에 분포한다. 손바닥과 발바닥에 많고 등에 가장 많으며, 피부의 건조를 방지하고 체온 유지 기능을 한다.
- 대한선은 아포크린선apocrine gland이라고 하며, 귀 언저리 · 겨드랑이 · 젖꼭지 · 배꼽 · 음부 등 몸의 일부분에만 있다. 대한선은 독특한 냄새가 나며, 겨드랑이 악취 경우는 '액취증' 또는 '암내'라고 한다.

③ 손 · 발톱

- 손 · 발톱은 표피층의 각질이 변형된 것으로 주성분은 케라틴이다.

2. 두피의 기능

두피조직은 모발 생성과 뇌의 보호기능에 관여하는 중요한 피부조직이다. 두피조직은 모낭과 혈관이 풍부하고 신경분포도도 매우 조밀하여, 다른 부위 피부조직과는 차별화된 관리가 필요하다.

(1) 보호의 기능

두피는 머리의 중요 기관을 외부의 충격으로 보호한다. 박테리아, 세균의 감염, 상처, 해로운 화학물질 등으로부터 뇌를 보호하는 기능을 가지고 있다.

(2) 흡수의 기능

모발성장 및 두피 영양에 필요한 영양분을 외부로부터 흡수하는 기능을 가지고 있다. 표피를 통한 흡수기능과 모공을 통한 흡수가 있으므로 모공 주위 청결을 유지하는 것이 매우 중요하다.

(3) 분비의 기능

두피조직에는 피부를 분비하는 피지선이 있고 땀을 분비하는 한선이 존재하고 있다.

(4) 호흡의 기능

피부조직을 통한 피부호흡 기능에 관여하며, 피부 신진대사에 있어 중요한 부분이다.

(5) 체온유지의 기능

두피에서 분비되는 땀은 인체의 체온유지에 도움을 주며, 신지대사 기능의 정상화를 위해 중요하다. 모세혈관은 수축과 이완을 통해 혈류량을 조절하고 발한작용을 통한 체온을 일정하게 유지한다.

(6) 배설의 기능

인체의 일부인 모발은 중금속 등의 유해물질을 체외로 배설하는 기능을 한다.

(7) 감각전달의 기능

두피조직은 다른 부위 피부조직에 비해 예민하여 자극에 대한 신경반응이 빠르게 전달되어 나타난다.

3. 모발의 구조

모발은 손바닥, 발바닥, 입술, 유두를 제외한 전신에 있는 일종의 피부부속기관이다. 피부의 각질층이 변화해서 생긴 섬유성 단백질인 케라틴이 신체를 보호하는 기관이다. 모발은 표피에서 외부로 나와 있는 모간부와 표피내부에 있는 모근부로 구분되며, 모발은 모낭 내에서 완전히 만들어진다.

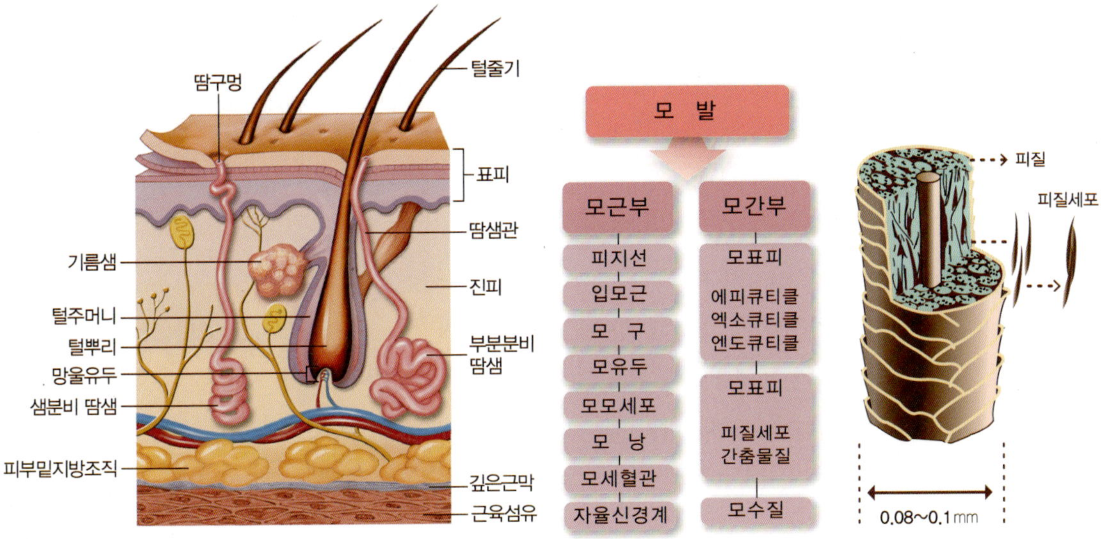

그림 14-2 모발의 구조

(1) 모근부

피부의 구조물들은 발생 초기에 특별히 분화된 표피 세포들의 집단에서 유래한다.

두피 속 2~4mm에 들어가 있는 모발이다. 모발을 싸고 있는 모낭, 영양을 공급하여 모발 성장을 도와주는 모유두, 모유두에 둘러싸인 모모세포, 입모근과 피지선, 내모근초와 외모근초 등이 있다.

① 모낭

- 모근을 감싸고 있는 세포층을 모낭hair follicle이라고 한다.
- 모낭은 표피가 피하조직까지 움푹 들어가서 묻혀 있는 형태로 피지선과 입모근이 부착되어 있다.
- 하나의 모낭에 하나의 모발이 달려 있으나, 3개의 모발이 달려 있는 경우도 있으며, 이는 모발의 숱에 영향을 미친다.
- 모낭은 손과 발바닥을 비롯하여 입술과 귀두를 제외한 전신의 모든 피부에 분포하며 일단 손상을 받으면 재생할 수 없다.
- 모낭은 모발의 발생과 밀접한 관련이 있어 모낭에 이상이 생기면 모발 자체가 생성되지 않으므로 화학적 시술 시 약액이 두피에 흘러서 모낭에 스며들지 않도록 주의해야 한다.

② 모구

- 모유두와 맞물려지기 위해 속이 빈 오목한 모양의 모근 아래 부분에 둥글게 부풀려 있는 부분을 말한다.
- 모모세포와 멜라닌 세포로 구성되어 있다.
- 성장을 다한 모발의 모구의 상태에 따라 탈모의 원인을 추정하기도 한다.

③ 모유두

- 모세혈관이 있어 산소와 영양공급이 이루어지며 자율신경이 분포되어 있다.
- 모유두hair papilla는 세포형성에 필요한 영양분을 공급하며, 모발의 성장을 담당한다.
- 모유두 문제 시 모발은 생성되지 않는다.

④ 피지선

- 모낭벽에 붙어 있는 기름샘으로 피지를 분비하여 모발에 윤기와 유연성을 주며, 피부표면을 부드럽고 매끄럽게 만든다.
- 피지선 위치는 모유두 위 옆으로 모낭의 1/3 부위에 위치하며, 모낭벽에 포도송이처럼 달려 있다.
- 피지가 밖으로 나오는 배출관은 모낭과 연결되어 있으며, 지나치게 많은 기름은 지성 비듬의 형태가 된다.
- 분비된 피지는 수분의 증발을 막고, 피지에 함유된 지방산의 작용으로 살균을 한다.
- 피지막 형성의 유화작용, 흡수조절 작용, 비타민 D 생성작용 등도 한다.
- 피지선은 남성 호르몬인 안드로겐의 영향을 받아서 과잉 분비되면 탈모를 일으킬 수 있다. 탈모 시 피지선의 비대로 두피는 지루성 두피나 지성두피로 변한다.

⑤ 입모근 기모근

- 모낭에 붙어 있으며 의지와 상관없이 운동하는 근육의 일종이다.
- 추위나 공포에 자율적으로 수축하여 털을 세우는 역할을 한다.
- 피부에 비스듬하게 놓여 있으므로 입모근의 수축은 모발의 기울기를 위로 당겨 주어서 그 각도가 서도록 하는 역할을 한다. 피지선의 아래쪽에 위치하고 있다.
- 갑작스런 기후 변화나 공포감에 처했을 때 모공을 닫고, 체온손실을 막아주는 역할을 한다.

⑥ 모모세포

- 모유두를 덮고 있는 세포층으로 끊임없이 세포분열로 모발 생장에 매우 중요한 역할을 한다.

- 모모세포는 모유두에서 영양을 받아 분열되어 모발의 형상을 낮추어 성장하며, 여기서 분열된 세포가 각화하면서 위로 모발을 만들어 두피 밖으로 밀려나오게 한다.
- 모표피, 모피질, 모수질이 분류되어 성장한다.

⑦ 내 · 외모근초

- 모근을 감싸고 있는 모낭과 모표피층 사이에 존재하는 층이다.
- 내모근초와 외모근초는 모구부에서 발생한 모발을 각화가 끝날 때까지 보호하고 표피까지 운반하는 역할을 한다.
- 비듬이 되어 소멸되는 층이다.

⑧ 색소세포

- 모발의 색을 결정짓는 멜라닌 색소를 생성하는 색소형성세포이다.
- 멜라닌 색소를 생성하며, 모모세포층에 주로 분포되어 있다.

(2) 모간부

두피 위에 외부로 나와 있는 모발이다. 모발의 단면은 3층으로 되어 있다. 가장 겉면에 모표피cuticle, 안쪽에 모피질cortex, 가운데에 모수질medulla이 자리 잡는다.

① 모표피모소피

- 모발의 가장 바깥쪽의 층으로 투명하며, 여러 겹 기와무늬로 겹쳐진 케라틴 층이다.
- 모발 내부를 외부 자극으로부터 보호하는 역할을 한다.
- 화학적 · 물리적 · 환경적 요인의 의한 형태학적 손상 · 박리 · 탈락을 하면 모피질의 손상으로 연결되며, 이는 모발 전체의 손상을 가져오게 한다.
- 모발 전체의 10~15% 정도를 차지한다.

② 모피질

- 모발색을 결정짓는 멜라닌 색소가 함유된 중간 내부층이다.
- 모발의 성질을 나타내는 탄력, 강도, 색상, 질감 등을 좌우하며 중요한 층이다.
- 모발의 대부분인 85~90%를 차지한다.
- 케라틴 단백질과 방추형 모양의 피질세포로 구성되어 있다.

③ 모수질

- 모발의 중심부에 위치하고 있다.
- 모발에 따라 존재하는 경우도 있고 존재하지 않는 경우도 있다.

- 모발이 매우 가는 금발머리에는 전체적으로 모수질이 부족하며, 남성의 수염은 거칠고 일정하지 않는 모수질을 포함하고 있다.
- 굵고 거친 모발에 존재한다.
- 크고 작은 속이 비어 있는 상태로 공기와 수분을 함유하고 있다.

4. 모발의 기능

(1) 보호의 기능

① 외부의 충격이나, 더위, 추우, 직사광선 등 자연 현상으로부터 인체를 보호한다.

② 머리의 모발인 두발의 경우는 외부의 충격으로부터 뇌를 보호하는 중요한 기능이 있으며, 모발의 위치의 따라 이물질 · 땀의 유입 · 벌레의 유입 등에서 인체를 보호하는 기능을 한다.

③ 모발 위치에 따라 피부 사이의 마찰로부터 피부손상을 막아주는 보호기능을 한다.

(2) 배출의 기능

① 몸 안의 독소를 몸 밖으로 배출하는 기능을 한다.

② 인체의 건강상태를 측정하는 자료로도 모발을 활용하는 데 도움을 준다.

(3) 장식적 의미의 기능

① 털의 장식적 의미는 머리 모양에서 자신의 아름다움과 개성을 나타내는 장식적 의미로 이용된다.

② 헤어스타일과 헤어 색상의 다른 표현은 남성이나 여성에게 있어서 다른 인상을 줄 수 있으며, 이는 개인적인 장식기능의 의미로 중요한 역할을 한다.

(4) 감각전달의 기능

① 모근부 주위에 존재하는 지각 신경에 의하여 감각전달 기능을 한다.

② 감각전달 기능은 촉각으로 인체를 보호하는 역할을 한다.

5. 모발의 성장주기

모발의 주기는 모발을 성장시키는 성장기 단계, 성장을 멈추고 모구부가 축소하는 시기인 퇴행기 단계, 모유두가 활동을 멈추고 모발을 두피에 머무르게 하는 휴지기 단계, 모유두의 활동이 시작되거나 새로운 모발을 발생시키는 발생기 단계 등으로 나눌 수 있다.

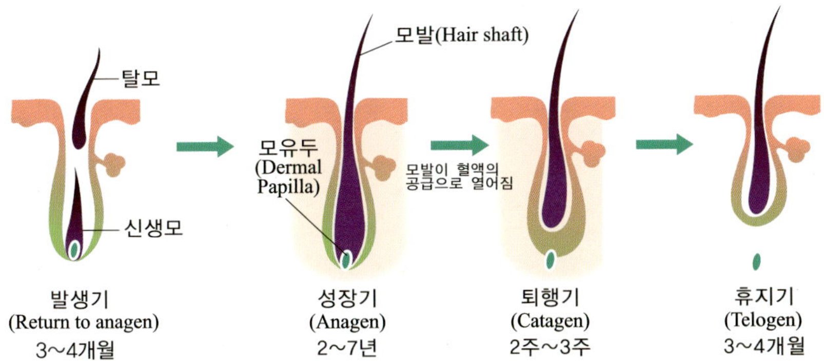

그림 14-3 모발의 성장주기

(1) 발생기(new anagen stage)

모모세포가 세포 분열을 시작하여 새로운 모발을 발생시키는 시기이다. 휴지기에서 입모 근처까지 올라갔던 모낭이 진피 내에 있는 모유두까지 내려오고 모구부와 모유두가 결합하여 새로운 모발을 형성한다. 기존의 모발을 밀어 올려서 휴지기의 모발 탈락을 유도하는 시기이다. 개인의 질병, 유전 체질, 연령 등에 따라 차이를 나타낸다.

(2) 성장기(anagen stage)

모발 전체가 성장하는 시기이다. 성장기의 초기 단계에서 모모세포로부터 만들어지고 모유두의 모세혈관으로부터 보내진 영양분으로 성장을 시작한다. 모발을 잘 자라게 하는 시기로 기간은 3~6년이고 전체 모발의 80~90%를 차지한다.

성장기는 음식물, 호르몬, 비타민 등의 영향에 의해 변화될 수 있다.

(3) 퇴행기(catagen stage)

성장기가 끝나고 모발의 형태를 유지하면서 모유두가 모구부에서 분리되어 대사 과정이 느려지는 시기로 천천히 성장한다.

세포분열은 정지 상태로 더 이상 케라틴을 만들어 내지 않는다.

퇴행기의 수명은 1~2개월로 전체 모발의 1~2%를 차지한다.

(4) 휴지기(telogen stage)

휴지기는 퇴행기 이후에 활동이 없는 시기이다.

모낭에서 모유두가 완전히 분리되어 모낭이 쪼그라들고 모근이 위쪽으로 밀려 올라가 모발이 빠지는 시기이다.

기간은 3~5개월 이고 전체 모발의 약 11%를 차지한다.

강한 브러싱으로도 모발은 쉽게 빠지게 된다.

2. 두피 타입

1. 정상 두피

① 두피 관리의 기준이 되는 유형이다.

② 모공은 불순물이 적고 윤곽선이 뚜렷하며 오목한 상태이다.

③ 두피 위에 적절한 피지막이 있다.

④ 한 모공에 2~3가닥의 모발이 전체 두피의 50% 이상 있다.

⑤ 두피가 골고루 촉촉하며 말고 투명감이 있다.

⑥ 모공이 열려 있고 두피색은 연한 청색이나 맑은 살구색을 띤다.

⑦ 모발이 윤기 있고 굵기의 배율이 거의 규칙적이다.

⑧ 두피 손상의 예방과 정상 상태를 유지하는 데 관리의 초점을 둔다.

⑨ 규칙적으로 두피 스케일링과 유 · 수분을 공급해 준다.

⑩ 아침보다는 저녁에 샴푸하여 완전히 말린 후에 취침하도록 한다.

⑪ 현재 상태를 유지하며, 모발의 건조화 방지를 위해 에센스로 관리한다.

2. 지성 두피

① 남성 호르몬 과다작용과 청결하지 못한 두피, 자극적인 음식과 스트레스, 스타일링 제품의 과다한 사용 등이 원인이 될 수 있다.

② 하루만 세정을 하지 않아도 기름이 진다.

③ 모발의 끈적임이 있고 힘이 없이 가라앉는 현상이 있다.

④ 과다한 피지 분비로 인해 과산화 지질이 생성되어 두피 표면이 투명감이 없고 둔탁한 상태이다.

⑤ 과도한 피지분비로 모공 안과 밖으로 피지가 차 있어서 번들거린다.

⑥ 특유의 피지 산화 냄새를 유발한다.

⑦ 샴푸 후 2시간 지나면 피지 분비량이 두피를 감싼다.

⑧ 기름진 피지막에 먼지 등 이물질이 흡착되어 있다.

⑨ 두피 스케일링을 하여 피지 응고물을 제거한다.

⑩ 지성 두피용 샴푸 및 토닉으로 두피의 pH를 조절하여 약산성 상태를 유지시켜 준다.

⑪ 여름에는 샴푸를 하루에 두 번해도 무방하며, 매일 샴푸하여 두피를 청결하게 한다.

⑫ 지성 두피용 샴푸 및 토닉으로 세균에 대한 저항력을 키워 주고 약산성 상태를 유지시켜 준다.

⑬ 두피 매뉴얼테크닉을 통해 두피의 혈류을 증가시키도록 한다. 염증이 있을 경우에는 치료하고 나서 관리에 들어간다.

3. 건성 두피

① 일상의 스트레스, 피지분비의 불충분, 잦은 펌과 염색시술 등의 화학적 시술, 냉난방의 건조한 실내 환경, 탈지력 강한 샴푸 사용 등이 원인이 될 수 있다.

② 두피에 유 · 수분이 부족하여 건조한 상태로 각질이 들떠 있다.

③ 저녁에 건성 두피용 샴푸를 사용한 후에 찬바람으로 말려 준다.

④ 2~3일 정도 세정하지 않은 경우에도 기름지지 않는다.

⑤ 두피가 갈라져 있는 상태이며 두피 색상이 탁하다.
⑥ 건조한 계절이면 당기고 가려운 현상이 있다.
⑦ 건조하게 갈라진 피지막 형상이 보인다.
⑧ 두피용 토닉으로 유 · 수분 공급 및 두피를 진정시킨다.
⑨ 각질의 형성이 빠르고 마른 각질로 모공이 막혀 있다.
⑩ 두피 스케일링과 1일 1회 두피 마사지를 시행한다.
⑪ 강한 비누나 광물성 오일, 기름기 많은 제품과 강한 알코올 성분이 함유한 로션은 피한다.

4. 예민성 두피

① 두피가 얇아서 모세 혈관이 전체적 또는 부분적으로 드러나 보이는 상태로 내적인 원인과 외적인 원인이 있다.
② 스트레스 · 피로 · 선천적인 요인 · 건성 두피를 오래 방치했을 경우, 잦은 펌 · 염색 · 탈색 등의 화학적 시술과 자극이 강한 제품을 사용했을 경우, 신체적 리듬이나 균형이 깨졌을 때, 생리전후나 출산 후 등이 원인이 된다.
③ 두피에 가느다란 실핏줄이 많고 긁으면 쉽게 빨개진다.
④ 두피를 민감하게 하는 스트레스를 줄이고 두피에 물리적 · 화학적 자극을 주지 않도록 한다.
⑤ 따가움과 자극을 자주 동반한다.
⑥ 건성 · 지성 · 비듬 · 탈모 두피 등 어느 두피에서도 민감성이 나타날 수 있으므로, 이 때는 두피의 민감 원인을 개선해 주는 관리를 먼저 시행해 준다.
⑦ 가늘어진 모발이 많다.
⑧ 민감성 두피는 개선이 쉽게 되지 않으므로 오랫동안 꾸준하게 관리하도록 한다.
⑨ 민감성 샴푸를 사용하여 두피를 진정시켜 주도록 한다.
⑩ 내적 원인은 단기간의 관리 효과를 기대하기는 어렵다.
⑪ 두피를 민감하게 만드는 내부적 · 외부적 환경요인들을 제거해 준다.

5. 지루성 두피

① 외관상 예민성 두피과 지성 두피의 혼합형이다.

② 과다한 피지 분비 및 피지 산화와 각질의 생성 촉진으로 비듬균이 과다 증식하고 염증이 많은 상태이다.

③ 두피 염증으로 두피가 붉어지고, 모방주위가 붉게 부풀거나 염증이 생기며, 가렵다.

④ 원인은 과도한 스트레스와 잦은 화학적 시술이 주 원인이다.

⑤ 피지 조절을 위해 비타민 B_2와 B_6 등이 풍부한 식품을 섭취하도록 한다.

⑥ 자극적이거나 기름진 음식은 먹지 않는다.

⑦ 약용 샴푸나 비듬 샴푸로 아침저녁으로 샴푸하여 두피를 청결하게 한다.

⑧ 스트레스를 풀어 주고, 화학적 시술을 가급적 피하도록 한다.

⑨ 남녀노소 누구나 생길 수 있으며 재발률이 높다.

⑩ 증상이 심할 경우에는 반드시 전문의에게 치료를 받도록 한다.

⑪ 전형적인 지루성 피부염인 경우에는 치료를 하더라도 커져 있는 피지선이 줄어들지 않으므로 재발 가능성이 있다.

⑫ 두피의 자극을 최소화하고 두피의 기능을 정상화하는 것이 중요하다.

⑬ 화학적 시술이나 스타일링 제픔의 사용을 자제한다.

6. 비듬성 두피

각질 세포의 이상 증식으로 인한 비듬균의 증가로 가려움이 동반되는 상태로 건성 비듬과 지성 비듬이 있다. 비듬성 두피의 모발은 푸석거리며 윤기가 없다.

(1) 건성 비듬

① 건성 비듬은 미세하고 건조한 가벼운 하얀 가루조각으로 나타난다.

② 건성 비듬은 두피를 청결하게 해주고 비듬 전용 샴푸를 사용한다.

③ 약용 샴푸 사용 시 증상이 호전되면 사용 횟수를 줄여 준다.

④ 잦은 파마나 염색과 같은 화학적 시술을 자제하고 두피에 유 · 수분을 공급해 준다.

(2) 지성 비듬

① 지성 비듬은 기름기 있고 땀과 먼지 등이 엉켜 붙은 조각들로 나타난다.
② 비듬 전용 샴푸를 사용하여 과도한 피지를 조절해 주고 비듬균을 살균 소독한다.
③ 주 2회 두피 스케일링과 매뉴얼 테크닉을 하며 적절한 유 · 수분을 공급해 준다.

7. 모발 손상의 원인

모발의 갈라짐 현상과 끊어짐, 모발색 변색 등 모발 본래의 건강을 손상시키는 요인은 다양하다. 특히 모발의 모간부는 두피 밖으로 노출되어 있어 여러 가지 환경 속에서 쉽게 노출되며 이에 따른 모발의 손상을 가져올 수 있다.

모발의 구성 성분은 케라틴 80~90%, 수분 10~15%, 지질 1~8%, 그 밖에 미량 원소로 구성되어 있다.

모발은 여러 원인에 의해 마찰에 의한 모표피의 들뜸과 탈락, 모발 끝의 갈라짐, 시스틴 함량의 저하, 이상 모발 변성, 멜라닌 색소의 퇴색, 다공성 모발 등의 상태를 갖게 된다.

(1) 물리적인 요인

물리적 요인은 모표피의 탈락을 촉진하며, 물리적 요인에 의해 박리 및 탈락 · 갈라짐 · 부서짐의 손상을 갖게 된다.

1) 샴푸에 의한 손상

① 매일 반복적인 샴푸는 모발과 모발 사이에 심한 마찰을 유발시키며, 모표피의 박리와 탈락을 유발시킨다.
② 샴푸 시 강한 마찰이 들어가는 테크닉은 모발이 끊어지게 하는 요인이 되기도 한다.
③ 모발의 건조증과 갈라짐을 가져오는 원인이 되기도 한다.
④ 헤어 컨디셔닝, 헤어 트리트먼트제, 크림 린스 등은 샴푸 후 모발의 건강에 도움을 준다.

2) 빗질에 의한 모발 손상

① 모표피는 비늘 모양의 형태로 겹겹이 쌓인 형태를 띠고 있으며, 모근으로부터 모발

끝을 향한 상태로 되어 있다. 잘못된 빗질은 이 비늘 모양 형태에 손상을 줄 수 있다.

② 화학적 시술로 손상에 노출이 반복된 모발은 건조한 상태에 의한 강한 빗질이 모발 손상을 촉진할 수 있다.

③ 공기가 건조한 상태에서의 빗질은 마찰전기를 유발하여 정전기가 발생하며 이에 의한 모발손상이 커질 수 있다.

④ 빗질에 의한 손상을 적게 하기 위해서는 정전기 방지제 도포 후에 빗질을 하도록 한다.

⑤ 긴 모발의 경우에는 모발 끝에서의 빗질에 의한 강한 힘으로 손상이 올 수 있으므로, 부드러운 빗질과 트리트먼트제 및 컨디셔닝을 함께 사용하면서 빗질을 권유한다.

⑥ 빗질은 나무나 돈모 브러싱을 사용하는 것이 좋다.

3) 뜨거운 열에 의한 손상_ 드라이, 아이론

① 열에 의한 모발의 기구 사용 시 적정한 온도를 유지하여 열에 의한 모발의 손상을 예방하도록 한다.

② 열에 의한 도구의 반복적 사용은 모발의 건조증을 유발하며, 지속적인 사용 시에는 단백질의 변성 및 손상을 가져올 수 있다.

③ 드라이 사용 시 드라이 바람의 출구와 모발이 바로 닫지 않도록 일정 거리를 유지하며 사용한다. 드라이 사용 온도는 60℃로 유지하도록 한다.

④ 아이론 사용 시 높은 온도는 모발의 표피팽창과 열로 인한 단백질의 변성으로 모발의 손상을 가져올 수 있다. 아이롱 사용 온도는 120~160℃로 유지하도록 한다.

⑤ 전기 세팅기 사용 시에도 높은 온도에 가열된 세팅기의 사용은 주의하도록 한다.

4) 커트 가위나 레이저에 의한 손상

① 커트 시 단면의 면적이 넓게 되면 수분 손실과 단백질의 유실로 모발의 손상을 가져올 수 있다.

② 커트 시 미숙한 커트는 모발 끝을 찢겨지게 시술할 수 있으며, 차후 약제 및 화학처리제의 침투 시 모발 손상이 쉽게 일어날 수 있다.

③ 커트에 의한 모발의 손상을 낮추기 위해 커트 시술 시 주의가 필요하다.

④ 마모된 가위로 인한 커트는 마찰에 의한 손상을 모발에 줄 수 있다.

(2) 화학적인 요인

모발의 pH 상태는 4.5~5.5의 등전점에서 가장 안정적이다. 모발은 열에도 약하므로, 강산이나 강알카리성 상태에서 가열될 경우는 가수분해 되어 용해될 수 있다.

1) 퍼머넌트 웨이브 용제에 의한 손상

① 펌제의 경우에 1제 성분은 알칼리제로서 과용과 방치시간의 초과는 모표피의 연화를 가져올 수 있다.

② 열에 약한 모발은 퍼머넌트 시술 과정 중 가온 처리를 가할 경우에 세심한 시간체크가 병행되어야 열에 의한 모발의 손상을 최소화할 수 있다.

③ 퍼머넌트 시술 시 강한 밴딩 처리는 용제에 의한 연화와 물리적 자극에 의한 손상이 병행됨으로써 모발의 끊어짐을 가져올 수 있다.

④ 퍼머넌트 웨이브 시 산화제의 모발 잔류는 멜라닌 색소가 파괴되어 모발의 변색과 탈색을 가져오므로 시술 시 유의하여야 한다.

2) 염색과 탈색에 따른 손상

① 염색과 탈색제는 알칼리제로 모표피의 팽윤을 가져오므로 손상이 유발된다.

② 지속적인 염모제와 탈색제는 모발을 거칠게 하며, 탄력성을 저하시킬 수 있다.

③ 염색가 탈색 시 모발의 손상을 막기 위해서는 시술 작업 후 반드시 깨끗이 헹구어 주는 것이 좋다.

(3) 환경적인 요인

환경적인 요인은 자외선, 먼지, 공기오염 등을 들 수 있다.

1) 빛 에너지에 의한 손상

① 자외선에 의한 손상은 유 멜라닌 산화분해로 모발의 적색화를 유발한다.

② 모발의 인장강도를 저하시키며, 손상을 유발한다.

2) 물에 의한 손상

① 해수의 염분에 의한 손상이 유발된다.

② 수영장의 소독용으로 사용되는 화학약품에 의한 손상이 유발된다.

③ 모발의 변색과 손상을 유발한다.

④ 칼슘염이 모발에 남아 있을 시에 모발 광택이 없어진다.

3) 유해공기에 의한 손상

① 대기오염에 의한 손상은 공장의 매연과 자동차의 배기가스에 의한 화학적 손상을 들 수 있다.

② 대기 중 오존에 의한 손상은 강력한 산화제로서 모발의 손상 요인이 된다.

(4) 생리적인 요인

① 모발의 주요 구성성분은 단백질이며, 여러 아미노산으로 구성되어 있다.

② 건강한 모발을 유지하기 위해서는 단백질 함유량이 높은 식품을 충분히 섭취하는 것이 좋다.

③ 미역 · 김 · 다시마 등 요오드 함유 식품은 모발의 건조함을 막고 윤기를 부여한다.

④ 비타민을 비롯하여 철과 아연이 함유된 식품도 모발에 필요한 영양분을 공급한다.

⑤ 비타민 A, D가 함유된 식품은 비듬과 탈모를 예방하며 모발의 재생에 도움을 준다.

⑥ 심한 다이어트는 영양의 불균형을 유발하여 모발의 성장을 방해한다.

⑦ 과도한 스트레스는 각종 호르몬 분비로 모발 손상의 원인을 제공한다.

8. 두피 질환

두피질환은 두피에 발생하는 질환으로, 진균류 이상증식 및 감염이나 접촉성 피부염으로 의학적 시술 및 치료를 필요로 한다.

(1) 두부백선

① 두부백선은 백선의 한 종류로서 피부사상균에 의한 피부감염에 의해 발생한다.

② 매개체로는 개나 고양이 등의 신체접촉이 있으며, 회백색의 인설로 존재한다.

③ 봄 · 여름에 주로 발생한다.

④ 원형 형태의 버짐으로 경계가 명확하고 모발이 잘 끊어지고 윤기가 없어진다.

(2) 두부건선

① 건선의 한 종류이며 두피에 나타나며, 팔꿈치와 무릎 등 전신에도 건선이 나타난다.

② 연쇄구균 감염과 스트레스 의해 발생되며, 피부의 유전 장애로 나타나기도 한다.
③ 유전적 요인, 면역학적 요인, 개인생활 및 환경적 요인 등의 다양한 원인을 가지고 있다.
④ 두피의 톤은 은백색의 인설을 띠며, 가려움은 없다.
⑤ 로션 또는 크림을 도포하거나 자외선 요법이나 외용 요법으로 치료한다.
⑥ 샴푸제의 경우, 살리실산과 타르 함유 샴푸제를 사용한다.

(3) 지루성 피부염

① 원인은 분명하지 않으며, 유전적 요인과 밀접해 보이고, 식생활이나 호르몬의 영향을 받는다.
② 자주 샴푸하는 것이 지루성 피부염 개선에 도움이 된다.
③ 샴푸제의 경우 항염증, 항진균 성분이 함유된 제품을 사용한다.
④ 예민성 두피와 지성 두피의 혼합형이며, 염증을 방치하면 모낭에도 영향을 주어 탈모를 유발할 수 있다.

(4) 아토피성 피부염

① 습진성 병변이 일어나 병원균이나 바이러스 감염에 의한 아토피 피부염은 유아기부터 성인에 걸치기까지 많이 볼 수 있다.
② 피부표면은 손톱으로 살짝 긁었을 때 창백한 흰선으로 볼 수 있다.
③ 아토피성 피부염의 치료제는 스테로이드제, 항히스타민제, 항생제 등이 있다.

(5) 단순 태선

① 남성보다 여성에게 많이 나타나며, 헤어라인과 경계를 이루는 목덜미 부위에 발생한다.
② 건선과 비슷해 보이나 극심한 가려움이 있는데 긁게 되면 피부의 태선화를 유발한다. 또한 2차 감염이 발생할 수 있다.
③ 긁고 난 후에 탈모 또는 모발의 끊어짐 현상이 나올 수 있으므로 유의해야 한다.
④ 치료제는 국소 스테로이드 용액이나 크림 및 병변 재주사나 외용제를 사용한다. 2차 감염 시에는 항생제를 사용한다.
⑤ 심리적 치료와 함께 내재된 스트레스와 긁는 습관을 해소해야 한다.

3. 탈모(Hair Loss)

1. 탈모의 정의

탈모란 털의 성장주기에 따라 일정한 모발의 수를 유지하지 못하고 줄어드는 것을 이야기한다. 즉, 정상적으로 모발이 있어야 하는 부위에 모발이 결여되거나 성장주기에 있어야 하는 모발이 갑자기 휴지기로 바뀌면서 쉽게 빠져버려서 정상보다 모발 수가 부족한 것을 이야기한다.

사람의 모발은 개인차가 있으나 평균 약 100만 개 정도로 그 중 두피에만 약 10만 개 정도가 존재한다. 각 부위별로 성장주기가 다른데, 두피의 모발인 머리카락의 경우는 한 달에 약 1~1.5cm 정도 자라고 정상적으로 하루의 약 50~100개 미만이 탈락되며, 개인의 성별 · 영양상태 · 호르몬 · 건강 등에 따라 다를 수 있다.

그러나 여러 가지의 원인에 의해 하루에 100개 이상의 모발이 빠지면서 새롭게 발생하는 모발의 수보다 빠지는 모발의 수가 많아지게 되면 전체적인 모발의 수가 줄어들게 되면서 탈모가 발생하게 된다.

탈모는 크게 모낭이 파괴되어 더 이상 모발이 나지 않은 반흔성 탈모가 있는가 하면, 모낭은 유지되나 여러 가지 이유로 모발이 빠지다가 원인이 사라지면 다시 모발 재생이 가능한 비반흔성 탈모가 있다.

반흔성 탈모는 대표적으로 외상이나 화상 등의 외부의 물리적 요인과 진균 및 세균 감염 · 독발성 모낭염 · 면역질환인 루프스에 의한 탈모 등이 있으며, 비반흔성 탈모는 휴지기 탈모나 원형 탈모 및 호르몬에 의한 남성형 탈모와 여성형 탈모 등이 있다.

그 밖의 탈모로 소아나 여성들에게 많이 나타나는 모발을 충동적으로 뽑는 신경증에 의한 탈모인 발모벽, 피지분비증가로 발생하는 만성 염증 질환에 의한 탈모인 지루성 두피염에 의한 탈모, 강하게 머리를 묶거나 압력 등으로 발생하는 견인성 탈모, 가발이나 모자 등을 장시간 사용하여 두피에 산소공급이 부족해지면서 발생하는 탈모인 압박성 탈모 등이 있다.

또한, 탈모는 유전학적으로 부계의 모발 유전자 가운데 대머리 유전자를 가지고 태어난 남아에게서 나타날 확률이 50%이며, 부계와 함께 모계까지 대머리 유전자를 지니게 되면 나타날 확률이 75%에 이른다.

그러나 최근 탈모를 고민하는 많은 사람들의 연령이 어려지고 후천적 · 환경적 요인 등에 의해 탈모증상 등이 나타나는 등 다양한 요인이 발생되고 있는 바, 예방적인 측면의 관리가 탈모를 방지하고 치료하는 데 가장 효과적이라고 할 수 있다.

2. 탈모의 원인

탈모의 원인으로는 유전, 남성 호르몬의 과다 분비, 스트레스, 두피의 혈액순환 장애, 질병 및 약물에 의한 부작용, 영양 장애, 자외선 등의 환경적 원인 등 다양하다. 대표적인 원인은 다음과 같다.

(1) 남성 호르몬

모발을 감싸고 있는 모낭은 남성 호르몬 중 Di-Hydro Testostron DHT호르몬의 영향을 받게 된다. DHT 호르몬은 남성 성장에 중요한 호르몬이지만 고농도의 DHT 호르몬은 두피모낭에 있어서는 모구를 축소하고 영양 공급을 저해하여 이마와 두정부 부위의 모발의 성장을 저해하거나 탈모를 유발할 수 있다. 하지만 수염이나 가슴털 및 귀와 코털 등에서는 성장을 촉진하는 효과가 있다.

(2) 스트레스

과도한 정신적 · 육체적 스트레스는 두피로 향하는 혈액순환을 방해하여 모발 형성에 필요한 영양공급을 저해하여 모근을 약화시켜 탈모를 유발하게 된다. 스트레스를 받게 되면 우리 인체는 특정 신경전달물질이 분비되어 모낭 주변에 염증을 유발하며 면역기능에도 이상을 일으켜 원형 탈모증과 같은 자가 면역 질환을 일으키기도 한다. 또한, 내분비계통 기관에서 분비되는 호르몬의 분비를 변화시켜 탈모를 유발하는 원인을 제공하게 된다.

(3) 자외선

자연 환경 중 모발에 가장 큰 영향을 미치는 자외선은 단백질을 변형시키는데 모발의 대표적인 단백질 성분인 시스틴을 변성 · 감소시키며 멜라닌 색소를 파괴함으로써 모발의 손상과 탈색을 유도한다.

또한, 모발의 함수량이 부족해지면서 두피 건조 현상과 함께 모발이 건조해지면서 거칠어지고 갈라지는 현상이 추가적으로 나타나게 된다.

(4) 두피·모발 화장품과 미용 시술

두피 모발에 사용하는 염색제 · 퍼머넌트제 · 헤어 샴푸 등의 화장품에 포함되는 성분 중 두피 및 모발에 악영향을 미칠 수 있는 색소 · 향 · SLS · SLES 등의 합성 계면활성제나 실리콘 등의 성분들은 알레르기allergy나 접촉성 피부염 등을 일으키고 모공을 막거나 자극하여 탈모를 유발할 수 있다.

또한 미용 시술 중 물리적 시술에도 쉽게 손상이 발생될 수 있는데, 롯트나 밴딩 등에 의해 모발에 강한 압력이 가해지거나 금속성 미용기구의 잘못된 사용이나 아이론과 헤어 드라이기 등의 열이나 뜨거운 바람 등으로 인해 두피 및 모발 손상이 발생할 수 있다.

(5) 잘못된 식습관

모발은 혈관을 통하여 모발성장에 필요한 영양을 공급받게 되는데, 음식물의 섭취가 두피의 건강과 모발의 성장에 영향을 미친다는 것은 중요한 사실이다.

그러나 현대인들의 편중된 식단과 고당 · 고지방 식품의 섭취가 증가되면서 이러한 음식들은 두피의 피지를 생성의 가속화를 초래하여 두피를 지성 두피로 변화시키면서 탈모를 유발하는 경우가 많다. 또한, 여성들의 무리한 다이어트나 남성들의 근육 만들기에 따른 편중된 식단 등으로 인한 영양 불균형이 초래되면서 젊은 연령의 탈모가 증가되고 있다.

금식이나 편식 · 지나치게 자극적인 음식, 인스턴트 음식, 카페인이나 탄산이 함유된 음료 등의 섭취와 알코올이나 니코틴 등의 기호품 또한 탈모를 일으키는 잘못된 식습관의 예라고 할 수 있다.

3. 탈모의 유형

(1) 남성형 탈모

남성형 탈모의 원인은 다양하고 복합적인데, 그 중에 유전적 소인 · 남성 호르몬 · 나이 등이 중요한 원인이며, 기타로 과다한 피지분비 · 혈액순환장애 · 스트레스 · 영양의 불균형 등이 있다.

이런 증세에는 남성 호르몬이 모낭에 작용하여 탈모를 촉진하게 되는데 남성 호르몬 중 Testoseron이 5-알파 환원 효소를 만나 Di-Hydro TestostronDHT호르몬으로 전환되어 모낭에 작용하게 된다.

남성형 탈모 초기증상은 성장기 모가 휴기지모로 변화되며, 이때 두껍고 단단한 모가 부드럽고 가는 모로 변화되어 빠지게 된다. 주로 측두부나 후두부는 잘 빠지지 않고, 전두부와 두정부 중심으로 빠지는 특징을 가지고 있으며, 그 반면에 턱수염이나 가슴 · 사지 등의 체모는 두꺼워지는 경향이 두드러지게 나타난다.

또한, 남성형 탈모는 M자형의 이마 양쪽의 모발이 빠지는 경우를 비롯하여 두정부를 중심으로 둥글게 빠지는 경우나 이마 라인이 전체적으로 U자 형태로 빠지는 경우 등 다양하게 나타날 수 있다.

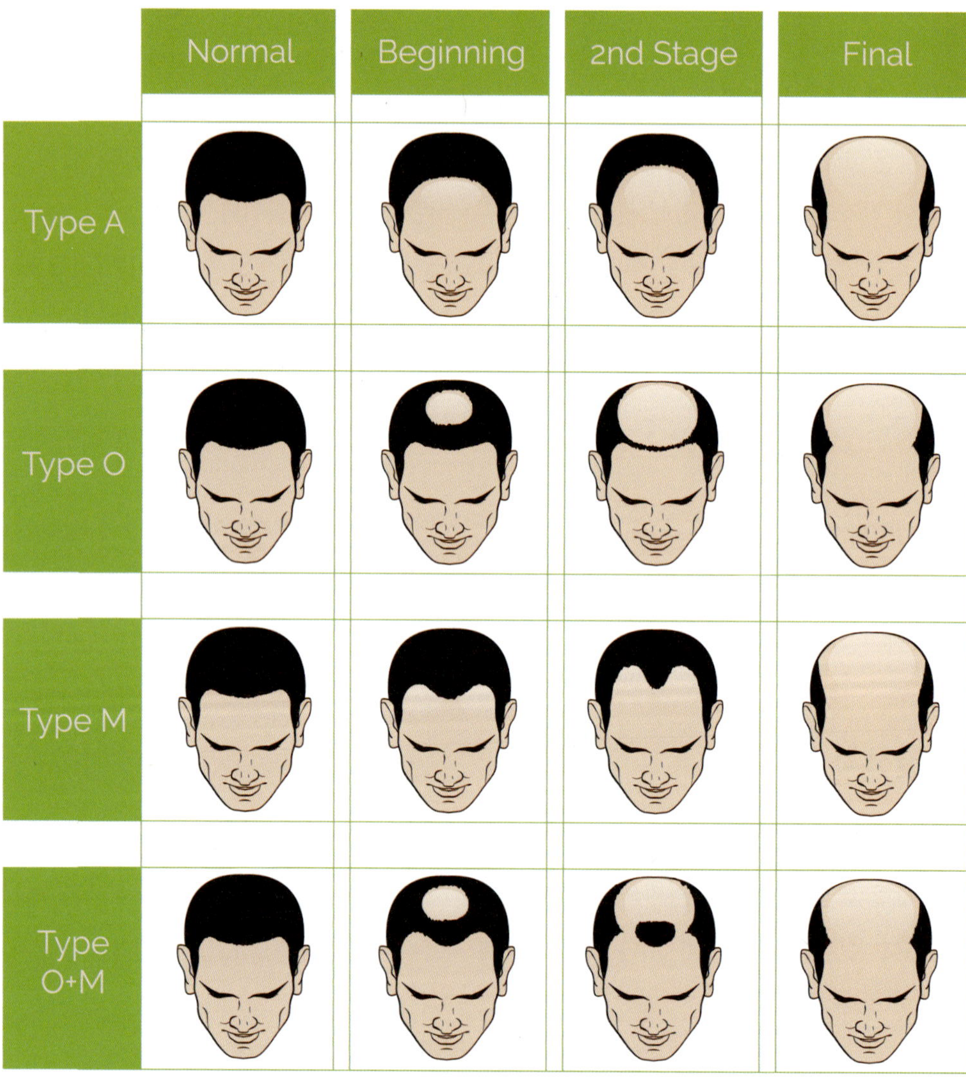

그림 14–4 남성 탈모

남성형 탈모와 남성 호르몬의 관계를 입증한 해밀턴Norwood Hamilton은 탈모증의 분류 방법을 7단계로 나누고, 탈모 형태에 따라 M자형 · O자형 · U자형 · C자형으로 구분하고, 복합적으로 나타나는 경우는 MO자형과 MU자형으로 구분하였다.

① 1단계 : 탈모가 미약하게 진행되는 시기

② 2단계 : 조금 탈모가 시작된 시기

③ 3단계 : 탈모의 진행이 눈으로 보이는 시기

④ 4단계 : 탈모된 부분이 눈에 띨 정도로 발전한 시기

⑤ 5단계 : 탈모된 부분이 커지기 시작한 시기

⑥ 6단계 : 탈모로 모발의 대부분을 잃은 시기

⑦ 7단계 : 거의 모든 모발이 탈모된 시기

1과 2단계는 탈모가 미약하게 진행된 시기를 말하며, 탈모가 더 이상 진행되지 않도록 예방하고 관리하는 것이 중요한 단계이다. 3, 4, 5단계는 탈모가 어느 정도 진행된 시기로 병원 치료 등을 통하여 탈모를 막을 수 있는 마지막 단계라고 할 수 있다.

6과 7단계는 탈모 말기 단계로 사실상 병원치료로도 효과를 볼 수 없는 단계이며, 약물 치료와 함께 모발 이식이나 가발 등을 이용하는 것이 최선의 방법이라고 할 수 있다.

(2) 여성형 탈모

여성형 탈모는 여성호르몬이 활성화된 건강한 성인 여성에게는 잘 나타나지 않으나 폐경이후 체내 여성 호르몬의 균형이 깨어져서 분비가 서서히 감소하고 그 반면에 남성 호르몬의 분비가 증가하며 나타나는 것이 특징이다.

대부분 여성형 탈모는 두정부 라인의 모발이 얇아지고 빠지는 특징이 있으며, 전체적으로 숱이 줄어들게 된다.

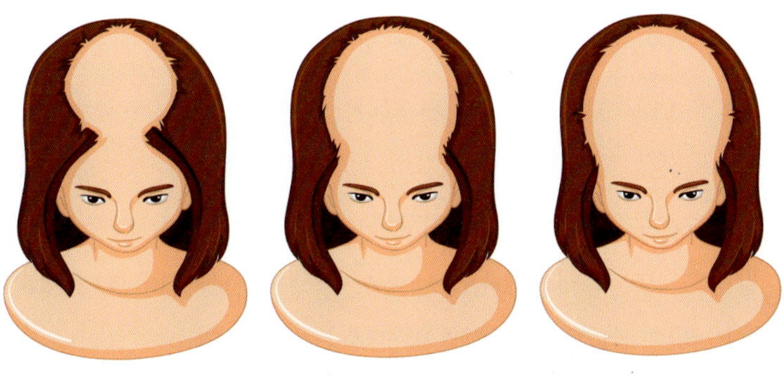

그림 14-5 여성 탈모

또한, 남성의 대머리와는 다르게 가운데 가르마를 기준으로 모발의 밀도가 낮아지는 형태로 나타나는데, 루드비히Ludwig 분류 기준에 의해 3단계 유형으로 나눌 수 있다.

여성형 탈모의 원인은 다음과 같다.

① 유전적인 요인

② 과도한 정신적 · 육체적 스트레스

③ 폐경으로 인한 호르몬 밸런스 이상

④ 신체 대사기능 저하

⑤ 무리한 다이어트 등으로 인한 영양 분균형

⑥ 샴푸 등의 두피 자극 물질이 함유된 두발 화장품 사용으로 두피 및 모발 자극

⑦ 잦은 펌이나 염색 등에 의한 두피 손상

(3) 산후 탈모

출산 후 나타나는 산후 탈모증은 임신으로 인해 변화된 호르몬이 두피 모낭에 정상적인 주기에 영향을 미침으로써 다량의 모발 주기가 휴지기에 겹쳐져서 일시적으로 나타나는 현상이고, 출산 후 4~9개월 사이에 걸쳐 평상시에 빠지는 모발의 수가 2~3배로 증가하여 나타나는 탈모현상이다.

임신으로 인한 호르몬의 변화는 임신 중에는 여성 호르몬인 에스트로겐Estrogen의 증가로 성장기의 모발의 수는 늘어나는 반면, 퇴행기로 이행하는 속도를 느리게 만들어 일반모보다 성장기를 길게 만드는 특징이 있다. 그러나 출산 후 호르몬의 분비가 정상화되어 가는 과정으로 임신 말기에 5%에 불과하였던 휴지기 모발이 출산 후 35%까지 늘어나면서 한꺼번에 많은 모발이 빠지면서 나타나는 일시적인 현상이다.

(4) 원형 탈모

신경성 탈모증상의 하나인 원형 탈모증은 자가면역 질환의 하나로 유전적 소인과 스트레스 등이 영향을 미치는 것으로 알려져 있다.

원형 탈모증의 특징은 탈모 부위가 모발이 있는 곳과 경계가 뚜렷하게 나타나며 원형으로 되어 있다. 탈모 부위의 피부는 만져 보면 매끄러우며 보통 시작은 한 곳에서 빠지기 시작하여 발생하지만, 동시에 2~3군데에서 발생하기도 하며 또 서서히 다발적으로 나타나기도 한다. 주로 두피를 중심으로 발생하나 이외에 턱수염 부위나 눈썹, 액와, 음모 등에도 나타날 수 있다.

원형 탈모증은 이후 원인이 해결되면 서서히 자연 회복되는 경우가 많으며 처음에는 솜털처럼 부드러운 연모로 생기다가 이후 굵고 진한 성모로 발전한다.

그러나 경우에 따라서는 장시간 연모로 남거나 백모로 지속되는 경우도 있을 수 있기 때문에 반드시 병원치료를 하여야 한다.

(5) 결발성 탈모

모발에 강한 압력을 주거나 세게 묶어 약해진 모근으로부터 발생하는 탈모증이다.

주로 성장기에 있는 모발을 심하게 당기거나 자극하게 되면 모근이 약해지면서 쉽게 모발이 빠지게 되는데, 유아나 어린이의 머리를 강하게 묶거나, 펌의 롤을 강한 압력 등으로 말거나, 브러시 등을 이용하여 머리를 빗거나, 엉킨 머리카락에 압력이 가해지거나 가발 등을 기존 모발에 고정하거나 할 때 등 다양한 원인으로 나타날 수 있다.

(6) 두피 질환에 따른 탈모

두피 질환에 의한 탈모는 주로 진균에 의해 발생하는 경우가 많으며, 특히 두부백선이나 건선등과 같이 피부조직에 큰 영향을 주는 질환의 경우에는 모발을 영구히 탈모시키는 원인이 되기도 한다.

또한, 모낭충은 주로 모구부와 피지선 주변에 기생하며 영양분과 피지 등을 먹고 살아가는데, 이때 모구부 주변의 세포벽에 손상을 유발하여 탈모를 유발하기도 한다.

그리고 화상이나 외상 등으로 인해 모공과 함께 피부가 손상을 입게 되면 상처가 아물더라도 더 이상 모발이 나지 않게 된다.

4. 두피 및 탈모관리

1. 두피·모발관리의 이해

두피 관리는 두피를 건강하게 유지하기 위하여 두피에 나타나는 다양한 문제점을 올바르게 파악하고 원인을 제거함으로써 더 이상의 문제점으로 발전하지 않도록 예방하는 의미를 가지고 있으며, 여기에 두피 내에 쌓일 수 있는 과도한 피지나 각질 등을 제거하고 각화주기를 정상화함으로써 두피의 신진대사 기능을 높이는 작용을 한다.

또한, 두피 혈액 순환을 도와주는 다양한 매뉴얼 테크닉과 두피 타입에 맞춘 올바른 영양을 공급함으로써 문제성 두피 및 탈모의 예방 및 악화를 막는 데 도움을 줄 수 있다.

올바른 모발 관리는 모발의 손상된 부위에 필요한 수분과 영양을 공급함으로써 손상된 큐티클을 보호하는 역할을 담당한다.

2. 유형별 두피·탈모관리 및 상담

(1) 정상 두피관리 및 상담

① 두피 손상의 예방과 정상 상태를 유지하는 데 관리의 초점을 둔다.

② 규칙적으로 두피 스케일링을 하고, 유 · 수분을 공급해 준다.

③ 아침보다는 저녁에 샴푸하여 완전히 말린 후에 취침하도록 한다.

④ 현재 상태를 유지하며, 모발의 건조화 방지를 위해 에센스로 관리한다.

(2) 지성 두피관리 및 상담

① 두피 스케일링을 하여 피지 응고물을 제거한다.

② 지성 두피용 샴푸 및 토닉으로 두피의 pH를 조절하여 약산성 상태를 유지시켜 준다.

③ 피지량이 많은 여름에는 샴푸를 하루에 두 번 해도 무방하며, 매일 샴푸하여 두피를 청결하게 한다.

④ 지성 두피용 샴푸 및 토닉으로 세균에 대한 저항력을 키워 주고 약산성 상태를 유지시켜 준다.

⑤ 두피 매뉴얼 테크닉을 통해 두피의 혈류를 증가시키도록 한다. 염증이 있을 경우에는 치료 후 관리를 주기적으로 진행한다.

(3) 건성 두피관리 및 상담

① 두피용 토닉으로 유 · 수분 공급 및 두피를 진정시킨다.

② 각질의 형성이 빠르고 마른 각질로 모공이 막혀 있다.

③ 두피 스케일링과 1일 1회 두피 마사지를 시행한다.

④ 강한 비누나 광물성 오일 및 기름기 많은 제품과 강한 알코올 성분이 함유한 로션은 피한다.

(4) 예민성 두피관리 및 상담

① 건성, 지성, 비듬, 탈모 두피 등 어느 두피에서도 민감성이 나타날 수 있으므로 이때는 두피의 민감 원인을 개선해 주는 관리를 먼저 시행해 준다.

② 민감성 두피는 개선이 쉽게 되지 않으므로 오랫동안 꾸준하게 관리하도록 한다.

③ 민감성 샴푸를 사용하여 두피를 진정시켜 주도록 한다.

④ 내적 원인은 단기간의 관리 효과를 기대하기는 어려우므로 꾸준히 관리하도록 한다.

⑤ 두피를 민감하게 만드는 내부적 · 외부적 환경요인들을 제거해 준다.

(5) 지루성 두피관리 및 상담

① 약용 샴푸나 비듬 샴푸로 아침저녁으로 샴푸하여 두피를 청결하게 한다.

② 스트레스를 풀어 주고, 화학적 시술을 가급적 피하도록 한다.

③ 남녀노소 누구나 생길 수 있으며 재발률이 높다.

④ 증상이 심할 경우에는 반드시 전문의에게 치료를 받도록 한다.

⑤ 전형적인 지루성 피부염인 경우는 치료를 하더라도 커져 있는 피지선이 줄어들지 않으므로 재발 가능성이 있다.

⑥ 두피의 자극을 최소화하고 두피의 기능을 정상화하는 것이 중요하다.

⑦ 화학적 시술이나 스타일링 제품의 사용을 자제한다.

(6) 비듬성 두피

① 건성 비듬성 두피관리 및 상담

- 건성 비듬은 두피를 청결하게 해주고 비듬 전용 샴푸를 사용한다.
- 약용 샴푸 사용 시 증상이 호전되면 사용 횟수를 줄여 준다.
- 잦은 파마나 염색과 같은 화학적 시술을 자제하고 두피에 유 · 수분을 공급해 준다.

② 지성 비듬성 두피관리 및 상담

- 비듬 전용 샴푸를 사용하여 과도한 피지를 조절해 주고 비듬균을 살균 소독한다.
- 주 2회 두피 스케일링과 매뉴얼 테크닉을 하며 적절한 유 · 수분을 공급해 준다.

(7) 탈모성 두피관리 및 상담

- 혈액순환 장애로 인한 탈모와 피지의 과다 분비나 영양의 부족 등으로 인한 탈모를

예방하는 기능의 샴푸를 사용한다.

- 주기적인 스케일링 관리를 통하여 각질이 모공을 막지 않도록 관리한다.
- 두피 매뉴얼 테크닉을 주기적으로 제공하여 두피로의 혈액순환이 촉진되도록 한다.
- 주기적으로 육모제나 양모제를 이용하여 모근부의 부족하기 쉬운 영양을 공급하고 모근을 강화시켜 탈모를 예방한다.

3. 두피와 영양

건강한 두피와 모발을 유지 관리하기 위해서는 올바른 영양 섭취와 밸런스가 중요하다. 모발은 혈관을 통하여 성장에 필요한 영양을 공급받게 되는데, 이때 두피에 좋은 음식을 섭취하여 영양을 공급하는 것이 건강한 두피와 모발 관리에 중요하다.

(1) 두피에 유익한 음식

① 물

물은 체내의 노폐물을 체외 배설과 함께 혈액순환 및 신진대사 기능을 촉진한다.

② 단백질

체내 신진대사기능을 활성화 하며 모발을 튼튼히 하고 성장을 촉진하며 두피에 발생할 수 있는 다양한 염증을 예방하는 효과가 있다.

③ 해조류

해조류에는 머리카락에 좋은 다양한 무기질이 함유되어 있는데, 특히 모발의 성장에 관여하는 갑상선 호르몬의 주원료인 요오드 함량이 높으며 칼슘 등이 풍부하여 모발을 튼튼하게 하고 건조함을 예방하며 윤기를 부여한다.

④ 채소 및 과일류

비타민이 풍부한 채소와 과일은 두피의 신진대사 및 성장에 관여하고 면역기능을 강화시켜 두피에 발생할 수 있는 다양한 질환을 예방하는 효과가 있다.

(2) 두피에 해로운 음식

① 고지방, 고당 식품

② 오백 식품

③ 자극적이거나 맵고 짠 식품

④ 인스턴트 식품

⑤ 탄산음료

⑥ 폭식과 과식

⑦ 술, 담배 등의 기호 식품

4. 탈모증상에 따른 메디컬 치료 방법

(1) 약물치료 방법

① **미녹시딜** Minoxidil

탈모 억제 및 발모 유도를 담당하는 약물로, 탈모 진행을 느리게 하고 솜털을 자라게 하지만 굵은 털이 길게 자라는 효과는 기대하기 어렵다.

② **프로페시아** Propecia

경구용 탈모 방지약으로 5-알파 환원효소의 활동을 억제시킨다. 즉, 탈모의 원인이 되는 DHT 호르몬을 감소시켜 탈모를 억제하는 역할을 담당한다.

③ **피나스테라이드** Finasteride

남성형 탈모증과 전립선 비대증을 치료하는 약물로 연구과정에서 모발의 성장을 촉진할 수 있다는 점이 밝혀지며 탈모 치료제로 사용되고 있다.

④ **소팔메토** Saw-palmetto

허브로서 DHT호르몬의 생성을 감소시키는 효과가 있어 탈모치료 보조제로 사용되고 있다.

(2) 주사를 이용한 약물치료 방법

① **메조 테라피** Meso therapie

메조 테라피는 발모 효과가 있는 주사액을 두피에 직접 주사하여 혈액순환을 촉진시키고 영양물질을 직접 모발에 공급함으로써 모발의 생성을 촉진하고 퇴행을 늦추는 작용을 하는 비교적 안전한 방법으로 추천되고 있다.

(3) 모발이식 방법

① 자가 모발 이식

자가 모발 이식은 탈모 환자의 후기 치료에 많이 사용되거나 빠른 치료 효과를 기대하는 환자들에게 많이 권장된다.

자가 모발 이식에는 펀치, 미니 그래프트법, 마이크로 그래프트법, 단일 모식 모술 등의 방법이 있다.

② 두개피 절개술

넓어진 두개피를 일부분 절개하여 봉합하는 시술방법으로 두정부 부위의 두개피를 앞으로 당겨서 봉합하기 때문에 흉터는 남으나 다른 이식 방법에 비해 자연스러워 보인다.

③ 조직 확장기를 이용한 두개피 확장술

조직 확장기를 피부 내에 삽입하고 팽창 시킨 후에 두개피를 재건하는 시술이다.

(4) 탈모 예방을 위한 테라피 요법

① 아로마 테라피 aroma therapy

아로마 테라피란 각종 방향성 식물의 뿌리 · 줄기 · 열매 · 잎 · 꽃 등에서 추출한 에센셜 오일을 이용하여 심신을 치유하는 목적으로 사용되는 대체요법 중 하나로, 두피 관리에도 많이 응용되는 테라피의 일종이다. 문제성 두피 타입에 맞는 에센셜 오일 등을 블랜딩하여 문제성 두피 부위를 중심으로 마사지 해줌으로써 스트레스 등으로 인해 발생하는 두피 질환이나 탈모 등의 문제점을 예방하는 효과를 가지고 있다.

② 아유르베다 ayurveda

인도의 대표적인 대체요법인 아유르베다는 특히 스트레스 등으로 인해 발생되는 질환에 탁월한 효과를 가지고 있는 요법 중의 하나이다. 머리에 아유르베다식 체질에 맞는 약용 오일을 부어 부드럽게 마사지하는 시로다라 프로그램은 긴장을 완화하고 두피의 독소를 제거함으로써 탈모 예방 및 윤기 있고 부드러운 머릿결을 관리하는 데 효과가 있다.

③ 경락 meridian system

두피 경락 매뉴얼 테크닉은 얼굴의 경락과 함께 두피에 분포한 경혈점을 중심으로 자극을 주어 혈액순환 및 모발 건강까지 증진하는 효과가 있다.

또한, 심신의 안정을 극대화 시키고 경혈을 중심으로 이루어지는 매뉴얼 테크닉을 통하여 두피 내 혈액순환을 촉진시킴으로써 고객의 심리적 · 육체적 안정을 도모할 수 있다.

Chapter 15

성형 전·후 케어

1. 눈 미용성형 수술

1. 쌍꺼풀 수술(double eyelid operation)

쌍꺼풀 수술이란 눈을 뜰 때 안검눈꺼풀에 주름이 생기게 하는 수술

(1) 시술 방법

1) 절개법(cavernostomy)

쌍꺼풀의 예정선에 피부절개를 하는 방법으로 근육이나 지방의 절제가 필요한 경우, 안검하수의 교정이 필요한 경우에 수술하는 방법이다.

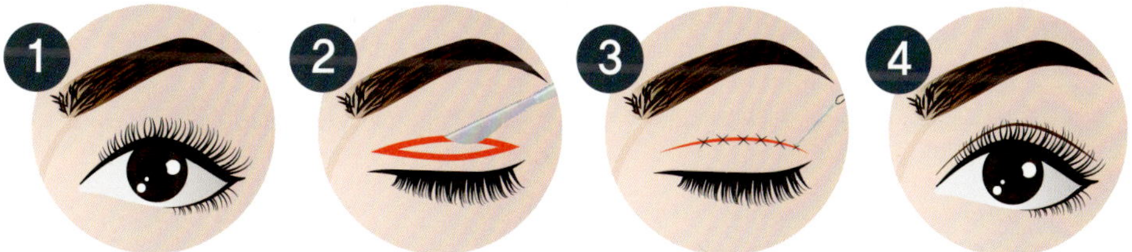

수술 전	절개 및 지방, 근육제거	봉합	수술 후
수술 전, 성형외과 전문의와 충분한 상담	피부를 절개한 후 피부타입에 따라 적당량의 지방 · 근육 등을 제거	피부와 근육을 연결한 뒤 봉합	약 1주일 이후 자연스럽고 또렷한 쌍커풀 완성

출처: http://www.makeface.co.kr/ens/ens02_03.php

2) 매몰법(inresting method)

피부에 절개를 가하지 않고 2~4개의 작은 구멍으로만 수술하는 방법으로 피부절개를 하지 않아 흉이 남지 않고, 실밥을 뽑을 필요가 없으며, 쌍꺼풀이 풀리는 경우가 있다.

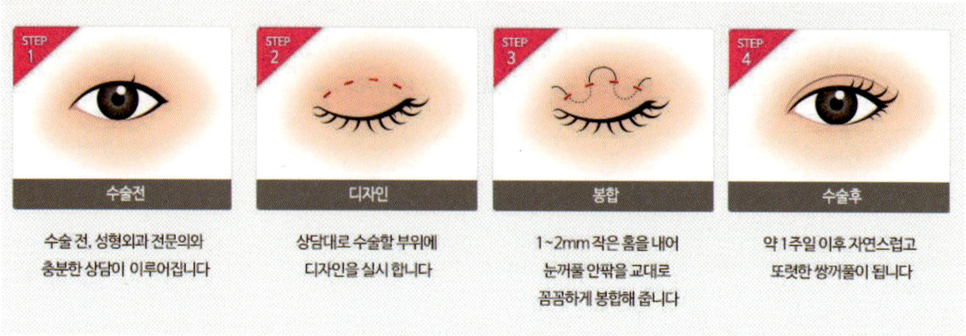
STEP 1
수술전
수술 전, 성형외과 전문의와
충분한 상담이 이루어집니다
STEP 2
디자인
상담대로 수술할 부위에
디자인을 실시 합니다
STEP 3
봉합
1~2mm 작은 홈을 내어
눈꺼풀 안팎을 교대로
꼼꼼하게 봉합해 줍니다
STEP 4
수술후
약 1주일 이후 자연스럽고
또렷한 쌍꺼풀이 됩니다

출처: http://www.makeface.co.kr/ens/ens02_01.php

3) 부분 절개법

피부에 2~3mm 정도의 작은 절개만 가하여 지방제거도 함께하며 매몰법의 단점을 보완한다. 작은 절개로 수술하기 때문에 쌍꺼풀 풀림이나 흉을 걱정할 필요가 없다.

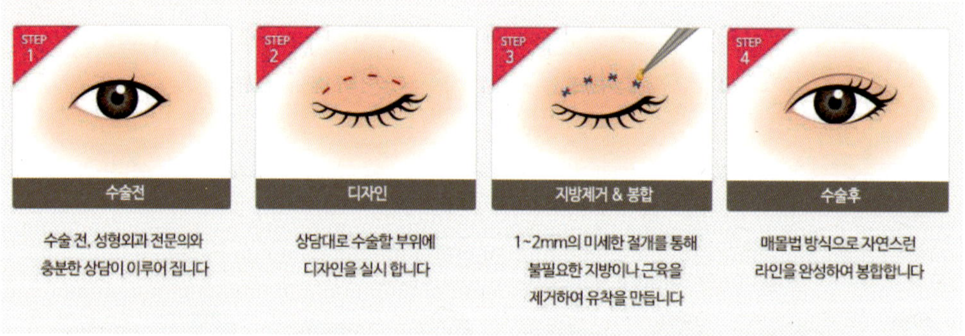

출처: http://www.makeface.co.kr/ens/ens02_04.php

(2) 준비사항

아스피린 계통의 진통제는 항혈전 효과로 수술 전 약 10일 간 복용하지 않는다.

(3) 수술 후 관리

개인마다 시술하는 방법에 따라 차이가 있고, 가급적이면 며칠 쉬는 것이 좋다. 첫 24~36시간에 제일 많이 붓고, 최소 2주에서 한 달 가량의 시간을 기다려야 점점 가라앉는다.

① 수술 부위를 차갑게 해준다.

② 수술 후 3일까지 냉찜질을 하고, 이후는 온찜질을 해준다.

③ 부분 세안을 하거나 머리 감기나 사우나는 자제한다.

④ 음주나 흡연 및 맵거나 짠 음식은 자제한다.

⑤ 진한 화장은 피하며 가려워도 세게 비비면 안 된다.

⑥ 가벼운 산책 및 조깅은 도움이 되지만, 무리한 운동은 피한다.

⑦ 수면 시 머리를 심장보다 높게 해준다.

(4) 부작용

안구가 드러남에 따라 안구건조증이 생기고 속눈썹이 위로 접혀져서 눈을 완전히 감지 못하는 경우에는 과도한 조직 제거로 인하여 안검하수가 생길 수도 있다.

2. 안검성형술(상안검, 하안검)

(1) 상안검 성형술

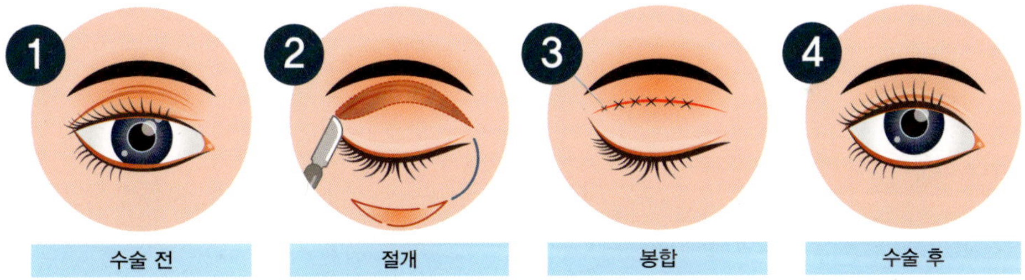

출처: http://withsurgery.com/htm/wrinkle_02_01.php

1) 시술 방법

처진 윗 눈꺼풀과 나와 보이는 눈으로, 눈 주위 지방 및 여러 변형을 눈의 주름 방향에 따라 상안검을 절개하여 적절한 만큼 지방 · 근육 · 피부를 제거하고 봉합하는 과정으로, 상안검을 머리 부위로 땡겨 주는 수술이다.

신체 중에서 상대적으로 피부가 얇고 피하지방층도 적어 눈을 깜박이는 과정에서 근육을 많이 사용하는 부위인 상안검윗눈꺼풀은 나이가 들어가면서 가장 먼저 노화가 나타나는 부위이다. 단순한 노화에 따른 미용상의 문제뿐만 아니라 점점 안검이 아래로 처지면서 시야 장애를 초래하기도 하고 속눈썹이 눈을 찌르는 현상이 생기기도 한다.

2) 하안검 성형술

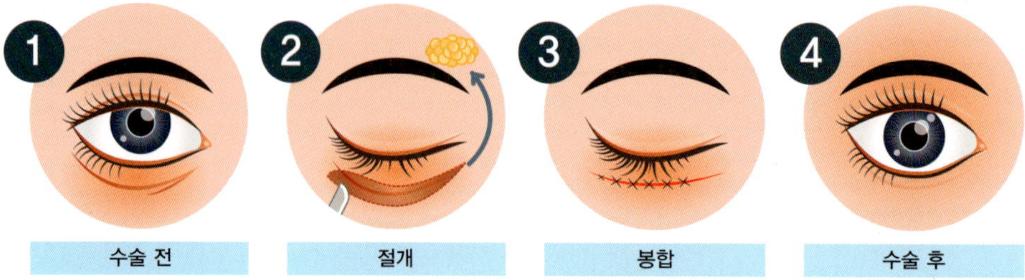

출처: http://withsurgery.com/htm/wrinkle_03_01.php

1) 시술 방법

눈 아래 불룩한 주머니 눈이나 지방이 부족하여 재배치가 필요한 눈으로 피부와 근육이 늘어진 것을 제거하는 수술이다.

하안검아래 눈꺼풀도 노화가 진행되면서 피부가 얇아지고 아래로 흘러내리고 근육이 느슨해지고 안와부 지방이 앞으로 밀려나오면서 눈 아래로 불룩한 주머니가 생기는 경우를 말한다. 이러한 경우에는 하안검성형술을 통해 여분의 지방은 제거하거나 부족한 부위는 채워주고 피부와 근육이 늘어진 부위는 제거하여 피부를 편평하고 탄력 있게 만들어 주게 된다.

3. 안검하수(눈꺼풀 처짐증)

윗 눈꺼풀에는 눈꺼풀을 올렸다 내렸다 하는 근육윗눈 꺼풀 올림근/상안검 거근이 연결되어 있는데, 이 근육의 힘이 약해서 윗 눈꺼풀이 아래로 처지고 눈꺼풀 틈새가 작아진 상태를 눈꺼풀 처짐증안검하수이라고 한다. 눈을 떴을 때 정상적인 윗 눈꺼풀의 위치는 까만 눈동자를 윗 부분을 가리는 위치에 있다.

1) 수술 방법

늘어진 윗 눈꺼풀 올림 근을 주름잡아 짧게 해주는 수술로, 윗 눈꺼풀의 기능이 전혀 없거나 발달이 미약한 경우는 이마의 근육을 사용하여 수술한다. 근막이나 인공 물질을 이용하여 눈꺼풀과 이마의 근육을 연결해 주거나, 혹은 이마의 근육을 아래로 당겨 내려서 눈꺼풀에 직접 연결해 주는 방법이다.

2. 코 성형수술

1. 코 수술

코의 모양을 다양한 방법으로 원하는 모양으로 바꾸어 주는 수술

1) 시술 방법

① 콧등을 높이는 수술

얼굴의 가운데가 꺼져 보이는 이유는 양쪽 눈 사이의 콧대가 낮아 코가 짧아 보이고 얼굴이 길어 보인다. 콧등의 높이 조절에 사용하는 물질은 연골이나 근막과 같은 자가조직부터 실리콘이나 고어텍스 등 다양하며, 일반적으로 실리콘이나 고어텍스를 많이 선택한다.

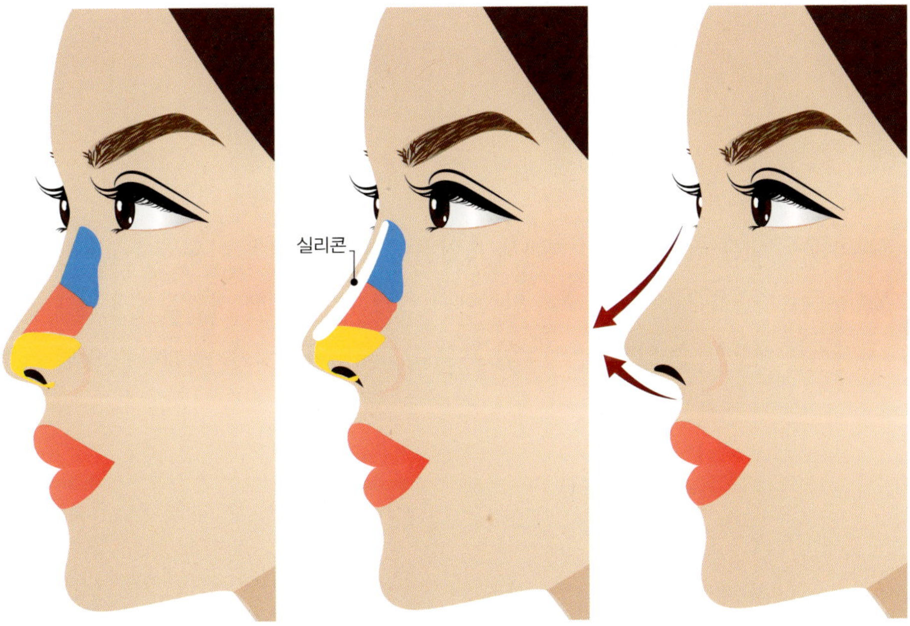

② 코끝을 높이는 수술

비익 연골이라고 불리는 날개 모양의 연골에 의해 코끝의 윤곽이 결정된다.

비익연골의 모양을 정리하여 코끝의 모양을 변경할 수 있는데, 일부를 잘라내거나 가운데로 모아주는 수술을 하기도 한다.

코끝이 많이 낮아서 콧대도 같이 높여 줘야 하는 경우는 부가적인 이식이 필요하게 되며, 자가연골 · 자가진피 · 고어텍스 등 다양한 방법이 있지만 대부분은 부작용을 고려하여 자가연골을 많이 사용한다.

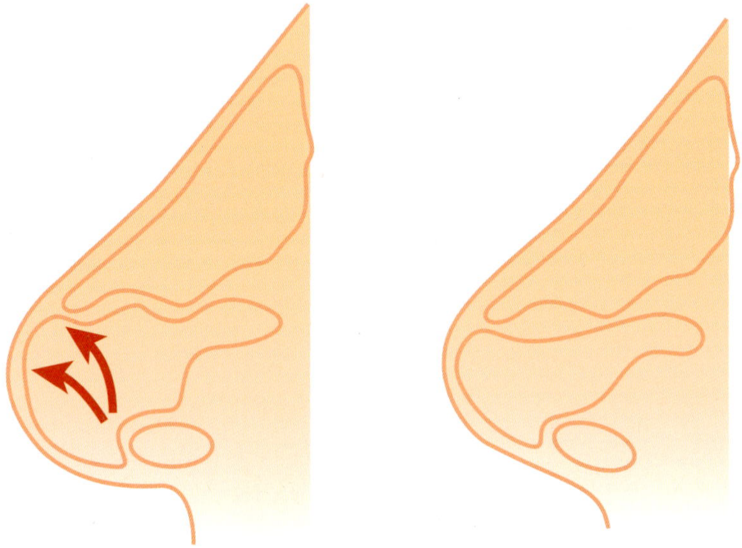

③ 넓은 코 수술

코뼈의 폭이 넓은 경우 인상이 투박해 보일 수 있어 절골술을 이용하여 코뼈를 안쪽으로 모아 주는 수술을 시행한다. 코의 안쪽에서 절개하는 방법과 바깥쪽에서 절개하는 방법 두 가지로 시행할 수 있으며, 외적인 부분을 고려하여 안쪽을 절개하는 방법을 선호한다.

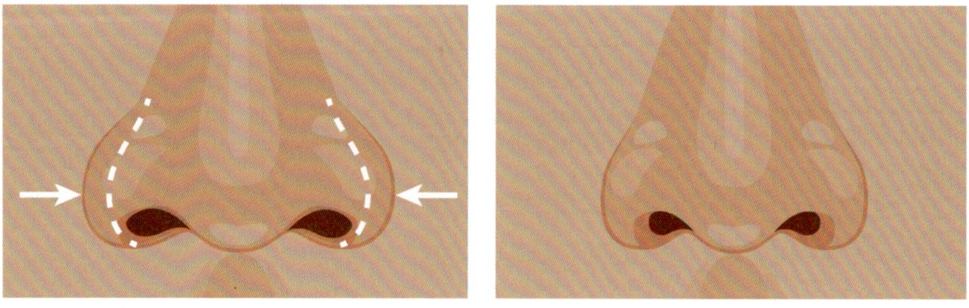

④ 휜 코 수술

전체적으로 코의 모양이 휘어 있는 경우에 코 칸막이비중격도 같이 휘어져 있는 경우가 대부분이며, 이럴 경우는 안쪽과 바깥쪽을 같이 수술해야 한다. 코의 곡선이 크지 않을 경우는 고어텍스 등을 이용하여 각도를 조절할 수 있으며, 곡선이 클 경우는 뼈를 잘라서절골술 조정하는 방법을 사용한다.

절골술은 코의 뼈를 잘라내어 코의 외적인 모양을 만드는 방법이다. 얼굴에서 코의 휘어져 있는 정도가 큰 경우는 코 안에서 오른쪽과 왼쪽 콧구멍을 나누는 코 칸막이비중격가 같이 휘어져 있는 경우가 많다. 이러한 경우는 코의 외적인 모양과 함께 코 칸막이도 같이 바로 잡는 수술을 하게 된다.

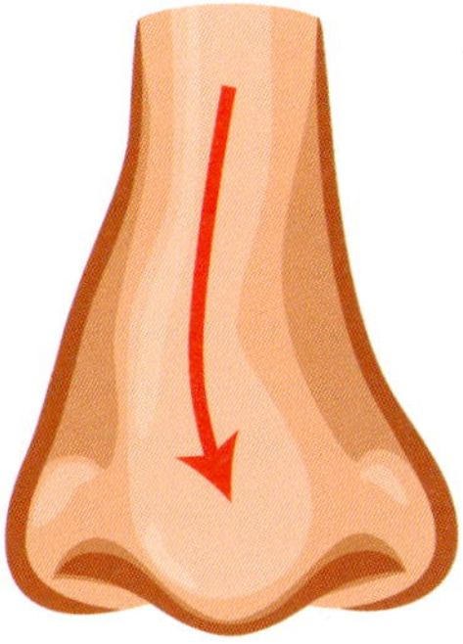

⑤ 뭉툭한 코

코끝 모양을 결정하는 비익 연골의 폭이 넓은 경우와 코끝의 피부 또는 피부 밑 조직이 두꺼운 경우는 윤곽이 없어져 뭉툭하게 보인다.

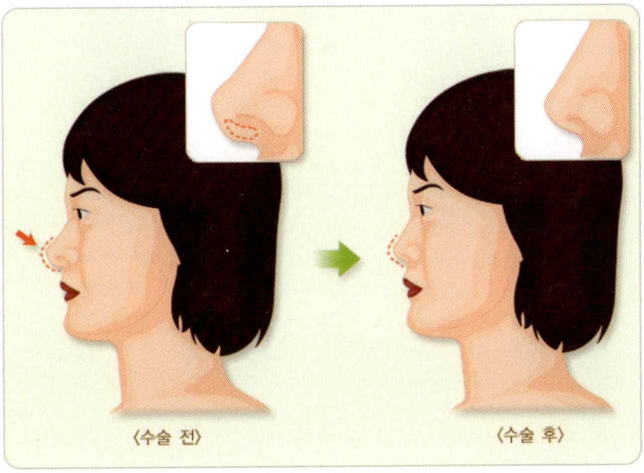

뭉툭한 코의 경우는 교정하기가 어려운 수술 중 하나이며, 이를 수술하기 위해서는 비익연골의 모양을 변경하거나 모아주고, 또한 코 안쪽이나 귀에서 채취한 연골 등을 이용하여 이식하는 방법을 사용하여 피부의 두께를 줄여서 모양을 바꾸어 준다.

한쌍의 날개 모양의 비익연골이 코끝의 모양을 결정하며, 다양한 방법으로 연골들의 폭을 조정하여 상황에 따라 코끝의 모양을 바꾸어 준다. 또한, 코끝의 모양을 바꾸는 데 사용하는 이식물은 코안에서 채취한 연골과 귀에서 채취한 연골 등을 많이 사용한다.

코끝의 수술은 매우 섬세하고 정확하게 시행해야 하는 수술이며 연골의 모양을 직접적으로 보면서 모양을 만들게 된다. 따라서 콧구멍 사이비주 피부를 절개하여 피부와 연골을 분리하여 직접 관찰하면서 모양을 만드는 개방형 코성형 수술이 시행된다.

⑥ 매부리 코

매부리코는 뼈와 연골부분이 지나치게 자라서 코의 중간부분이 튀어나온 것을 말하며, 매부리코의 경우는 정면의 모습보다는 옆모습에서 강한 인상이 느껴진다.

매부리코의 수술법은, 단순히 튀어나온 부분만 없애는 것이 아니라, 콧대와 코끝을 비롯하여 코 넓이 등이 전체적으로 조화를 이루도록 해야 한다.

매부리코의 정도가 심하지 않으면 돌출된 부분만 깎아내거나 갈아내는 방법으로도 효과적이다.

하지만 코의 가운데 부분이 높은 것이 아니라 코끝과 눈 사이 콧등이 상대적으로 낮아서 콧등이 튀어나와 있는 것처럼 보이는 경우는 돌출된 부분을 깎아주고 낮은 코끝을 높이는 수술과 낮은 눈 사이 콧등을 높이는 수술을 추가로 해야 한다.

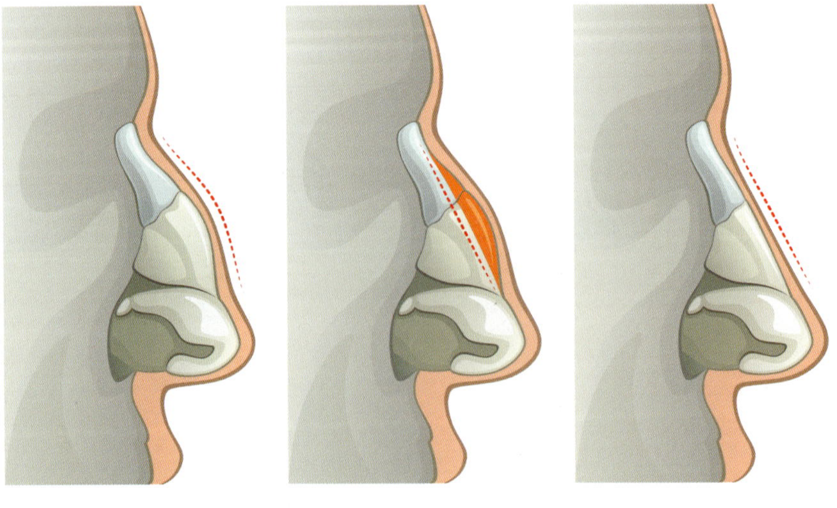

매부리코의 정도가 심하면 콧등에서 코뼈와 연골이 만나는 부위에서 튀어나와 있는 코뼈와 연골 및 비중격 연골 등을 깎아내는 수술을 해야 한다. 또 코뼈를 안으로 모아서 좁혀주는 수술이 필요하고 콧등을 매끄럽게 만들기 위해 근막 등을 사용하여 콧등에 넣어 주기도 한다.

코의 전체적인 조화를 맞추어 주기 위하여 코끝을 높여 주거나 코가 길면 짧게 하며 코막힘 등의 기능적인 문제도 개선한다.

2. 콧기둥, 콧구멍 수술

입술 위의 피부와 코끝을 이어주는 기둥이 콧기둥이다. 옆에서 바라보았을 때 콧기둥이 콧구멍 밖으로 너무 많이 보이거나 너무 적게 보이는 경우가 있다. 또한, 콧구멍의 모양도 타원형의 약간 비스듬한 모양이 좋은데, 콧구멍이 넓어져 있거나 하면 보기 좋지 않다.

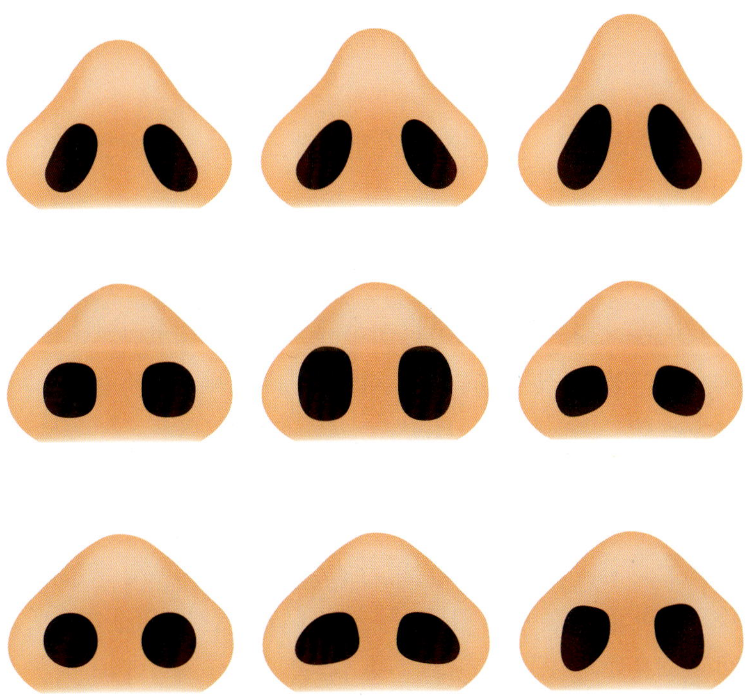

콧기둥이 처진 경우에는 콧기둥이 너무 많이 보이므로 이때에는 코 칸막이 연골비중격 연골을 일부 제거하거나 칸막이 연골과 코끝 연골 사이의 조직을 제거하며 콧기둥 아래쪽에 받침이식을 해주기도 한다.

콧날개가 너무 위로 올라가서 콧기둥이 많이 보이는 경우는 콧날개에 절개를 가하고 나서 빈 자리에 점막이식이나 연골이식을 시행하여 아래로 끌어내린다.

콧기둥이 너무 적게 보이는 경우는 콧기둥의 안쪽에 연골 등의 물질을 삽입해서 바깥으로 밀려나오게 한다. 콧날개가 너무 길어서 콧기둥이 잘 안보이면 콧날개의 안쪽을 잘라주고 봉합해 준다.

콧구멍의 모양은 고개를 뒤로 젖힌 사람을 앞에서 올려다보았을 때 잘 볼 수 있다. 콧구멍이 넓어져 있는 경우는 콧구멍 축소술을 시행하는데, 콧구멍 바깥쪽이나 콧구멍 안쪽 등을 절개하여 콧구멍의 크기를 줄여 준다.

(1) 수술 전 준비사항 및 주의사항

① 금식, 금연, 금주

② 약물복용 아스피린계통의 약을 먹으면 지혈을 방해

③ 병력 당뇨, 고혈압 등 수술 전에 미리 알려 전신마취에 지장이 있는지를 확인

④ 수술 당일 메이크업, 염색, 네일아트 등은 피하는 것이 좋다.

(2) 수술 후 관리

첫날에 얼굴이 많이 붓고, 1~2일째 붓기가 가장 심하며, 3일째까지 눈 주위에 멍이 든다.

① 보호대

보호대와 테이프로 코를 고정하고 보통 수술 후 1주일 동안 유지해야 한다. 보호대와 테이프 제거 시에 모양이 뒤틀릴 수 있다. 직사광선에 의해 피부색 차이가 나므로 모자를 쓰도록 한다.

② 일상생활

수술 후 3~4 주 동안 코 부위를 다치지 않도록 조심한다. 딱딱한 음식을 씹거나 고개를 숙이는 것도 피하고, 잠잘 때도 엎드려서 자지 않도록 한다. 안경 착용도 2주가 지난 다음, 의사와 상의한 후에 쓰도록 한다. 수술 1주일 후에야 세안과 샤워 등 정상생활이 가능하다.

③ 금주 금연

술과 담배는 염증유발이 있으므로 4주간 절대 금물이다.

④ 약 복용

염증 방지를 위해 병원에서 처방해 준 항생제를 꼭 복용한다.

⑤ 멍과 부기

눈 주위에 멍이 들고 얼굴이 부을 수 있으며, 가벼운 냉찜질을 한다.

⑥ 운동

격한 운동은 한달 후부터 시작하는 것이 좋다.

3. 얼굴 주름제거 성형술(안면 거상술, 이마 거상술)

노화되어 처진 얼굴이나 주름을 제거하고 근육이나 피부을 당겨 주는 수술

(1) 안면거상 시술 방법

귀 앞쪽으로 절개선이 들어가는데, 측두부 귀 위 앞으로 절개선이 내려온 뒤, 귀 밑을 돌아 귀 뒤로 들어가 뒤통수까지 절개선이 들어간다.

(2) 내시경이마거상 시술방법

이마 주름 제거를 위해 두피 속 3~5군데 최소 절제하여 내시경을 통해 이마 부위를 박리하고 눈썹과 뼈가 붙은 골막과 인대를 분리하여 실이나 엔도타인을 사용해 이마와 눈썹피부를 위로 끌어 올려 고정한 후 절개 부위를 봉합하여 마무리하는 수술이다. 이마와 눈, 눈썹의 리프팅 효과가 있다.

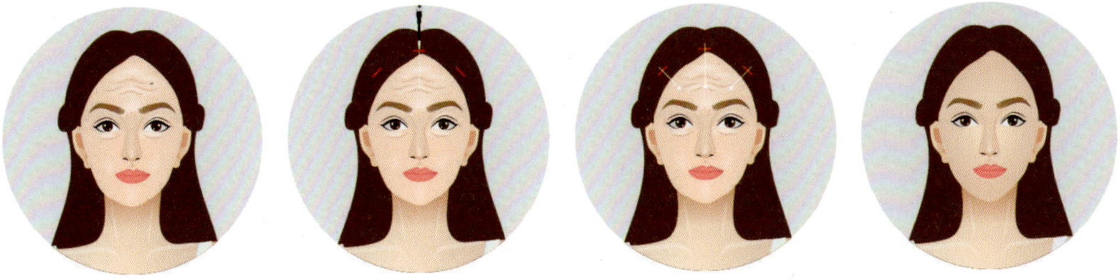

출처: http://withsurgery.com/htm/wrinkle_05_01.php

Check point

엔도타인(endotine)

- 피부조직을 올리기 위해 디자인된 의료 재료(생체 흡수성 임플란트 기술)
- 리프팅 된 상태로 고정되어 체내에 완전히 흡수
- 피부조직을 엔도타인의 3~5개 돌기가 고정시켜 당겨주기 때문에 강력한 리프팅 효과

(3) 수술 전 준비사항 및 주의사항

① 지혈을 방해할 수 있는 약은 의사와 상의하여 일정기간 중단

② 질병을 앓고 있어서 먹는 약도 수술 전에 의사와 상의

③ 금연 및 염색 자제

(4) 수술 후 관리

① 수술 후 고개를 숙이는 행동 자제

② 수술 당일부터 3일 동안 압박붕대

③ 냉찜질이 붓기 완화에 도움

④ 실밥 제거 후에 흉터 연고 사용

⑤ 압박붕대 제거 후에 머리감기

⑥ 파마나 염색은 한 달 뒤에 가능

⑦ 가벼운 걷기 운동, 금연, 금주

⑧ 짧게는 2주부터 길게는 1년 이상 회복에 집중

⑨ 부기와 멍이 2일~3주 동안 환자 상태에 따라 다름

⑩ 수술 후에 수술부위 가려운 느낌, 일시적 두정부 감각 둔화

4. 귀 미용수술

귀의 결함과 기형을 교정하기 위하여 하는 성형 수술

1. 선천성 귀변형 종류

(1) 돌출귀

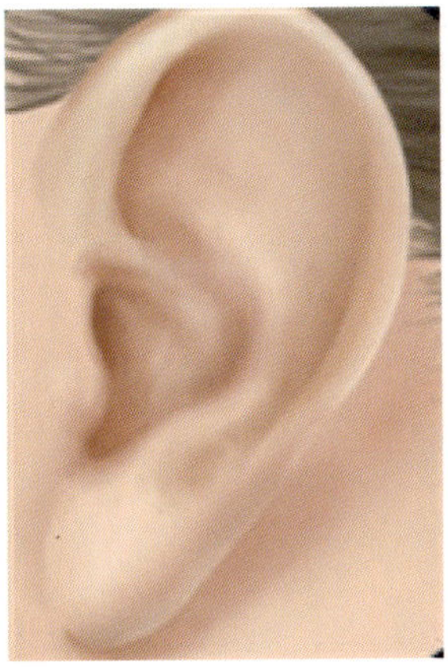

https://www.banobagi.com/special/specialEar.php

귀가 생겨나는 시기의 발육 정체로 대이륜 주름이 만들어지지 않고 갑개가 과도하게 커져 귀가 과도하게 서 있는 상태로 귓바퀴와 머리 사이의 거리가 유난히 멀다. 양쪽 또는 한쪽으로 발생하기도 한다. 또는, 성장하면서 눈에 띄는 경우도 있다.

(2) 매몰귀

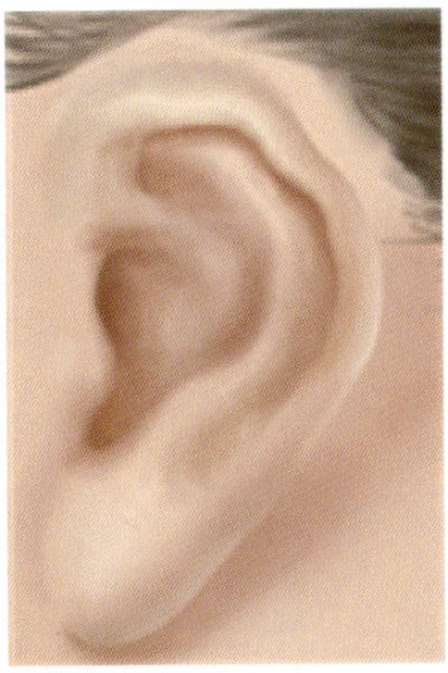

https://www.banobagi.com/special/specialEar.php

귓바퀴의 윗부분이 머리 아래로 감추어진 귀로, 귀 연골 형태에 변형이 있다.

귀가 머리피부에 일부 묻혀 있는 정도이다. 마스크나 안경 착용 시에 불편감이 있다.

한쪽 또는 양쪽으로 발생하기도 한다.

(3) 칼귀

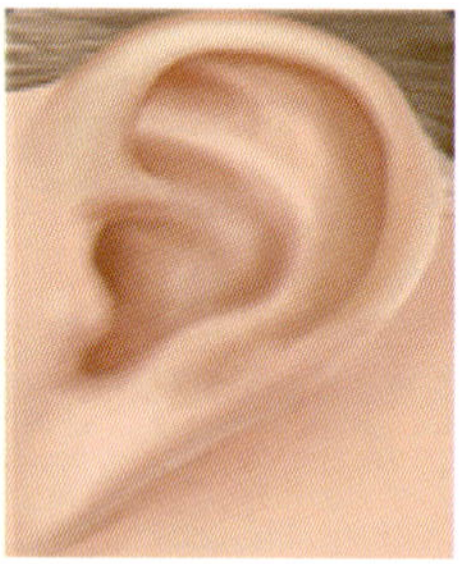

https://www.banobagi.com/special/specialEar.php

칼처럼 굴곡이 없이 귓불이 둥그스름하지 않고 직선에 가깝게 얼굴에 연결된 삐죽한 귀

2. 수술 방법

(1) 돌출귀

귀 연골이 부드러운 5~6세 이전에 시행하면 수술하면 간단하고 결과도 좋다.

수술 방법은 대이개 주름을 만들어 주고 이갑개가 클 경우에 축소하여 서 있는 귀를 머리에 가깝게 눕혀 주는 것이다.

연골이 부드러운 시기라면 귀 뒤쪽에 절개하여 대이개 주름이 될 부분을 실로 묶어 주름을 만들어 주는 수술을 시행할 수 있다. 연골이 좀 더 단단한 경우엔 연골의 앞쪽에 절개를 하여 실로 연골을 묶어서 원하는 귀 모양을 만들 수 있다.

(2) 매몰귀

귀 상부 부위쪽 두피에 양쪽 절개를 하여 피부를 당겨서 봉합한다. 매몰된 귀를 연골로 원하는 둥근 형태로 주름을 만들어 수술한다. 약간의 피부이식이 필요할 수 있다.

(3) 칼귀

귀 앞부분에서 귓불을 따라 귀 뒤쪽까지 절개하고 나서 귓불에 해당되는 부위를 박리한 다음에 볼 쪽의 피부를 끌어올려 귓불 아래에 봉합하는 방법과 귓불을 절개해서 앞쪽으로 돌출시킨 후에 원래의 귓불이 있던 자리를 봉합하는 방법이 있다.

비수술적 방법이든 수술적 방법이든, 수술은 양쪽 귀 모양이 대칭이 되도록 해야 한다.

3. 수술 후 주의사항

① 감염, 혈종 등 합병증 가능성 있다.

② 수술 후에 부기 감소를 위해 냉 · 온 찜질

③ 수술 부위에 손상이 생기지 않도록 할 것

④ 안경 착용을 피할 것

⑤ 2~3일 후 실밥 제거

[네이버 지식백과] 돌출귀 [prominent ear] (서울대학교병원 의학정보, 서울대학교병원)

5. 얼굴 뼈 성형술

1. 주걱턱

아래턱이 위턱보다 큰 경우를 주걱턱이라고 한다.

주걱턱 하악 돌출증, 하악 전돌증이라는 것은 아래턱이 위턱에 비하여 비정상적으로 커서 부정교합이 있는 경우이고, 부정교합이 없이 턱의 길이만 긴 경우는 긴턱이거나 턱끝 비대증에 속한다.

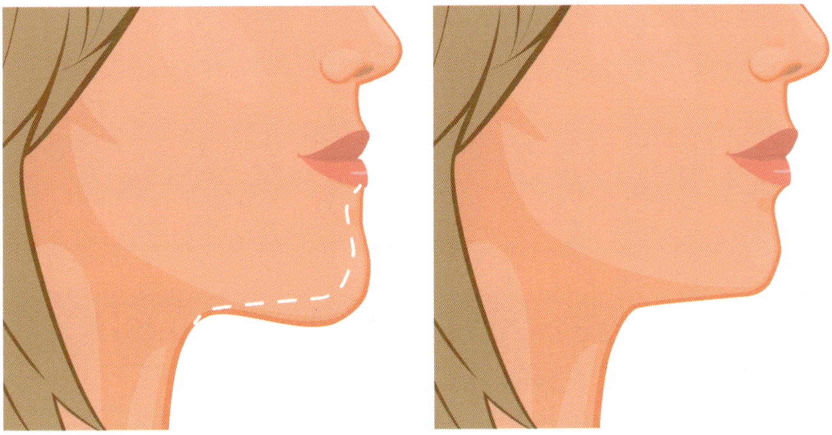

(1) 수술 방법

턱이 길거나 끝만 비대한 것이 아니라 전체 아래턱이 크고 돌출한 경우는 전체적으로 턱을 뒤로 밀어 넣어 주어야 하며 전신 마취가 필요하다. 수술 전후 교정 치료와 턱 뼈 수술을 시행한다. 수술 전 교정을 통하여 턱 뼈의 부조화에 대해 보상작용이 일어나서 치아를 제 위치로 되돌림으로써 윗니와 아랫니가 잘 맞도록 사전 준비를 한다. 턱 끝만 수술하는 턱끝 성형술과는 다르므로 자신의 수술 대상이 어떤 대상인지 정확하게 이해해야 한다.

2. 돌출입

양악 돌출증이란 입이나 잇몸이 튀어나온 것으로 돌출입 또는 앞니 돌출증이라고 한다.

돌출입은 위 아래 앞니 부분의 잇몸과 치아가 전방으로 돌출하여 웃을 때 잇몸이 과하게 보인다. 평상 시 치아가 많이 보이고, 억지로 입을 다물지 않으면 잘 다물어지지 않는다. 입을 의식적으로 다물 때 턱에 복숭아씨처럼 주름이 잡히는 경우가 있다.

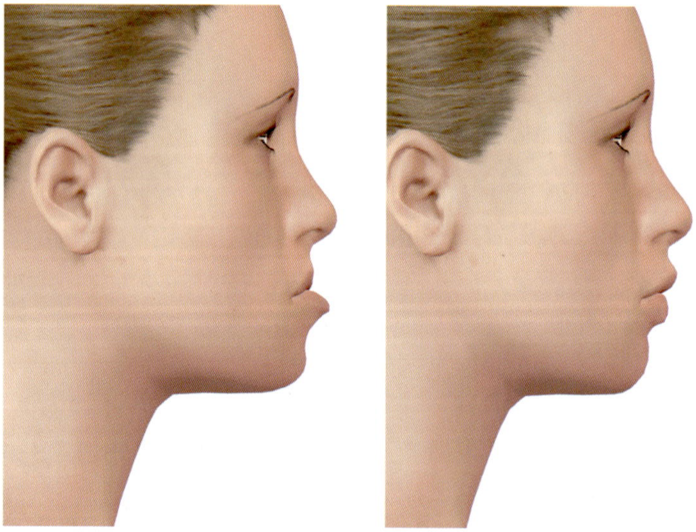

(1) 수술 방법

수술 방법은 전방 분절 절골술로 입속을 절개하여 작은 어금니를 뽑아서 그 공간에 앞니와 송곳니 부분의 치아와 잇몸뼈를 뒤로 밀어 주는 수술이다.

전신 마취가 필요하며 일반적으로 3~4일 정도 입원을 한다.

수술 전에 발치를 하는 경우가 많고, 수술 후 치아의 위치가 변하게 되므로 수술 전후 교정 치과의 도움이 필요하다. 입이 튀어나왔지만 턱끝이 들어가 있는 경우에는 무턱 수술을 함께 시행할 수 있다.

3. 사각턱

사각턱은 정면에서 볼 때 아래턱이 양쪽으로 강하게 나오고 측면에서 볼 때 턱이 심하게 각이 져 있는 모습이다. 얼굴의 윤곽은 눈이나 코 모양만큼 사람의 인상에 중요하다.

(1) 수술 방법

수술 방법은 사각턱의 모양에 따라 달라진다. 옆에서 보았을 때 튀어나온 턱뼈 각을 부드럽게 다듬고, 정면에서 보았을 때 넓은 부분은 턱뼈의 바깥쪽 피질골을 깎아내는 외피질골 절제술을 시행한다. 이러한 방법을 통하여 옆뿐만 아니라 정면에서 바라본 얼굴의 모습을 갸름하게 만들어 준다.

이와 함께 턱끝이 유난히 짧을 경우는 뼈이식을 하거나 턱끝이 긴 경우에는 뼈 보형물을 삽입한다. 또한, 너무 큰 뼈를 절제하여 조화로운 모습으로 만들 수 있다. 수술은 전신마취가 필요하며 4~5일 정도 입원이 필요하고 입속 절개선을 이용하므로 흉터가 거의 남지 않는다.

4. 광대뼈 축소술

얼굴 앞쪽의 볼록한 돌출부에서 귀 앞까지 광대뼈가 이어져 있기 때문에 광대뼈가 발달한 경우에는 얼굴 중간 부분이 앞으로 튀어나오는 경우도 있고, 옆으로 넓게 퍼진 경우도 있다.

그래서 앞으로 나온 앞 광대라는 말을 쓰기도 하고, 옆으로 퍼진 옆 광대라는 말을 쓰기도 한다. 광대뼈 축소술은 얼굴의 폭을 좁혀 갸름한 얼굴선을 만드는 것이다. 사각턱 수술을 받는 경우는 턱이 갸름해지고 나면 상대적으로 광대가 넓어 보이는 경우가 있기 때문에 사각턱과 광대뼈 수술을 함께 하는 경우도 있다. 동시에 하면 더 좋은 결과를 얻을 수 있다.

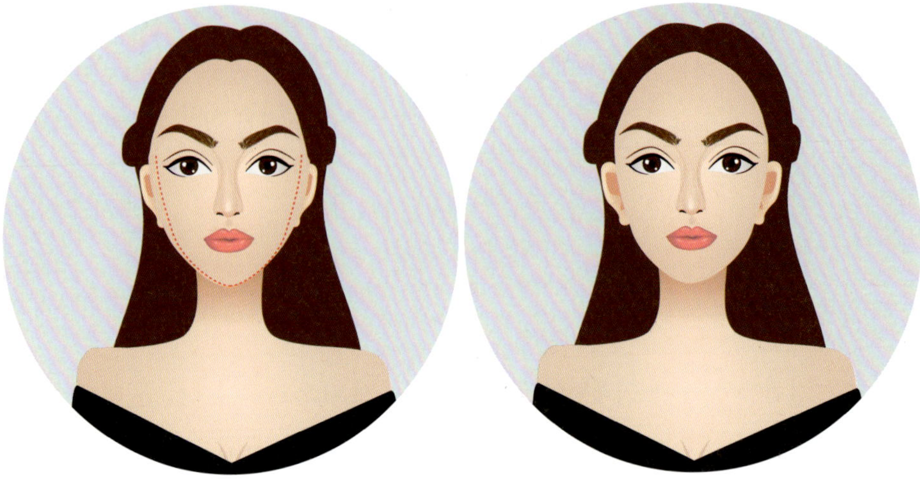

(1) 수술 방법

수술 방법은 귀 앞 절개선과 입안 절개를 이용하여 튀어나온 부분을 깎아 내고 옆으로 나온 부분은 절골하여 안쪽으로 밀어 넣는 방법이다. 전신 마취가 필요하며 상태에 따라 1~4일 정도 입원을 한다. 경우에 따라서는 절골한 부분을 새로운 위치에 고정하기 위하여 티타늄이나 흡수성 고정판과 스크루를 사용하기도 한다.

(2) 수술 후 주의사항

① 수술 후 2~3일 동안 붓기가 증가, 4~5일 후에 붓기가 빠짐
② 냉 찜질, 상체를 높이는 자세가 도움됨.
③ 유동식 먹기, 소독액으로 가글링 하기
④ 수술 부위 3일~1주일 동안 붕대 고정
⑤ 감각이 떨어지고 멍이 들지만 시간이 흐르면 호전됨.

6. 체형교정술

1. 지방흡입술

체중을 줄이는 수술이 아니라 체형을 다듬어 준다. 아랫배, 엉덩이, 허벅지, 팔뚝 등 다른 부위보다 살찐 부위의 지방을 선택적으로 제거하여 체형을 교정하는 수술이다.

지방흡입은 체내에 과도하게 축적되어 있는 지방부위에 음압과 초음파나 레이저 등의 장비를 이용하여 지방세포를 제거하는 방법이다.

(1) 수술 방법

① 음압 지방 흡인술

진공펌프를 사용하여 캐뉼러를 통해 음압을 이용해 지방을 흡입

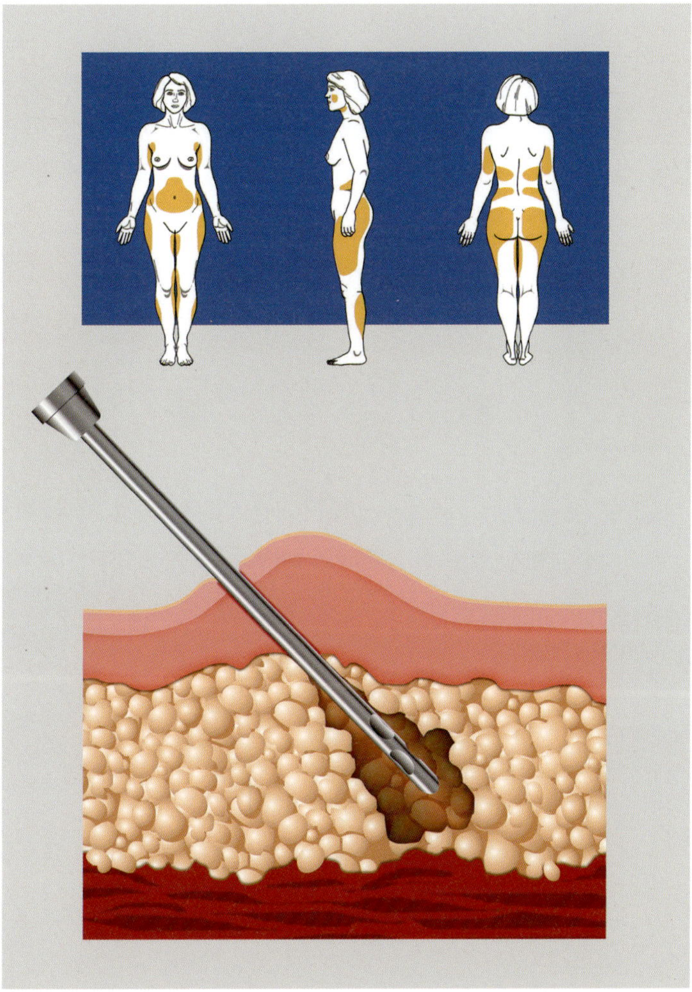

② 동력 지방 흡인술

음압 지방 흡인술과 동일한 원리로, 흡입관캐뉼러, Cannula가 모터에 의해 자동으로 움직여 지방이 쉽게 떨어져 나오도록 하는 방법

③ 초음파 지방흡입술

지방세포를 초음파로 녹여 음압을 이용하여 액체 상태로 만들어서 지방만 흡입하는 방법으로 지방조직만 선택적으로 흡인한다. 출혈이 적고, 피부의 울퉁불퉁함이 덜하다. 시술 시 열이 발생하여 화생이 발생할 수 있다.

④ 주사기 흡입술

주사기에 가는 흡입관을 연결한 후 지방을 흡입, 얼굴, 목, 등 얇은 부위에 적용

(2) 복부 성형술

복부의 피부와 근육이 약해진 경우나, 체중감소로 피부가 처진 경우에 늘어진 피부와 남아도는 주름을 잡아주는 수술, 복부 근육을 조여주고 피부를 절제하여 복부에 약간의 흉터가 남을 수 있다.

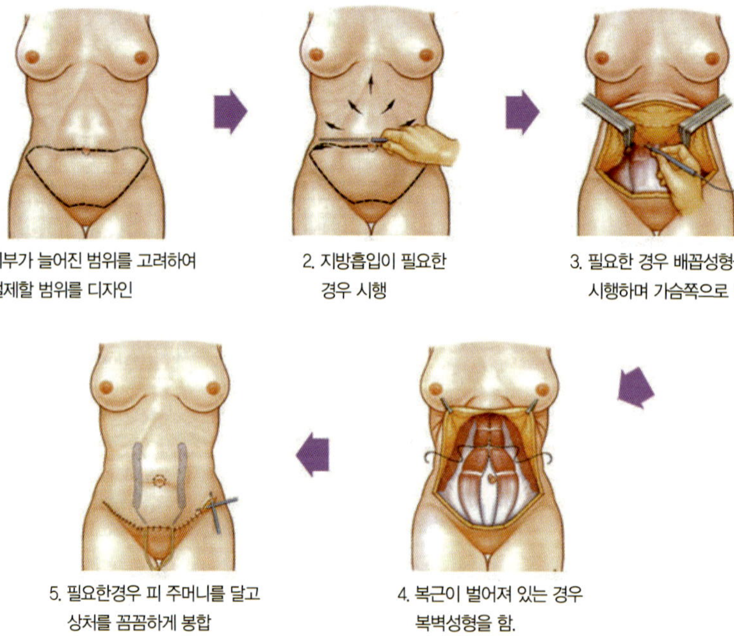

1. 피부가 늘어진 범위를 고려하여 절제할 범위를 디자인

2. 지방흡입이 필요한 경우 시행

3. 필요한 경우 배꼽성형을 시행하며 가슴쪽으로 박리

4. 복근이 벌어져 있는 경우 복벽성형을 함.

5. 필요한경우 피 주머니를 달고 상처를 꼼꼼하게 봉합

① 복부 성형FULL:

늘어진 피부가 많을 경우 배꼽을 다시 만들고 윗배 부위까지 당겨서 남는 뱃살을 제거하는 수술

② 복부 성형MINI:

배꼽은 남겨 두고 처진 아랫배 피부만을 당겨서 봉합하는 수술

③ 복부 성형 + 지방흡입

지방흡입으로 복부의 지방두께를 감소 후 윗배의 피부를 아래로 당겨서 봉합한다. 늘어난 피부를 절제하고 늘어진 근육을 당겨 허리 라인을 잡은후에 복부 성형을 한다.

(3) 종아리 성형술

종아리 알통이라고 하는 종아리의 근육과 피하지방층을 가늘게 하는 수술

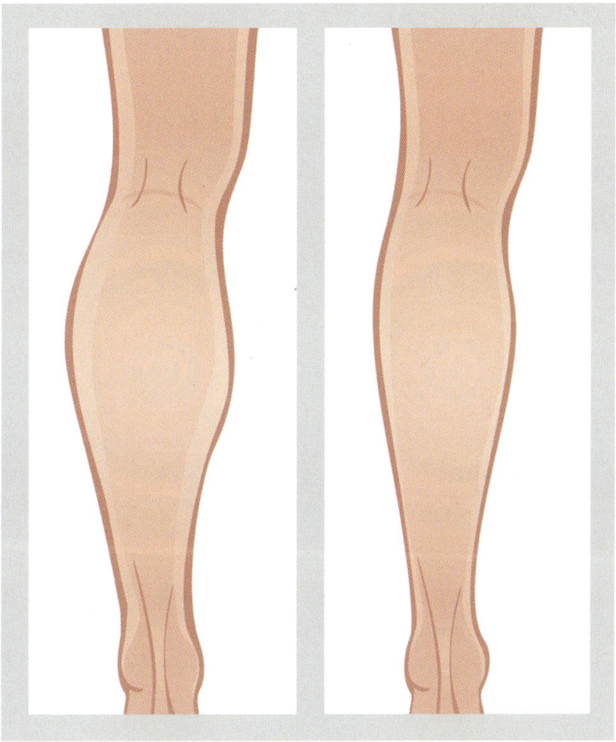

① 신경절제수술

무릎 뒤에 작은 피부절개를 하여 종아리 근육으로 가는 운동신경을 차단하여 종아리 근육을 퇴축하는 수술

② 지방흡입술

피하지방에 의해서 종아리가 두꺼운 경우에는 종아리 지방 흡입술이다.

③ 비절개 신경차단술

신경자극기를 이용하여 운동신경을 찾아내서 고주파로 운동신경을 차단하는 성형술

④ 고주파 근육퇴축술

고주파를 이용하여 근육을 응고시켜 종아리 근육을 축소시키는 종아리 성형술

⑤ 선택적 신경용해술

화학적 파괴제인 페놀이나 무수알콜을 이용하여 운동신경을 용해하는 종아리 성형술

(4) 준비사항

① 출혈경향에 대한 조사 및 검사

② 혈액응고 검사

③ 약물 복용 스테로이드, 항염증제, 항응고제, 아스피린 등 수술 2주 전 중지

④ 저혈압, 빈혈 조사

⑤ 환자의 체중과 수술부위 둘레 측정

⑥ 피부 절개부위 결정

⑦ 임상 사진을 촬영하여 비대칭 유무 확인

(5) 수술 후 주의사항

① 찜질이나 사우나를 하지 말고, 심한 운동은 피한다.

② 가벼운 산책

③ 수술 후 압박 처치는 5~8주 유지 복대나 거들, 압박 스타킹, 압박 옷

④ 피부 감각은 시간이 지나면 회복

⑤ 봉합실을 1~2주 후 제거

⑥ 수술 후 정상적인 식이요법과 운동요법 병행

7. 유방 미용수술

1. 유방축소술

유방축소술이란 미용적으로 보기좋은 유방으로 만드는 것으로 유방의 과도한 피부 및

유방 조직을 절제하는 수술이다. 우리나라 여성들은 유전적인 요소나 식생활과 생활 패턴으로 서구의 여성과는 달리 유방이 큰 경우는 많지 않다. 그러나 식생활과 생활 패턴의 서구화로 점차 거대유방이 많아졌으며, 출산 후 유방이 처진 경우 또는 좌우의 크기가 다른 경우에도 유방축소술을 한다.

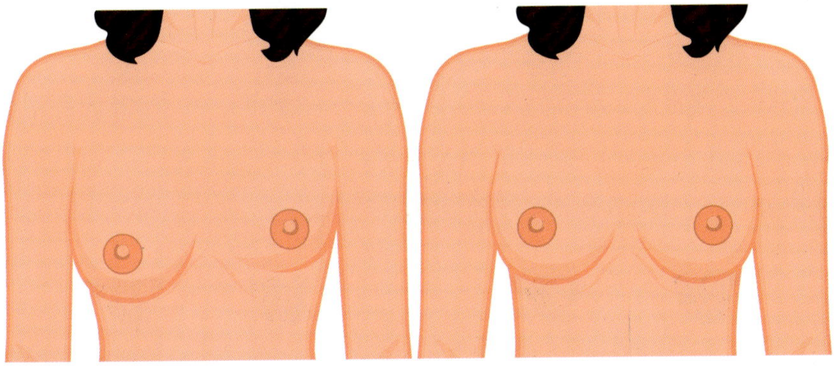

(1) 수술 방법

유방 축소수술은 유방 크기에 따라 수술시간이 다르며 3~4 시간 이상 소요될 수 있다. 전신 마취가 필요하며, 1~3일 정도 입원이 필요하다.

① 오자형 절개법

유륜 주위와 그 아래로 뒤집힌 T자 모양의 흉터가 남는데 '오'자 모양이다. 유륜 둘레와 유두에서 가슴 밑 주름까지 절개 후에 유선조직, 지방, 피부 등을 제거하는 수술이다.

② 유륜 절개법

유두의 유륜 둘레만 절개하여 속에 있는 유선조직을 절제하여 내용물만 꺼내고 다시 조여 주는 수술이다.

③ 지방흡입술

가슴속에 유선조직보다 지방조직이 더 많은 경우에 쓰이고, 흉터가 거의 남지 않도록 하는 흡입술이다.

④ 수직절개법

유륜절개를 하고 아래로 수직으로 다시 절개하여 가슴 밑으로 흉터가 생기지 않도록 하면서 가슴의 형태와 기능을 유지하는 수술이다.

유방이 탄력이 좋고 많이 크지 않으면 유륜 주위 절개나 수직 절개를 이용하여 수술할 수 있으며 크고 처진 유방을 가진 경우에는 유방 아래 부분에 'ㅣ'이나 'ㄴ' 또는 'ㅗ' 모양의 흉터가 남을 수 있다.

2. 유방확대술

유방 확대술은 보형물을 넣어 유방을 크게 만드는 수술이다. 여성들이 많은 관심을 가지고 있으며 유방의 발육이 부족하여 작은 유방을 가진 경우나 출산 후 혹은 나이가 들어 유방이 늘어지면서 작아진 경우에 적합한 수술이다.

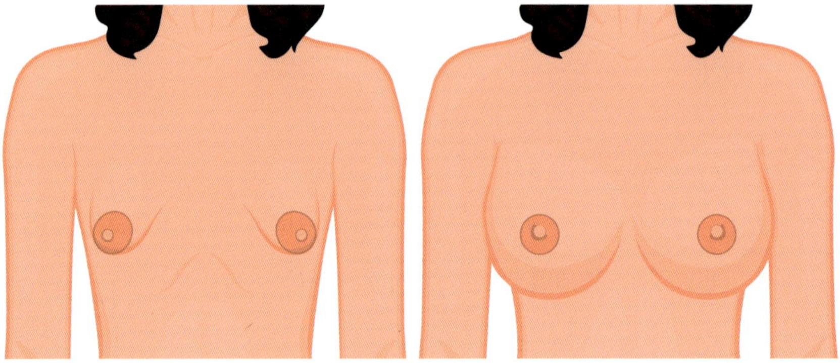

(1) 준비사항

① 수술전 출혈에 영향을 미치는 약물스테로이드, 항염증제, 항응고제, 아스피린 등을 수술 2~4주 전에 복용을 중단한다.

② 월경 주기 호르몬의 영향으로 유방이 일시적으로 커지므로 수술을 피하는 것이 좋다.

③ 수술전 유방의 모양, 위치, 크기에 대한 진찰

④ 유방촬영술을 하여 유방의 질환을 확인하는 것이 좋다.

(2) 수술 방법

유방확대술은 겨드랑이나 유륜 주위 혹은 유방 밑 주름선이나, 배꼽 절개선을 이용하여 보형물을 삽입한다. 가장 흔히 사용하는 방법은 겨드랑이 절개와 유방 밑 주름선 절개법이며, 대부분의 경우에 수술 흉터는 크게 눈에 띄지 않는다.

한편, 보형물을 넣는 위치는 크게 젖샘 밑 포켓과 근육 밑 포켓, 그리고 일부는 근육밑에 위치하고 일부는 젖 샘 밑에 위치하는 이중평면으로 나눌 수 있다. 국소 마취 상태에서도 시행할 수 있지만 대개는 전신 마취를 한다.

① 유륜 주위 절개법

색이 짙은 유륜의 아래쪽을 따라 절개하는 방법이다. 절개를 하는 유륜은 주변의 피부보다 어두운 색이어서 흉터가 잘 보이지 않는 장점이 있다.

겨드랑이 절개의 경우는 작지만 흉터가 남으므로 여름철에 민소매 옷을 입었을 때 보일 수 있다.

유륜절개는 이러한 단점을 개선하기 위해 시행되는 방법이다.

② 유방밑 절개법

가슴이 배 위쪽에서 자연스럽게 접히는 곳에 생기는 주름을 따라 3~4cm 정도 절개하는 방법이다.

직접 가슴 밑을 보면서 수술하기 때문에 수술이 간편하고 수술 시간이 짧다, 누웠을 때 흉터가 보일 수 있는 단점이 있다.

③ 겨드랑이 절개법

겨드랑이의 주름진 부위를 3~4cm 정도 절개하는 방법이다. 가슴 아래쪽까지 박리하여 수술한다. 수술은 상대적으로 까다로우나 흉터가 거의 보이지 않으므로 흉터에 민감한 국내 여성들에게 만족도가 높기 때문에 가장 보편적으로 시행되는 방법이다.

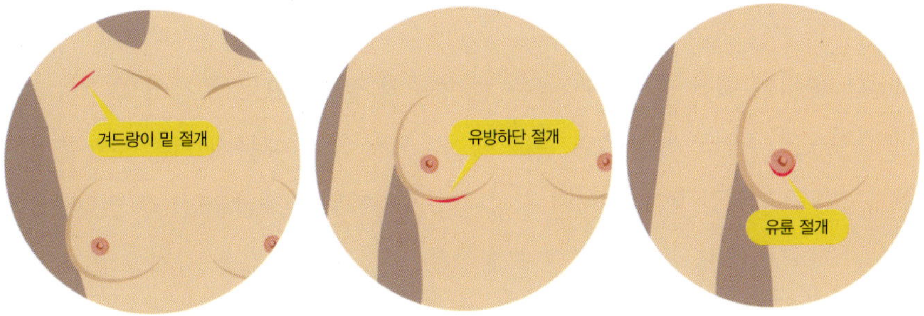

겨드랑이 절개법 | 유방하단 절개법 | 유륜 절개법

출처: http://withsurgery.com/htm/breast_02_01.php

3. 유방삽입물

유방확대술 또는 유발절제술 후 재건을 위해 가슴근육 아래에 넣는 보형물이다. 보형물은 생리식염수 또는 실리콘 겔을 주로 사용한다.

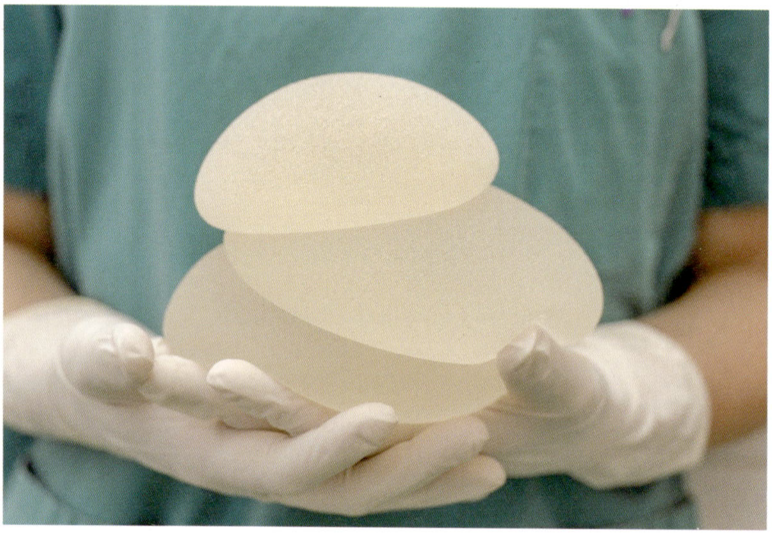

(1) 생리식염수 보형물

생리식염수가 들어 있는 보형물은 우리 몸의 체액 성분과 유사하여 터지는 경우에도 인체에 해가 없고, 작은 절개로 비어 있는 상태의 백을 삽입하여 생리 식염수를 채움으로써 유방확대를 한다. 촉감이 덜 부드럽고 무거운 느낌이 든다는 단점이 있다.

(2) 실리콘 보형물

코히시브 실리콘 겔은 응집력이 높은 겔 형태의 실리콘으로 촉감이 우수하고 자연스러우며 겉이 손상되어도 내용물이 거의 새어나오지 않기 때문에 기존 보형물의 문제를 보완할 수 있다. 하지만 형태가 이미 완성되어 절개부위가 조금 커질 수 있다.

생리식염수 보형물과 코히시브 겔 보형물은 각각의 장단점을 가지고 있으며 충분한 상담 후 개인의 체형과 유방의 특성에 따라 가장 적당한 수술 방법과 적절한 보형물을 선택할 수 있다.

4. 함몰 유듀

함몰 유두는 젖꼭지가 안쪽으로 파묻혀서 숨어 있는 것으로, 생각보다 흔하여 2~3%의 여성에 발생하는 것으로 추정되고, 양측성인 경우가 흔하다. 대부분은 선천적으로 유두 밑에 지지해 주는 조직이 부족하고 유관이 짧으며, 단단한 섬유조직이 유두의 돌출을 억제하고 안쪽으로 잡아당기고 있기 때문에 발생한다.

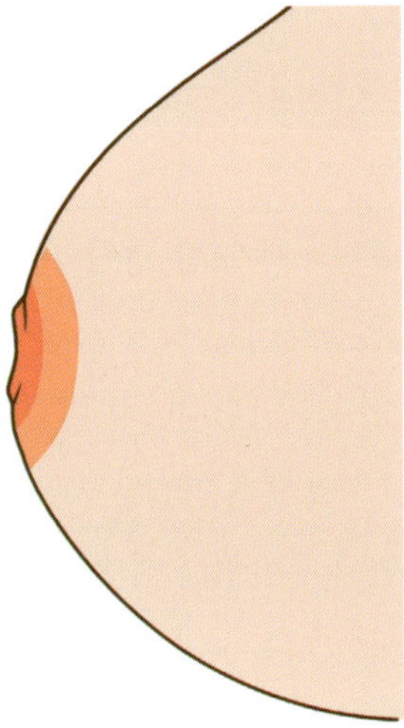

(1) 수술 방법

① 쌈지봉합법 수술방법은 유두부에 작은 절개창을 내어 유관을 확인한 뒤에 손상없이 유관을 늘려 준다. 늘려 준 유관 조직들의 돌출을 보강해 주는 쌈지봉합법으로 봉합한다.

② 삼각피판법 수술 방법은 유두주변을 국소 마취한 후에 유두의 양쪽을 절개하여 섬유조직을 늘려 준다. 삼각형의 피판을 만든 뒤에 유관과 함께 늘려 주어 봉합한다.

함몰 정도가 심하지 않아 손으로 끄집어 낼 수 있는 경우에는 유축기 같은 기구로 교정할 수도 있지만, 대부분의 경우에는 수술이 필요하다. 수술 방법은 함몰의 정도에 따라 달라질 수 있다.

(2) 수술 후 관리

① 수술 전날 부터 수술 후 필요한 만큼 진통제와 항생제 복용

② 봉합실은 1~2주 사이에 제거

③ 봉합실 제거 후 특수교정 브래지어나 스포츠 브래지어 착용

④ 너무 꽉 끼는 옷은 피함.

⑤ 과격한 운동은 피함.

⑥ 피막구축을 예방하기 위해 유방 마사지나 가벼운 운동

8. 액취증(Osmidrosis)

액취증은 흔히 암내라고 하는 것으로, 인체에는 아포크린 샘과 에크린 샘이라는 두 가지 종류의 땀샘이 존재하는데, 액취증이란 주로 아포크린 샘에서 분비되는 물질이 피부 표면에서 그람 양성 세균에 의해 분해되면서 피부에서 악취가 나는 질환을 말한다. 이 땀은 분비될 때에는 냄새가 없지만, 분비된 후에 피부에 있는 세균에 의해 분해되어 지방산과 암모니아를 만들고 특징적인 강한 냄새를 풍기게 된다.

아포크린 땀샘은 사춘기에 발달하므로, 이 시기에 증상이 나타나는 경우가 많다. 액취증이 유난히 심하면 몸을 자주 씻고, 진한 향수를 사용하는 경우도 있다. 액취증은 땀이 많이 나는 계절이나 운동 후에는 냄새가 더욱 심하며 정신적인 스트레스에도 영향을 받는다. 여성에서는 생리나 임신 중에 증상이 심해지기도 한다.

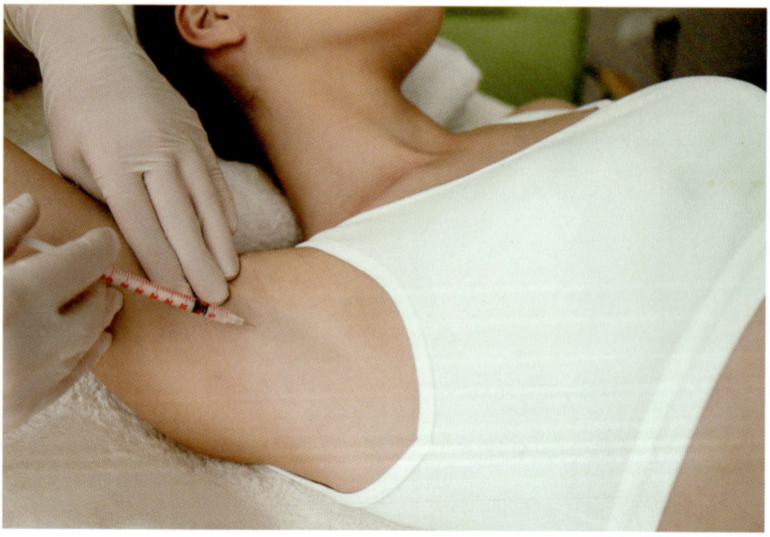

(1) 수술 전 준비사항

수술의 대상이 될지 여부에 대하여 충분한 상담 후에 수술이 결정되면 수술 전 2주 동안은 담배 및 아스피린 등의 약물 사용을 금한다. 수술 범위를 정확히 알기 위해서 겨드랑이 털을 전부 제거하지는 말아야 하며, 약 1cm 정도를 남기고 가위로 미리 털을 자르면 편리하다. 수술 후 2일 동안은 팔을 들 수 없으므로 수술 당일에는 단추를 채우는 옷을 입고 오면 거꾸로 입을 수 있기에 편리하다.

(2) 수술 방법

과거에 시행하던 피하조직 삭제법은, 겨드랑이 피부에 약 10cm 정도 절개선을 가하고 피부를 들어 올려서 아포크린 선을 집중적으로 제거한 후에 다시 피부를 덮어 주는 방법이다. 수술 후 7~10일 가량 팔의 사용이 제한되고, 겨드랑이를 가로지르는 긴 흉터가 영구적으로 남게 되어 특히 여성의 경우 수술을 꺼려했으며, 수술 중에 모낭과 혈관들이 손상을 입어 겨드랑이의 피부가 죽게 될 위험부담도 있었다.

최근 새로 개발된 초음파 땀샘 흡입술은 초음파 지방 흡입기로 지방을 흡입할 때 지방세포만을 선택적으로 파괴하는 원리를 이용해 액취증의 원인이 되는 아포크린 땀샘세포를 없애는 것이다. 겨드랑이 부위를 국소마취하고 겨드랑이의 자연스러운 피부 주름을 따라 약 1cm 길이로 2곳을 절개하고 피부 밑에 초음파를 발생시키는 기구를 집어넣어 피하지방층에 있는 지방세포와 아포크린 샘을 흡입해 낸다.

수술 시간은 약 45분 정도 걸리며 흉터가 거의 눈에 띄지 않아 젊은 여성에게도 권할 만 한다. 이 시술은 기존의 삭피법과 비교하여 재발율이 거의 비슷하거나 더 낮으며, 증세가 재발하더라도 어렵지 않게 재수술이 가능하다는 장점이 있다.

보톡스 치료는 겨드랑이에 직접 주사를 하여 겨드랑이 땀의 분비를 줄이고 아포크린 샘 활동을 저해하여 냄새를 줄이는 방법도 있다.

(3) 수술 후 주의사항

시술 후 2일 동안 압박 붕대를 착용하고, 이후부터는 샤워 및 일상 생활이 가능하다. 봉합실은 약 1주 후 제거하며, 심한 운동이나 어깨의 과도한 움직임은 1~2주 가량 금하는 것이 좋다. 가벼운 부기나 멍은 2주 정도면 해소되며, 겨드랑이가 약간 당기는 듯한 느낌은 정상적인 치유과정이므로 가벼운 운동이나 마사지로 풀어 주면 된다.

9. 흉터 수술

사고나 수술로 인한 흉터는 인상에 큰 영향을 미친다. 흉터의 심한 정도는 상처의 깊이와 크기, 혈액 순환 상태, 피부의 색깔과 두께, 상처의 방향 등 여러 가지 요인에 의해 결정된다. 흉터를 감쪽같이 없애는 것은 불가능하지만, 성형외과 의사는 수술이나 다른 여러 가지 방법으로 흉터가 눈에 잘 띄지 않도록 개선할 수 있다.

1. 켈로이드

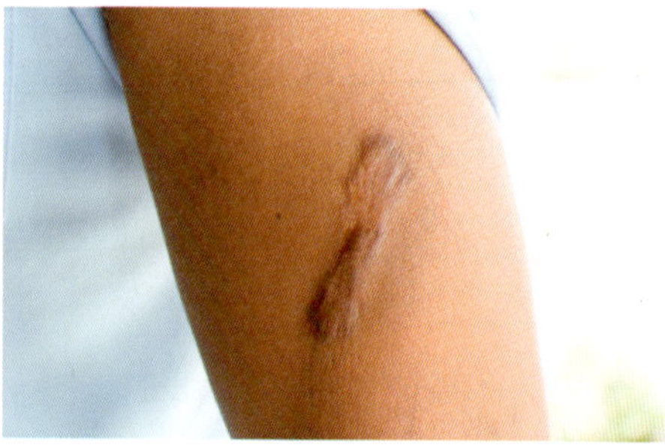

켈로이드란 흉터 조직 덩어리가 상처 또는 절개선 밖으로 두껍게 자라나는 것으로 붉은 빛을 띠며, 가슴이나 귓불 및 어깨 부위에 호발한다. 스테로이드 주사나 실리콘 시트 및 압박 요법 등을 시도하며, 경우에 따라서는 수술을 하기도 하지만 흉터 표면의 경계가 매우 불규칙하고 딱딱하고 두꺼운 느낌을 준다, 흉터의 크기가 줄어들지 않고 정상적인 주변피부까지 침범하는 양상을 보인다. 수술로 인하여 켈로이드가 더 심해지는 경우도 있으므로 수술의 대상이 되는지 여부를 확인하는 것이 좋다.

2. 비후성 반흔

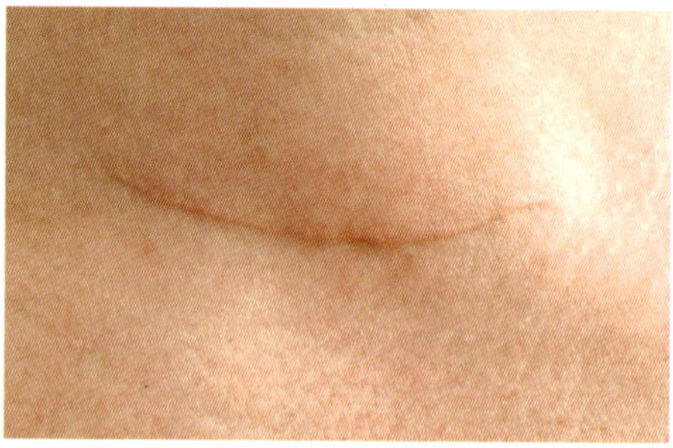

비후성 반흔은 켈로이드와 혼동되는 경우가 많다. 그러나 비후성 반흔은 상처 또는 절개선 밖으로 자라 나가는 경향이 없으며, 치료에 비교적 잘 반응하는 편이다. 돌출되어 있으며 붉고 가려고 따가운 증상을 보이며, 흉터가 시간이 지나면 작아지는 것이 보통이다. 보존적 치료에 반응하지 않는 경우에는 수술하여 흉터 조직을 줄이고 흉터의 방향을 바꿈으로써 흉터가 눈에 덜 띄게 한다.

3. 구축성 반흔

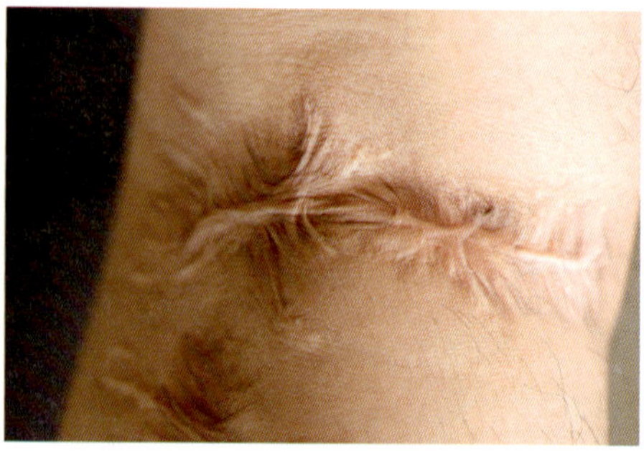

외상이나 화상에 의해 피부가 손실되면 반흔이 주위의 근육과 힘줄에 영향을 주어 운동 범위가 제한된다. 구축성 반흔은 근본적으로 피부가 모자라서 생기므로 다른 곳에서 피부를 가져 오는 피부 이식술이나 피판술이 필요할 수 있고, 조직 확장기를 사용하여 주

위의 피부를 늘려서 이용하기도 한다.

(1) 수술 후 주의사항

① 레이저 치료 후 냉찜질

② 시술 후 1~3일 드레싱 붙이기

③ 재생 크림 또는 자외선 차단제 바르기

④ 금주, 금연, 운동 자제, 사우나 피하기

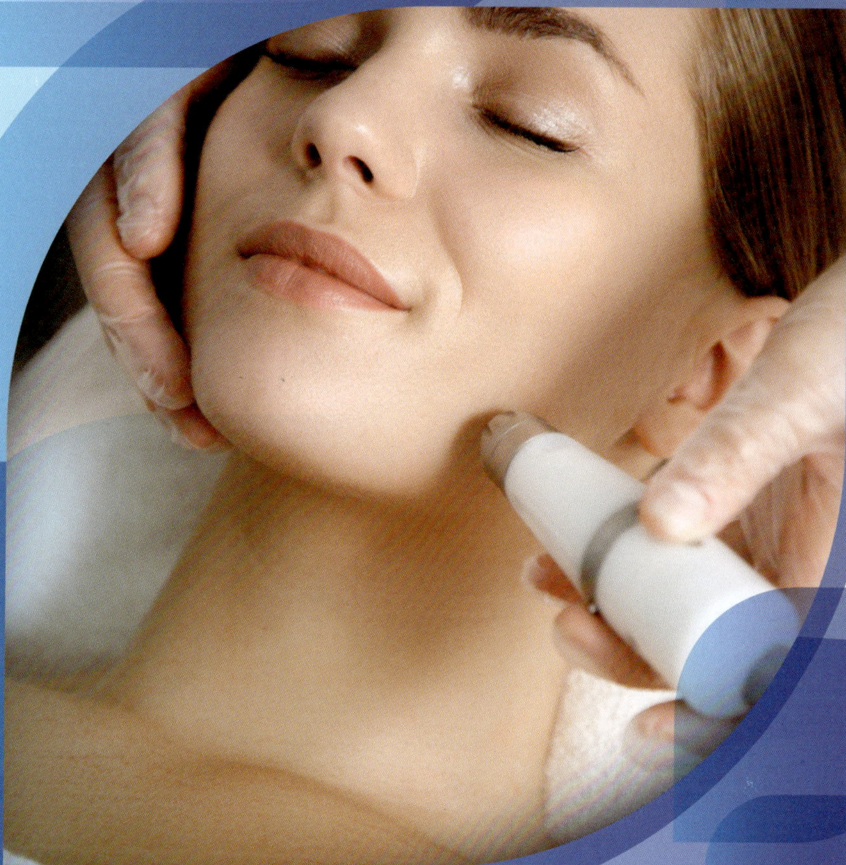

PART Ⅳ 미용기기에 따른 코디네이터 실무

1. 피부미용기기 이론과 종류
2. 레이저 특성과 치료

Chapter 16

피부미용기기 이론과 종류

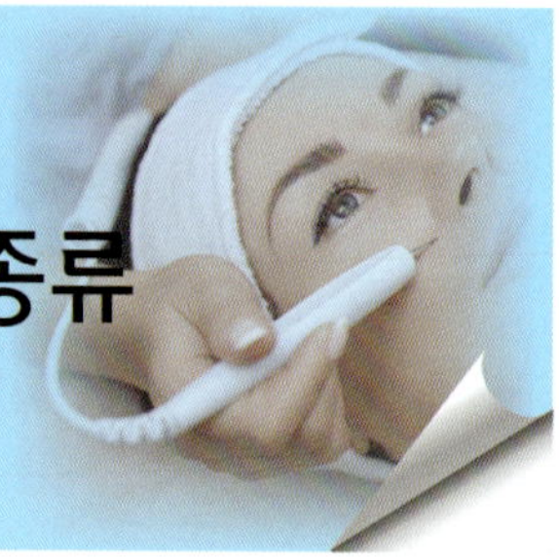

1. 전기와 전류

(1) 전기의 발생

① 물체를 마찰시키면 한쪽 물체에서 다른 쪽 물체로 전자가 이동하여 전기를 띠게 된다.

② 전자를 잃은 물체는 + 전기를 전자를 얻은 물체는 − 전기를 띠게 된다.

③ 전류란 − 전하를 지닌 전자의 흐름을 말한다.

(2) 직류(D/C)

① 시간의 흐름에 따라 변하지 않고, 일정하게 한쪽으로 흐르는 전류이다.

② 갈바닉 전류

양극(+)의 효과	음극(−)의 효과
산성 반응 산성 물질 침투 사용	알칼리성 반응 알칼리 물질 침투 사용
신경안정	신경자극
조직강화	조직 연화
혈관 수축	혈관 확장
염증 감소	피지 용해
진정효과	자극효과

(3) 교류(A/C)

전류의 방향과 크기가 시간의 흐름에 따라 주기적으로 변하는 전류이다.

- 저주파 1~1,000Hz

- 중주파 1,000~10,000Hz
- 고주파 100,000Hz 이상

(4) 생체전기

① 인체에서 발생하는 미세한 전기현상이 생물 내에서 일어나는 것을 말한다.

② 인체 내에 함유되어 있는 염류 및 염기성 물질이 이온화하면서 일어나는 전기발생 현상이다.

③ 생체전기는 물질의 흡수와 배출을 돕는다.

④ 화장품 유효성분의 피부흡수를 촉진하거나 피부장벽을 형성한다.

2. 피부미용기기 종류

1. 피부 진단기

(1) 확대경

① 특징

- 육안으로 판별하기 어려운 색소침착, 잔주름, 모공 상태, 면포, 여드름 등의 피부 상태를 분석할 수 있도록 도움을 준다.
- 확대경에 따라 확대배율은 다양하며, 일반적으로 3.5~5배율로 사용된다.
- 여드름 압출 등의 작업 시 효과적으로 이용할 수 있다.
- 피부관리실에서 기본적으로 필요한 기기이다.

② 사용방법

- 피부의 상태를 관찰하기 위해 고객의 얼굴을 클렌징한다.
- 고객의 눈을 보호하기 위해 아이패드를 적용한 뒤에 피부 분석을 실시하도록 한다.
- 고객의 피부에서 20~30cm 정도의 거리를 두고 피부를 분석한다.

③ 주의사항

- 스위치 작동은 고객의 얼굴 위에서 하지 않는다.

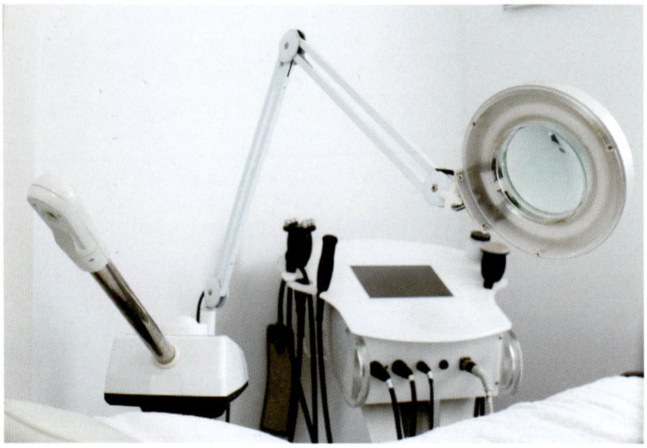

그림 16-1 확대경

출처: http://www.skinmoa.co.kr/m/product.html?branduid=133436

(2) 우드램프

① 특징

- 우드램프는 자외선을 365nm 이상의 자외선과 가시광선을 방출하는 수은증기를 봉입한 형광 램프의 유리에 산화니켈Nickel oxide을 포함시켜 눈에 보이지 않은 장파장 자외선과 청백색 가시광선 스펙트럼 일부만을 선택적으로 나오게 한다.
- 다양한 피부질환에서 그 피부질환에 따른 특징적인 형광이 나타나게 되고, 이 형광색에 따라 피부에 발생한 피부질환을 진단할 수 있다.
- 우드램프를 비추었을 때 나타나는 색상에 따라 피부 상태를 다음과 같이 판별할 수 있다.

색상	피부상태
청백색	건강한 피부
연보라색	건성 피부
진보라색	심한 건성 피부
주황색	지성 피부
분홍색	약한 지성 피부
갈색	색소침착
노랑색	피지
흰색	각질

② 사용 방법

- 피부의 상태를 관찰하기 위해 고객의 얼굴을 클렌징 한다.
- 고객의 눈을 보호하기 위해 아이패드를 적용한 뒤에 피부 분석을 실시하도록 한다.
- 고객의 피부에서 5~6cm 정도의 거리를 두고 피부를 분석한다.
- 형광의 유무보다는 특정 색상을 자세히 확인한다.

③ 주의사항

- 형광을 잘 볼 수 있도록 실내조명을 어둡게 한다.

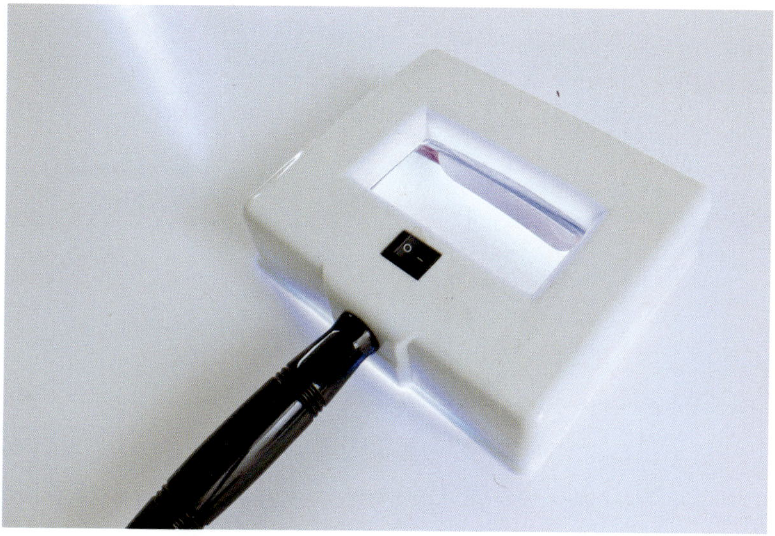

그림 16-2 우드램프

출처: http://www.drlees.co.kr/new/bbs/content.php?co_id=2012

(3) 스킨 스코프

① 특징

- 피부측정 과정을 컴퓨터에 연결된 모니터를 통하여 고객과 함께 피부 상태를 확인할 수 있다.
- 실물을 50~300배 정도 확대하여 분석할 수 있는 기기로 피부의 주름 상태, 모공 크기, 피지량, 색소 침착, 각질, 피부결 등을 정확하게 관찰할 수 있다.
- 고배율 확대 렌즈를 이용하여 고객과 관리사가 동시에 피부 상태를 보면서 분석할 수 있어 신뢰감이 높다.

② 사용 방법

• 대체로 80배율을 사용한다.
• 주기기와 모니터를 연결하고 나서 스코프를 관찰 부위에 대고 모니터로 상태를 확인한다.

③ 주의사항

• 정확한 진단을 위해 얼굴이 모두 측정될 수 있도록 한다.

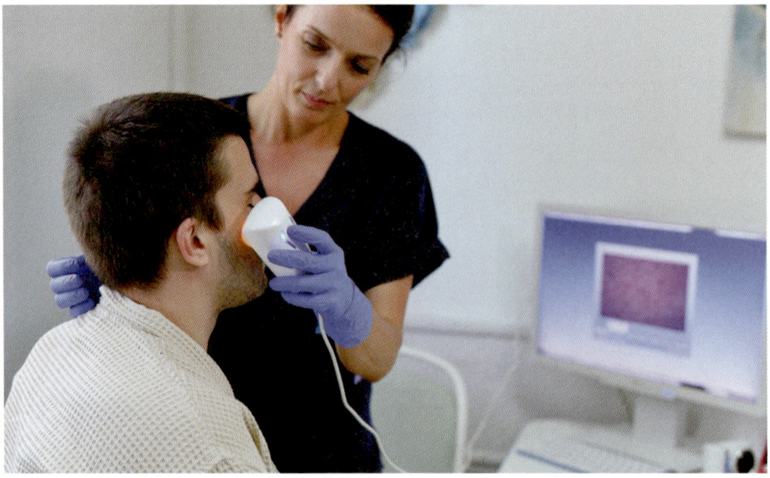

그림 16-3　스킨 스코프

출처: http://bomtech.kr.ec21.com/GC03569341/CA03569389/Skin_Diagnosis_System,Skin_Scope,Analyzer_.html

2. 클렌징 기기

(1) 스티머

① 특징

• 스티머 물통의 전열과코일형 열선이 물을 가열하여 멸균 기능이 있는 미세한 입자 증기를 안면에 쏘인다.
• 따뜻한 연무가 피부 모공을 확장시키고 각화된 각질은 연화시켜 노화된 각질 제거에 효과적이다.
• 안면에 분사되어 피부 이완 및 보습효과를 주고 오존으로 인해 소독 및 살균 효과를 준다.
• 신진대사의 촉진과 근육이완 작용과 함께 온열효과도 볼 수 있다.

② 사용 방법

- 사용하기 10분 전에 물통을 분리해서 물을 채운 뒤에 미리 스위치를 켜 둔다.
- 피부의 안면과 스티머의 거리는 30~50cm 정도가 되도록 유지한다.
- 분사구가 턱을 향하게 하며, 오존을 사용할 경우에는 50cm 이상 떨어져야 한다.
- 피부 타입에 따라 적절하게 시간을 분배하고, 민감 피부는 3~5분, 정상 피부는 6~10분, 여드름 지성 피부는 10~15분 정도가 적당하다.

③ 주의사항

- 증기 분출 전 고객 얼굴에 미리 향하지 않도록 주의한다.
- 일광에 손상된 피부나 감염이 있는 피부에는 사용을 금한다.
- 반드시 정수된 물을 사용하도록 한다.
- 물통 세척 시에는 절대로 세제를 사용하지 않는다.

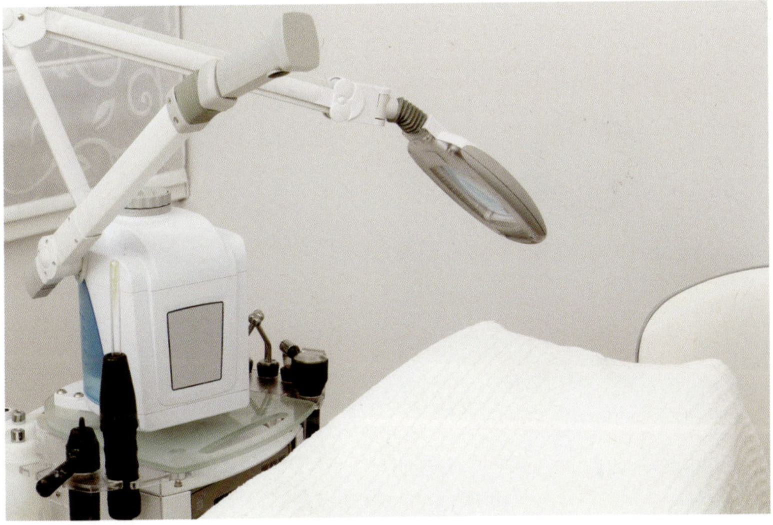

그림 16-4 스티머

출처: http://prod.danawa.com/info/?pcode=1911793

(2) 전동 브러시

① 특징

- 천연 양모를 이용한 세안 전용 기기로 피부에 전동 브러시를 이용하여 모공의 피지와 묵은 각질을 제거한다.
- 모공 속까지 청결하게 할 수 있는 딥 클렌징 효과를 볼 수 있다.

② 사용 방법

- 고객의 피부에 클렌저를 도포하고 나서 브러시를 미지근한 물에 적신 후에 사용한다.
- 브러시는 피부에 90도 각도로 사용한다.
- 피부 유형에 따라 브러시의 회전 속도를 조절한다.
- 얼굴은 브러시의 회전속도를 느리게 하고, 신체에는 빠르게 한다.
- 시술이 끝난 후에 브러시는 중성 세제로 깨끗이 세척하여 건조시키고 나서 살균소독기에 소독한다.

③ 주의사항

- 화농성 여드름 피부나 모세혈관 확장 피부에는 사용하지 않는다.
- 머리카락이 닿는 부위는 주의하여 엉키지 않도록 한다.

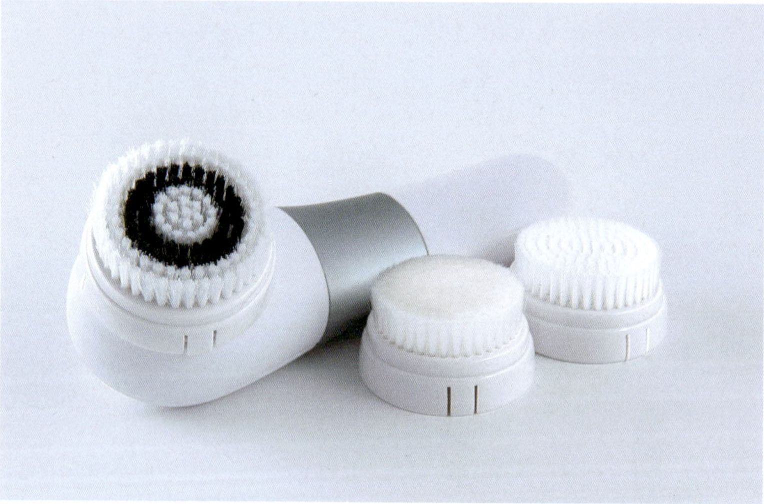

그림 16-5 전동 브러시

출처: http://www.lunch-time.co.kr/shop/ProdDetail.php?PMInc=45615

(3) 진공 흡입기

① 특징

- 유리 컵벤토우즈의 압력으로 피부조직을 흡입하여 모공 속의 피지, 여드름, 노폐물 배출이 용이하다.
- 혈액 순환과 림프순환을 촉진하여 노폐물을 배출시킨다.
- 얼굴용과 보디몸용이 있다.

② 사용 방법

- 안면관리와 전신관리에 사용하는 것이 구분된다.
- 시술 부위를 깨끗하게 클렌징한 후 적절한 크기의 유리관을 선택한다.
- 피부에 오일을 소량 도포하여 벤토우즈를 잘 밀착시키고 부드럽게 움직일 수 있도록 하며 림프절 방향대로 이동한다.

③ 주의사항

- 유리관은 림프선을 따라 천천히 시술하고, 한 부위에 너무 오래 적용하지 않는다.
- 피부를 컵의 20% 이상 시술하지 않는다.
- 어린이 · 노약자 · 수술 후 환자에게는 시술이 금지되고, 임산부는 복부 마사지를 피해야 한다.
- 알레르기 피부, 민감성 피부, 전염성 피부질환자 등의 경우는 사용이 금지된다.
- 모세혈관 확장 부위, 멍든 부위, 상처 부위, 정맥류에는 적용하지 않는다.

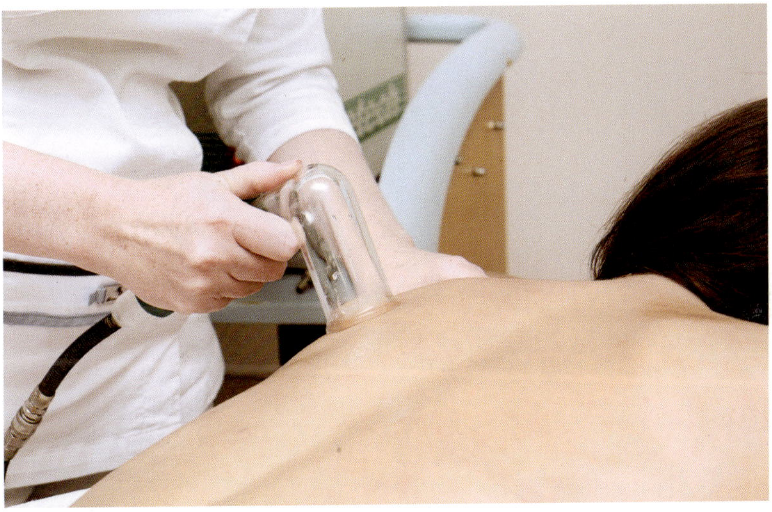

그림 16-6 진공 흡입기

출처: http://www.mypibu.com/m/product.html?branduid=238794&special=1

(4) 갈바닉 디스인크러스테이션(Galvanic Disincrustation)

① 특징

- 갈바닉은 생체 전기의 원리를 이용해 만든 기기로 매우 낮은 전압의 직류를 이용한다.

- 갈바닉의 전류는 오직 한 방향으로 흐르며 따라서 극성을 지니고 있다.
- 디스인크러스테이션은 알칼리를 이용해 피지를 유화시켜 각화된 각질 세포나 모공 속의 노폐물 제거에 효과적이다.

② 사용방법

- 고객이 +극을 잡고 관리사가 -극 알칼리 반응을 작용하여 모낭 내 피지 및 각질을 제거함으로써 노폐물 배출 대사를 촉진시켜 피부 톤을 맑게 한다.

③ 주의사항

- 관리 전 고객의 몸에 금속류가 있는지를 확인한다.
- 강도를 천천히 내리면서 전극봉이 얼굴에 닿아 있을 때에 스위치를 끈다.

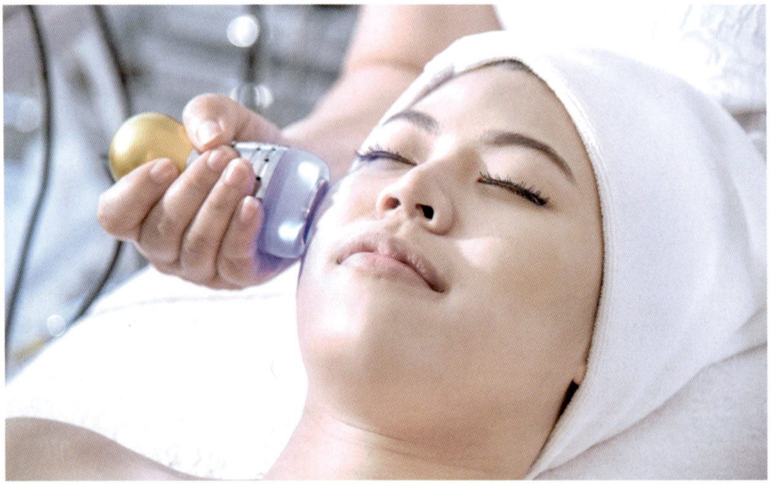

그림 16-7 갈바닉 디스인크러스테이션

3. 영양 침투기기

(1) 갈바닉 이온토포레시스(Galvanic Iontophoresis)

① 특징

- 피부 흡수가 어려운 이온성 물질인 앰플이나 세럼 등 수용성 영양 농축액의 유효 성분을 피부 깊숙이 침투시킨다.

② 사용방법

- 관리사+극의 산성반응을 이용하여 고객이 - 극을 잡고 물질이 피부 속으로 흡수되는 원리를 이용하는 방법으로 수용성의 비타민, 앰플 등의 흡수를 촉진시킨다.

③ 주의사항

- 관리 전 고객의 몸에 금속류가 있는지를 확인한다.
- 강도를 천천히 내리면서 전극봉이 얼굴에 닿아 있을 때에 스위치를 끈다.

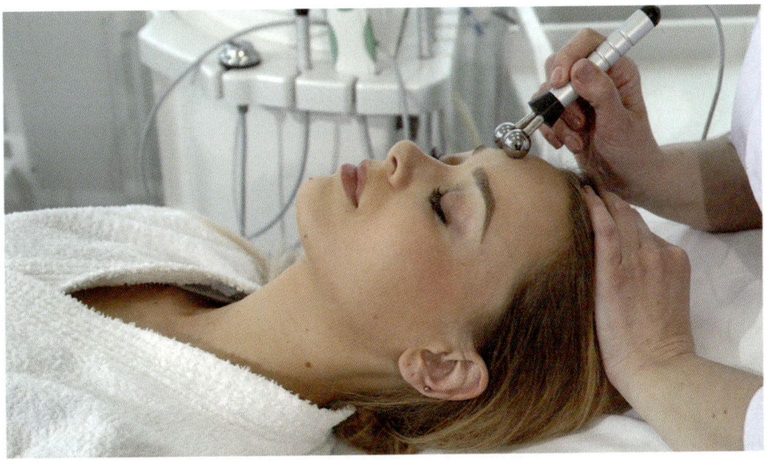

그림 16-8 갈바닉 이온토포레시스

출처: http://www.shutterstock.com/ko/image-photo/cosmetologist-applying-iontophoresis-on-clients-face-1168249912

(2) 고주파기

① 특징

- 주파수 100,000Hz 이상의 교류전류를 사용하는 기기로서, 교류 주파로 직접 적용법 살균효과과 간접적용법 재생 효과 및 진정 효과가 있다.

직접법	간접법
• 피부미용사가 전극을 잡고 고객의 피부에 적용하는 방법으로 목에서 시작하여 턱, 뺨, 코, 이마의 순으로 관리 • 세균을 살균하는 효과가 나타나므로 여드름과 흉터 개선에 도움 • 지성 피부에 적합	• 고객이 전극을 잡고 피부미용사가 관리 부위를 트리트먼트하는 방법으로 피부를 부드럽게 하고 긴장시킴 • 근육 내의 열에 의한 온열현상으로 기초대사량을 증가시킴 • 영양을 공급하고 노폐물을 배출하여 노화 피부와 건성 피부에 적합

② 사용방법

직접법	간접법
• 고객의 얼굴에 마른거즈를 올리고 그 위에 전극 봉으로 가볍게 관리 • 유리관을 직접 피부에 마찰시켜 전류가 피부에 퍼지게 하는 방식	• 피시술자에게 전극봉을 쥐게 하고 시술자는 피시술자의 얼굴과 목을 마사지 • 피시술자에게 흐르는 전류는 피부관리사의 손을 통해 빠져나감 • 시술자의 얼굴에 충분한 양의 영양 크림을 도포하고 부드럽게 원을 그리면서 마사지

③ 주의사항

- 직접법시 시술자는 유리 전극봉을 잡고 피부에서 움직이면서 천천히 주파수를 올린다.
- 직접법시 동작이 끝나면 유리관을 피부에서 움직이면서 주파수를 내리고 전원을 끈다.
- 간접법시 시술자는 항상 한 손을 고객의 얼굴에 대고 있어야 하므로, 두 손을 한꺼번에 얼굴에서 떼면 전류가 상대적으로 강해져서 고객에게 쇼크를 줄 수 있다.
- 간접법시 전극봉을 느슨하게 잡을 경우에는 스파크가 생길 수 있으므로 전극봉을 꼭 잡도록 한다.

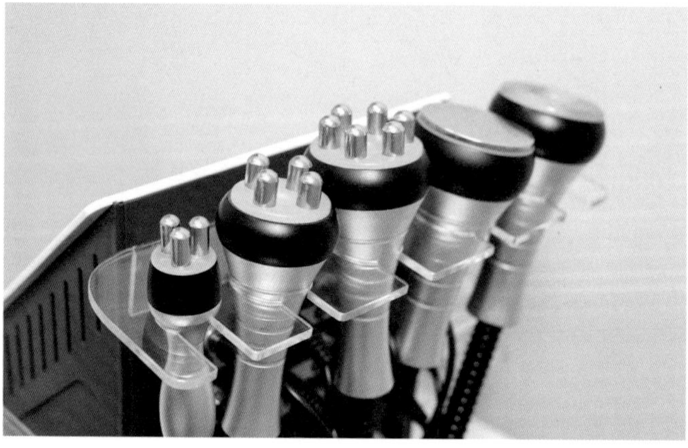

그림 16-9 고주파기

출처: https://m.blog.naver.com/PostView.nhn?blogId=jejuironman&logNo=20207944897&proxyReferer=http%3

(3) 초음파기

① 특징

- 초음파는 스킨 스크러버세정, 스케일링 효과와 원형헤드피부 활성물질 침투 및 노폐물 배출을 사용한다.
- 초음파는 진동주파수가 20,000Hz 이상의 불가청진동음파이다.
- 1초에 28,000회의 초음파 에너지 진동에 의해 세정수가 증기화되어 모공 속의 피지와 노폐물이 충돌하여 세정 효과를 얻을 수 있다.
- 진동에 의해 노화된 각질세포가 벗겨지고, 마사지의 효과도 있다.
- 멜라닌 분해 효과, 지방 분해 작용을 한다.

스킨 스크러버	원형 헤드
• 진동과 온열효과로 신진대사를 촉진 • 각질 제거 • 비타민 투입과 리프팅 효과	• 유효성분의 침투 효과 • 지방분해 작용 • 마사지 효과

② 사용 방법

- 피시술자의 몸에 부착된 금속류를 모두 제거한다.
- 초음파 전용 겔, 비타민C 앰플, 정제수를 사용한다.
- 프로브 사용 시 피부 표면과의 각도는 45° 정도가 적절하고, 안면의 바깥쪽에서 안쪽으로 부드럽게 이동하며 퍼프 솜에 물을 충분히 적시면서 사용한다.
- 헤드 사용 시 안면에 초음파 겔을 도포한 후 헤드 면을 피부에 밀착하여 수직상태로 원을 그리면서 이동한다.

③ 주의사항

- 아물지 않은 상처 부위, 염증 부위, 눈, 귀, 뼈 부위는 피해서 시술한다.
- 시술하기 전 고객에게 소음이 있음을 미리 알려서 놀라지 않게 한다.
- 중성 세제나 소독용 알코올로 세척하고 소독한 뒤에 건조 보관한다.

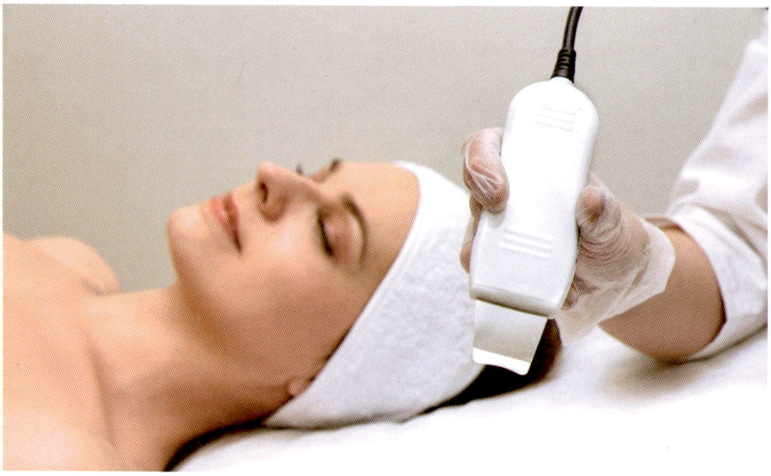

그림 16-10 초음파기

출처: https://m.blog.naver.com/PostView.nhn?blogId=jgoon85&logNo=220914309990&proxyReferer=http%3A

4. 전신 미용기기

(1) 엔더몰로지 기기(Endermology)

① 특징

- 진공음압에 의해 피부를 잡았다 놓았다를 반복하고, 액세서리에 부착된 다양한 롤이 피부이상 결합조직을 마사지하여 근육을 운동시키며 피부결합조직을 맞잡아 비틀고 자극한다.
- 셀룰라이트를 분해하고, 노폐물을 배출하며 림프 순환과 신진대사를 원활하게 한다.

② 사용 방법

- 압력의 세기는 관리사의 손에 테스트한 후에 약한 압력에서 차츰 증가시키며 말초에서 심장 방향으로 밀어 올리듯 관리한다.

③ 주의사항

- 혈전증이 있는 사람, 심혈관 이상자 및 암환자, 모세혈관 확장 부위 및 정맥류가 있는 경우에는 피한다.

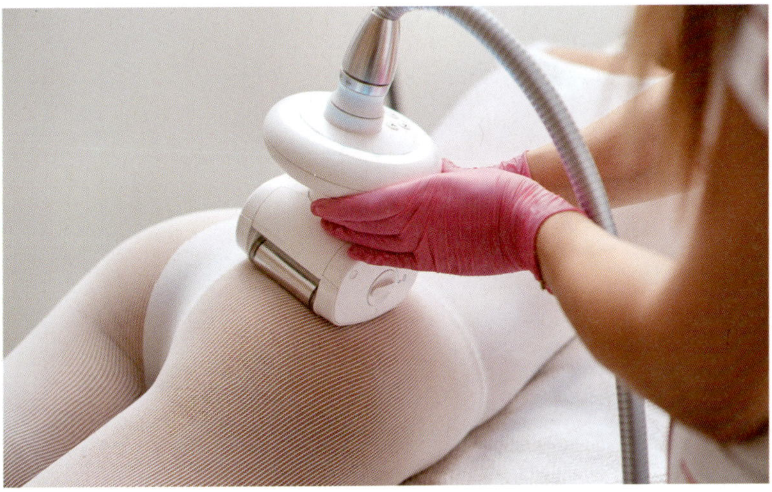

그림 16-11 엔더몰로지 기기

(2) 바이브레이터 기기(Vibator)

① 특징

- 진동을 이용해 순환을 촉진하는 기기로 체형 관리를 돕는다.
- 적용 부위의 체온을 높이는 것으로 근육을 이완시켜 근육통을 해소한다.
- 혈액순환과 신진대사 촉진에 효과가 있고, 노폐물의 배출을 자극하여 세포재생을 촉진하고 지방분해를 돕는다.

② 사용 방법

- 탈크 파우더 가루가 날리지 않게 조심하며 관리할 부위에 펴 바른다.
- 적절한 압력을 선택하여 피시술자의 피부에 멍이 들지 않게 한다.
- 시술할 부위에 맞는 헤드를 선택하고, 뼈 부위는 피해서 시술한다.
- 시술이 끝난 뒤에는 온습포로 닦아 준다.

③ 주의사항

- 임산부, 감염성 질환자, 고혈압 환자에게는 시술하지 않는다.
- 모세혈관 확장피부, 화농된 상처, 간질, 정맥류 등의 경우에는 시술을 피한다.
- 뼈나 관절부위는 피한다.

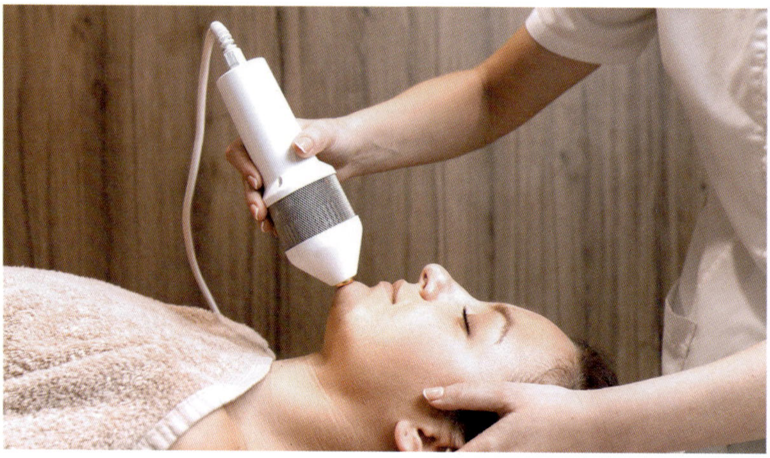

그림 16-12 바이브레이터 기기

출처: http://www.indoweb.org/love/bbs/board.php?bo_table=market&wr_id=35343&sfl=wr_subject&stx=%EB%A7%88%EC%82%AC%EC%A7%80&sop=and

5. 광선관리 기기

(1) 적외선 기기(적외선 램프, 원적외선 사우나, 원적외선 마사지기)

① 특징

- 장파장의 원적외선이 발생되어 전신에 온열효과를 준다.
- 피부 깊숙이 침투하여 혈액순환 촉진과 노폐물 제거에 효과적이다.
- 높은 온도의 열에너지 효과로 노폐물과 지방 제거, 부종에 도움을 준다.

② 사용 방법

- 안면 관리 시 피시술자의 눈을 보호하기 위해 아이패드를 사용한다.
- 상태에 따라 관리시간을 차등적으로 한다.

③ 주의사항

- 열을 이용하므로 화상에 주의한다.
- 종양이 있는 경우나 고열병 환자에게는 시술이 금지된다.

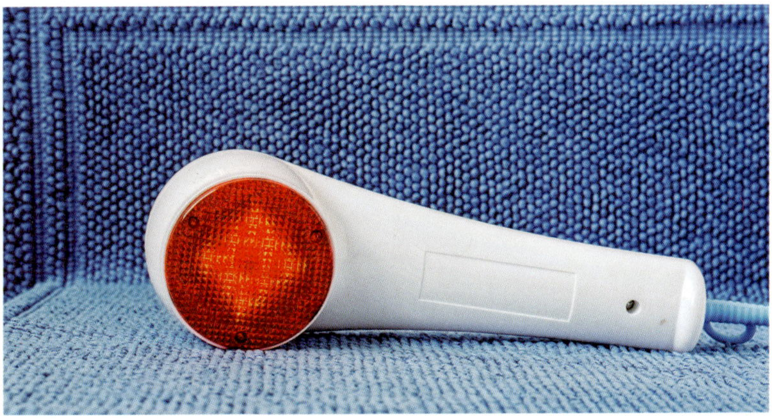

그림 16-13　적외선 기기

(2) 자외선기(인공 선탠기, 자외선 소독기)

① 특징

- 자외선은 살균력이 강하며 15~400nm의 파장을 가진 전자기파이다.
- 자외선은 표피의 각질세포를 제거하고 색소를 침착시킨다.

② 사용 방법

인공 선탠기	자외선 소독기
• 자외선을 이용해 인공적으로 피부 표면을 갈색으로 태우는 기기 • UVA를 방출하는 것을 사용하고 눈 보호를 위해 패드나 선글라스를 착용하여 태닝	• 강한 살균효과를 가지는 UVC를 사용해 피부관리실에서 사용하는 기기를 소독 • 피부관리 시 사용하는 모든 기구들은 사용 후에 잘 세척하고 나서 소독기에 30분~1시간 정도 작동

③ 주의사항

- 임산부, 감기 환자, 광 알레르기가 있는 사람, 두통이나 현기증이 있는 사람은 선탠 기기를 사용해서는 안 된다.
- 소독기 안에 기구들을 겹치지 않게 배치한다.

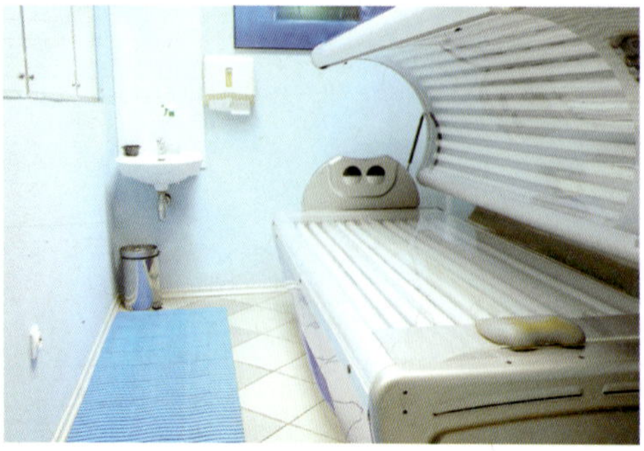 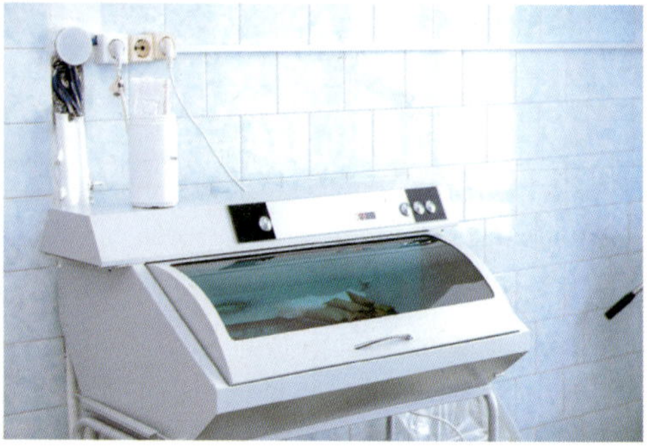

그림 16-14 선탠기, 자외선소독기

(3) 컬러테라피 기기(Color Therapy)

① 특징

- 전자기 스펙트럼상에 나타나는 가시광선을 이용하여 각각의 파장에 따라 나타나는 효과를 적절히 선택하여 피부 미용적 효과를 얻을 수 있도록 고완된 기기이다.
- 각 생광이 가지고 있는 파장은 피부에 침투력을 결정하며 적색광은 장파장으로 신체 내부 깊숙이 침투하고 보라색 광은 단파장으로 피부 상층부만 침투한다.

② 사용 방법

- 클렌징을 하고 해당 부위에 빛을 수직으로 조사되도록 기기를 고정한다.
- 고객의 모든 금속류는 제거하고 전원 연결 후에 프로그램을 설정하고 관리에 들어간다.

③ 주의사항

- 주위가 어두워야 색채관리 효과를 나타낼 수 있다.

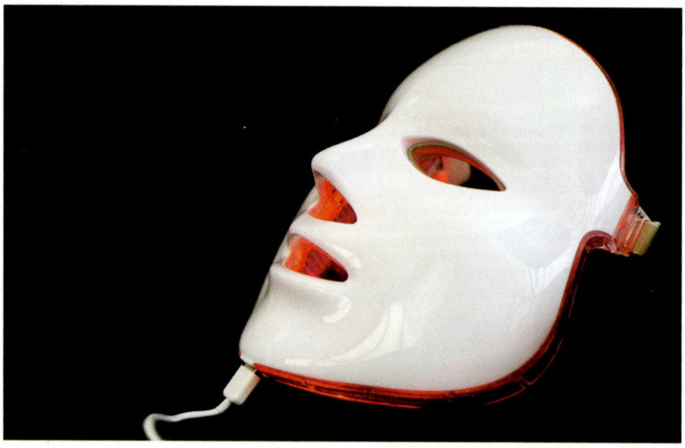

그림 16-15 컬러테라피 기기

Chapter 17

레이저 특성과 치료

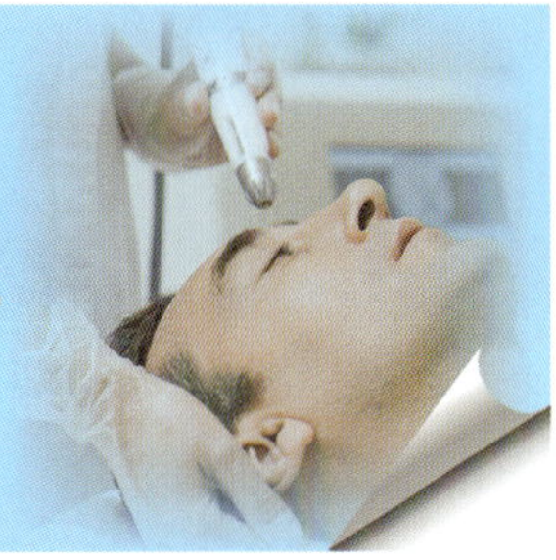

1. 레이저의 이해

1. 레이저 정의

레이저Laser는 에너지를 가진 빛으로 자연적인 빛과는 전혀 다른 특성을 갖는다. 레이저 광선이 조직에 닿으면 열을 흡수하여 조직의 파괴 · 응고 · 지혈 · 기화 등의 작용이 나타나며, 이를 이용하여 종양의 제거 · 혈관 치료 · 박피 등에 레이저가 사용된다. 피부의 색소 질환이나 문신은 레이저 에너지에 의하여 물리적 충격으로 파괴되는 효과를 얻으며, 일부는 광열반응 효과와 합쳐져서 치료결과를 나타낸다.

레이저 치료 초기에는 조직을 비선택적으로 파괴하였으나 레이저와 조직반응에 대한 자세한 연구를 통해 좀 더 선택적인 치료로 치료효과를 높이고 부작용을 줄여 나가고 있다. 피부에서 레이저 광선을 흡수하는 주된 발색단은 헤모글로빈 · 멜라닌색소 · 수분이며, 이에 맞는 파장의 레이저를 조사하는 것이 레이저 광선의 흡수를 높일 수 있다.

레이저 수술의 장점은 출혈이 없는 수술이 가능하고, 피부질환을 없애거나 미용상의 개선을 할 수 있으며, 미세한 부분까지도 시술을 할 수 있다는 것이다. 시술 후 염증반응이 낮고 통증이 적으며, 흉터가 작게 남고, 입원기간이 짧거나 필요하지 않을 수 있다는 점도 일반적인 치료법보다 좋은 점이다.

피부과에서는 털 · 주름살 · 흉터 · 점 · 검버섯 등을 제거하는 데 레이저를 광범위하게 사용하고 있으며, 다른 진료과목에서도 레이저를 이용한 수술방법이 많이 진행되고 있다. 피부과에서 주로 사용하고 있는 레이저를 혈관 레이저, 색소 레이저, 레이저 수술, 제모 레이저로 구분할 수 있다. 피부질환을 치료하기 위해 어느 레이저를 선택할지의 여부는 매우 중요한 부분이라고 할 수 있다.

2. 레이저 역사

레이저Laser란 자극방출에 의한 빛의 증폭Light Amplification by the Stimulated Emission of Radiation의 머리글자를 딴 것으로, 공진기를 이용하여 빛전자파을 증폭시켜 얻을 수 있는 인공적인 빛이다. 레이저는 1916년에 아인슈타인은 유도방출에 의해서도 빛이 발생할 수 있다는 이론을 발표하였다.

원자에 자극을 주면 원자가 가진 높은 에너지의 전자가 낮은 에너지의 상태로 떨어지게 된다. 이때 전자가 가진 에너지가 방출되는데, 이 에너지는 우리가 눈으로 확인할 수 있는 빛전자기파이라는 형태를 보이게 된다. 이를 유도방출의 원리라고 한다.

그 후 1960년에 미국의 메이먼이 세계 최초로 루비 결정을 이용한 레이저 발진을 성공시켰다. 그 후 전 세계의 연구자들을 통해 다양한 레이저 발진 현상이 발견되었다. 1961년에 He-Ne 레이저, 글래스 레이저, 1962년에 반도체 레이저, 1963년에 Ar 레이저, 1964년에 CO_2 레이저, 1966년에 색소 레이저, 피코초 레이저, 1970년에 엑시머 레이저, 1981년에는 펨토초 레이저 등이 발견되었다.

1971년 한국과학원이 설립되면서 국내 레이저 분야의 교육 및 연구가 본격화되기 시작하였다. 1970년 후반부터 의료용 레이저가 사용되었고, 1990년대에 국내 미용치료 시장이 급속도로 팽창하기 시작하면서 레이저 치료분야가 큰 발전을 이루게 된다.

3. 레이저 원리

레이저는 유도방출이라는 메커니즘을 이용하여 빛을 증폭한 것이다. 물질의 근본을 이루는 입자를 원자라고 한다. 원자는 중심이 되는 원자핵 그리고 원자핵을 감싸는 것처럼 존재하는 전자로 구성된다. 전자가 존재할 수 있는 장소는 궤도로 한정되며, 원자핵가까이로부터 멀어짐에 따라 궤도는 불안정해진다. 그래서 전자는 가능할수록 안쪽의 궤도에 머물려고 하는 성질이 있다.

전자가 안쪽의 궤도에 자리 잡은 형태를 기저상태ground state라고 한다. 원자가 외부로부터 열, 빛, 방전 등이 에너지를 받으면 전자는 바깥쪽의 궤도로 점프한다. 이 점프를 여기勵起, excitation라고 하며, 여기한 상태를 여기상태excited state라고 한다. 기저상태와 비교하면, 여기상태는 에너지가 커진다. 외부로부터 얻은 에너지를 보관한 상태이기 때문이다.

여기상태는 아주 불안정하기 때문에 전자는 금방 원래의 궤도로 돌아가서 기저상태로 돌아간다. 여기상태로 놓아 두어도 자연적으로 기저상태로 돌아간다. 이 과정으로 보관하고 있던 에너지가 빛으로 방출되는 것이다. 자연방출하기 전의 여기상태에 있는 원자에 주변의 원자로부터 자연방출광이 입사한 경우는 입사한 자연방출광의 자극에 의하여 여기상태에 있는 전자는 강제적으로 기저상태의 궤도로 돌아간다. 보존한 에너지가 빛으로 방출되는데, 이를 유도 방출이라고 한다.

여기상태가 기저상태로 돌아가는 과정은 2가지이다. 첫 번째 가만히 두어도 자연적으로 기저상태로 돌아가 빛을 자연방출한다. 두 번째 다른 원자의 자연방출 광을 받아서 강제적으로 기저상태로 돌아가며 이때에도 빛을 유도방출한다. 빛은 입자임과 동시에 파동이다. 빛 하나의 입자를 포톤이라고 하며, 자연방출광의 포톤Photon이 자극을 끼쳐 유도방출광의 포톤을 생성한다. 포톤이 2배로 증폭된 것으로 자연방출광과 동일파장 및 동일 위상을 가지게 되며, 2배가 된 포톤은 코히렌트한 빛이라고 말할 수 있다.

여기상태의 원자를 포톤으로 잇달아 자극하여 코히렌트한 빛을 증가시키면 레이저 빛이 되며, 이것이 레이저의 기본원리이다. 단색성, 가간섭성, 지향성에서 뛰어난 것을 코히렌트coherent라고 한다.

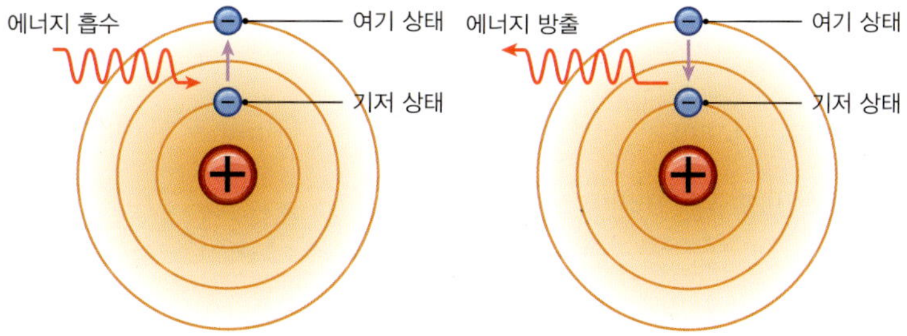

그림 17-1 여기상태/기저상태 원자

레이저는 단일파장으로 에너지를 발생시키는 원료에 따라 하나의 색을 가지고, 빛이 사방으로 퍼지지 않고 일정한 방향성을 띠며, 위상과 파장이 시간적 그리고 공간적으로 동일한 특성이 있다. 일시적으로 강한 힘을 보여 치료하고자 하는 부위에 그 에너지를 집중시킬 수 있어, 이 에너지가 수분으로 구성된 조직에 작용하면 순간적으로 수분이 증발하면서 조직이 기화 소멸하게 되고 이러한 원리를 피부 시술에 이용할 수 있다. 또한, 레이저는 수술 칼을 대신해 조직을 자를 수 있고, 조직을 증발시켜 병변을 없앨 수도 있다.

4. 레이저 광선의 특징

레이저 광선은 단색성 · 간섭성 · 직진성의 특징을 가지며, 에너지 밀도가 높다.

단색성	레이저는 단일파장으로 같은 색깔과 같은 파장을 가진 광자로 구성되어 있어 일정한 파장으로 가진 빛이 분산되지 않고 일정하게 진행된다.
간섭성	진행방향이나 파장이 일정하며 빛은 일정하고 규칙적으로 진행한다.
직진성	레이저 빛의 파장을 평행하게 유지하여 나아가며 다른 방향으로 바뀌지 않고 일정하게 진행된다.
에너지밀도	레이저 빛을 볼록렌즈를 이용해 한 점으로 집중시키는 것으로, 레이저 메스나 용접을 가능하게 한다.

5. 레이저 구분

피부관리에 사용되는 레이저는 파장의 길이에 따라 구분하게 된다. 의료용으로 사용되는 파장의 길이 따라 쓰임새가 다르며, 순서대로 나열하면 다음과 같다. 파장에 따라 종류가 나뉘며 흡수되는 조직도 다르다. 10,600nm 파장의 레이저는 수분에 잘 흡수되는 반면, 532nm 파장의 레이저는 수분에는 거의 흡수되지 않고 멜라닌 색소에는 잘 흡수된다.

532nm – 585nm/595nm – 694nm – 755nm – 808nm – 980nm – 1,064nm – 1,450nm – 2,940nm – 10,600nm

레이저의 이름은 매질의 종류에 따라 나뉘며, 쓰이는 매질은 크게 고체 · 액체 · 기체 · 반도체이고 그 예시는 다음과 같다.

액체	dye 색소
기체	HeNe, Argon, Krypton, Co2, Copper vapor, Excimer
고체	Nd:yag, Er:yag, Ho:yag, Ruby, Alexandrite
반도체	Diode, GaAs

레이저의 속도에 따라서는 큐스위치Q-switeched와 롱펄스Long Pulse로 나뉜다. 큐스위치는 레이저를 짧게 쏘는 방식으로써 피부 깊숙이 들어가지 못한다. 대신 레이저가 매우 짧은 시간에 노출되기 때문에 상처가 최소화되며, 피부 얕은 층에 생긴 기미나 주근깨 치료에 효과가 높다.

롱펄스 레이저는 레이저를 길게 쏘는 방식으로 피부 깊숙한 곳까지 들어갈 수 있다. 그 대신에 흡수도는 조금 떨어진다. 피부 깊숙이 들어갈 수 있어서 모세혈관 확장증과 안면 홍조증 및 여타 혈관치료 그리고 제모 등에 효과가 좋다.

2. 레이저 치료

1. 이산화탄소 레이저 (CO_2 laser, 10,600nm)

이산화탄소 레이저는 10,600nm 파장의 적외선 영역의 광선으로 조직의 수분에 친화성을 가져 세포내외의 수분에 비선택적으로 흡수된다. 일반적으로 파장대가 높을수록 직진성이 강해 파장이 높을수록 깊이 들어가지만, 1,000nm 이상에서는 표피에서부터 반응이 일어나므로 피부 속 침투에 용이하지 않다. 수분에 흡수되는 성질을 이용하여 피부조직에 레이저 광선을 조사하면 피부 조직에 열 에너지가 전달되어 조직의 수분이 기화됨으로써 피부가 깎아져 나가는 원리를 이용한 것이다.

이산화탄소 레이저 광선은 눈에 보이지 않아 예상보다 많은 열 손상을 초래할 수 있다. 피부의 오목하게 패인 부분과 볼록하게 튀어나온 부분이나 점 부위를 깎아내는 박피

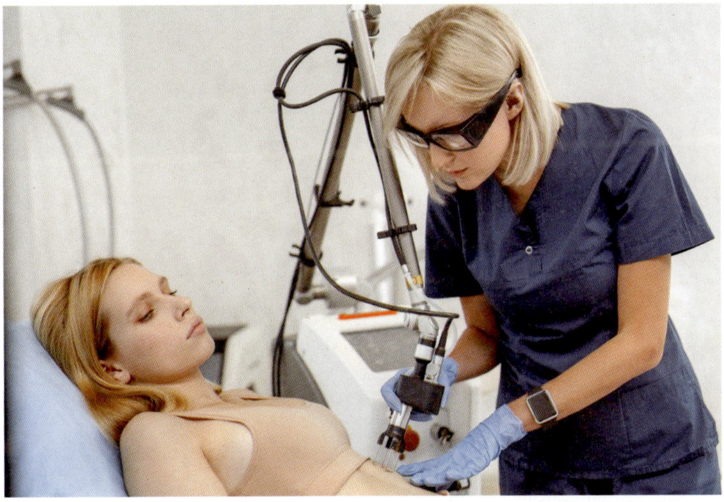

그림 17-2 이산화탄소 레이저

출처: https://m.blog.naver.com/PostView.nhn?blogId=youclinic&logNo=130173779406&proxyReferer=http%3

레이저이다. 인위적으로 피부를 깎아내어 정상적인 피부 재생을 유도한다. 점이나 검버섯 부위를 제거할 수 있고 둥글게 패인 흉터나 박스 모양 흉터 등의 치료에도 다양하게 사용된다. 시술 2~3일 후에 생긴 딱지는 저절로 떨어지도록 하고 기초화장만 가볍게 하는 것이 좋다. 일주일 동안 드레싱을 붙인 뒤, 이후에는 자외선 차단제를 3시간 간격으로 발라서 피부를 보호한다. [적응증] 점, 사마귀, 티눈, 표피모반.

2. 어비움 야그 레이저 (Erbium YAG laser, 2,940nm)

수분에 대한 흡수율이 이산화탄소 레이저보다 10 이상 높다. 이산화탄소 레이저보다 더 정교하게 병소를 제거할 수 있다. 어비움 야그 레이저는 피부를 태우지 않고 순간적으로 기화시킴으로써 피부를 얇게 깎아 주는 것이 특징이며, 주위의 조직에 손상을 주지 않는 장점을 가지고 있다. 피부를 한 번에 5~30nm씩 아주 얇게 깎아내므로 박피의 깊이를 조절할 수 있다.

빔의 크기, 쏘는 속도 등을 하나하나 조절할 수 있기 때문에 다양한 크기의 병변을 보다 빠르고 정확하게 시술이 가능하다. 열손상을 주지 않는 레이저로 과거 기계적 박피술이나 화학 박피술의 단점 보완하였다. 피부를 정교하게 깎아내릴 수 있어 레이저 필링 시 가장 많이 이용된다. 이산화탄소 레이저에 비해 시술 후 붉은 기운이 빨리 사라지고, 색소침착이 덜 심한 편이다. [적응증] 안면홍조, 기미, 주근깨.

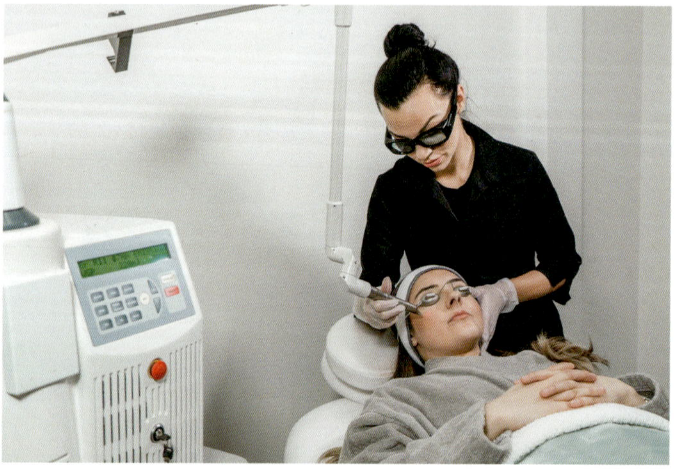

그림 17-3 어비움 야그 레이저

출처: http://www.bestofthebest.co.kr/skin_01_4.html

3. 프락셀 레이저 (Fraxel laser, 1,550nm)

특허 받은 프락셔널 기술을 이용한 프락셀 치료는 미세 레이저 열이 피부 깊숙이 침투하여 손상된 피부를 새 피부로 대체해 주는 치료이다. 기존의 흉터치료는 CO_2 레이저와 어비움 야그 레이저를 이용한 레이저 박피술이었으나 통증이 심하고 회복기간이 길어서 흉터 전체를 깍는 것보다 일정면적의 크기로 분할하여 레이저를 조사함으로써 통증과 부작용을 줄여 보려는 시도에서 개발된 것이다.

프락셀 레이저는 1cm^2 당 약 2,000개 정도의 가느다란 레이저 빔을 조사하여 눈에 보이지 않는 미세한 박피를 하는 레이저 시술법이다. 레이저 빔이 쏘인 부위는 오래된 표피의 색소 세포들을 제거할 뿐만 아니라, 진피층까지도 침투하여 시술 효과가 있다.

레이저를 통해 손상된 피부는 피부 밑 세포들이 손상 부위를 복구하기 위해 콜라겐이 형성되고 새로운 피부로 재탄생된다. 기존의 화학적 박피술이나 박피 레이저 시술은 이러한 원리로 피부전체를 손상시켰다. 피부전체를 박피하면 통증도 심하고 치유기간도 오래 걸리며 피부재생이 고르게 되지 않고 흉터를 남길 가능성이 높다.

반면 프락셀 레이저는 가느다란 레이저 빔을 일정간격으로 쏴서 손상받지 않은 부위를 남겨둔다. 손상받은 피부주변에 손상받지 않은 피부가 남아 있으면 재생이 더 활발히 일어나서 회복속도가 매우 빨라진다. 따라서 안정적이고 부작용발생 확률이 훨씬적어질 수 있다. 이러한 장점 때문에 주로 여드름 흉터를 치료하고 넓어진 모공을 축소하며 주름이나 피부결을 개선하는 데 이용된다.

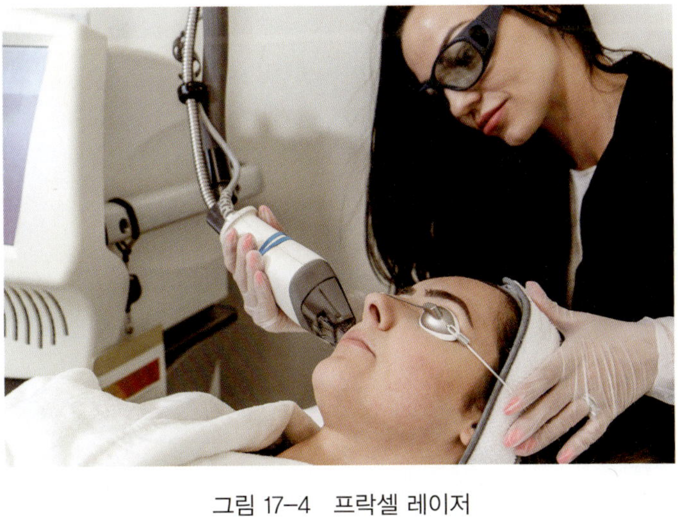

그림 17-4 프락셀 레이저

출처: http://www.goldg-ps.com/skin/lifting-laser/

시술 기구의 팁 부위를 차갑게 하여 통증을 줄이고 미세 구멍의 분포가 일정하여 피부 손상이 적은 편이므로 시술 당일부터 세안과 화장이 가능하다. 보통 3주 간격으로 2~3회 시술한다. [적응증] 여드름 흉터, 잔주름, 탄력이 떨어진 피부, 피부톤 개선.

4. 펄스드 다이 레이저 (Pulsed Dye laser)

PDL pulsed dye laser란 헤모글로빈에 흡수율이 높은 585nm 또는 595nm 의 파장을 방출하는 레이저로, 원래 안면홍조나 주사rosacea 및 화염상 모반Port-Wine Stain과 같은 혈관 병변에 뛰어난 효과를 보이는 레이저이다. 2003년 Seaton 등의 연구에 의해 여드름에도 뛰어난 효과를 보인다는 사실이 밝혀진 이후, 세계 각지의 의료기관에서 여드름의 치료를 위해 사용되어 왔다. 여드름뿐만 아니라 안면홍조, 붉은 여드름 흉터, 색소 이상증에도 동시에 치료효과를 볼 수 있는 레이저이다.

짧은 시간에 고출력의 에너지를 병소에 조사하면 에너지가 혈액과 혈관 벽에만 국한되고 주위 조직의 손상이 없어 반흔의 위험성이 거의 없다. 마취가 필요 없고, 반흔의 위험이 적어 유아에게도 효과적인 치료가 가능하다. 대표적인 제품으로는 미국 Candela사의 브이빔VBeam과 미국 Cynosure사의 시너지Cynergy가 있다. [적응증] 안면홍조, 모세혈관 확장증, 흑자, 주근깨, 반점.

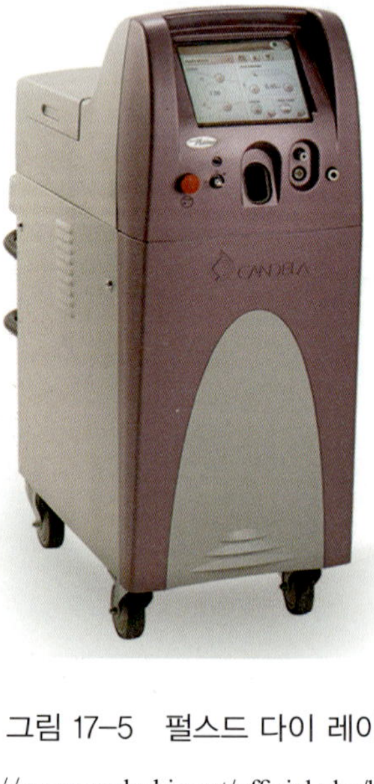

그림 17-5 펄스드 다이 레이저

출처: http://www.appleskin.net/official.php/home/info/2173

5. 엔디 야그 레이저 (Nd-YAG laser, 532nm, 1,064nm)

엔디 야그 레이저는 532nm, 1,064nm의 파장을 사용할 수 있는 레이저이다. 기본적으로 두 가지 파장 모두 색소를 파괴하는 파장이다. 일반적으로 532nm 파장의 경우에 색소 흡수도가 1,064nm 보다 우수하나 피부 깊숙이 들어가지는 못한다. 1,064nm의 파장의 경우 색소 흡수도는 532nm보다 떨어지지만, 피부 깊숙이 침투할 수 있는 장점이 있다.

532nm는 주로 피부 표층에 있는 색소인 주근깨 · 검버섯 · 잡티 · 흑자 치료에 쓰이고, 1,064nm의 경우는 깊이 있는 문제 색소인 오타모반이나 기미 및 색소침착나 문신 등의 제거에 사용된다. 일반적으로 갈색이며 경계가 명확한 색소가 532nm, 경계가 불명확하고 검기보다는 푸른색의 색소가 1,064nm를 사용한다. 혈관에 대한 치료도 1,064nm를 사용한다.

레이저 토닝은 1,064nm 큐스위치 엔디 야그 레이저를 사용한다. 레이저를 통해 피부를 깨끗이 정돈하는 레이저 토닝은 1,064nm 큐스위치 엔디 야그 레이저를 넓은 부위에 약한 강도로 짧게 여러 번 쏘는 시술법이라고 할 수 있다. 보통 레이저 토닝은 10회 이상 받아야 효과가 있다.

1,064nm 큐스위치 엔디 야그 레이저는 멜라노사이트가 있는 곳까지 에너지가 작용하는데 이처럼 깊이 들어가기 때문에 표피층 기미와 진피층 기미에 모두 효과가 있는 것이다.

하지만 멜라노사이트에 지나치게 큰 자극이 가해지면 색소가 더 이상 생산되지 않아 저색소증이 발생할 수 있다. 또한, 멜라노사이트가 자극을 받으면 갑자기 멜라닌 색소를 더 많이 생산할 수 있어 부작용을 최대한 피하면서 기미를 조금씩 제거해야 하기 때문에 레이저 토닝 시술 횟수는 많아질 수 있다.

[적응증] 주근깨, 검버섯, 잡티, 흑자, 오타모반, 기미, 색소침착, 문신.

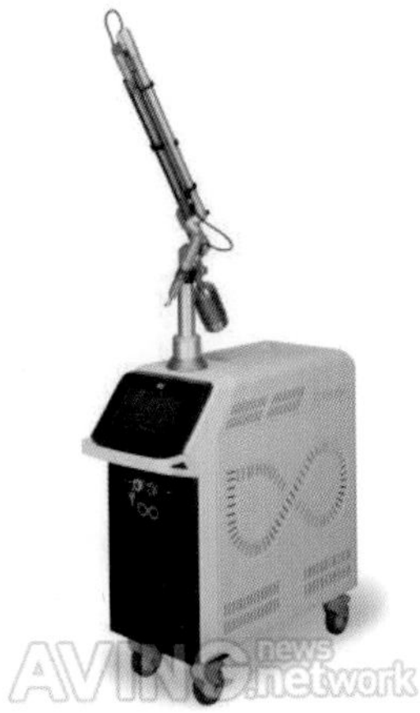

그림 17-11
엔디 야그 레이저
출처: http://kr.aving.net/news/view.php?articleId=1477575

6. 알렉산드라이트 레이저 (Alexandrite laser, 755nm)

알렉산드라이트 레이저는 보통 색소 치료에 이용되는 500nm 대 후반 파장보다 레이저가 피부 깊이 침투할 수 있으며 혈관에 대한 흡수도가 낮아 색소 침착을 발생을 시킬 수 있는 가능성이 낮다. 원래 미국에서는 문신 제거에 효과가 좋아서 개발이 된 기종이다. 우리 나라에서는 오타반점의 치료에도 많이 이용된다. 큐스위치와 롱펄스 알렉산드라이트 레이저로 나뉘며, 큐스위치는 문신 · 오타모반 · 주근깨 제거에 사용되고 롱펄스는 제모에 활용된다. [적응증] 문신, 오타모반, 주근깨.

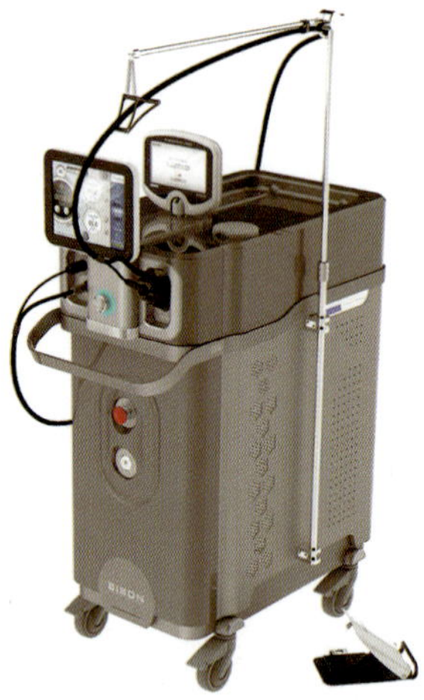

그림 17-6 알렉산드라이트 레이저

3. 그 밖의 에너지 기반 의료기기

2000년도 이후 레이저뿐만 아니라 다양한 에너지를 이용해 피부를 치료하는 의료기기들이 소개되기 시작했다. 사용한 에너지의 종류가 레이저는 아니지만, 출력이 강한 가시광선IPL, Intense Pulsed Light · 고주파Radiofrequency · 초음파Ultrasound · 냉동Cryogen 등을 사용해 치료효과를 가져온다는 측면에서 그 원리는 레이저와 유사하다.

1. IPL 치료 (Intense pulsed light, 560~950nm)

특정역대의 파장만 나오는게 아니라, 여러 파장의 광선이 한꺼번에 방출되어 피부의 깊고 짙은 병변을 치료할 수 있다. 색소성 병변이나 혈관성 병변에 효과가 있고, 피부색을 균일하게 개선시켜 미백 효과를 볼 수 있다. 잡티 · 주근깨에서부터 안면홍조 · 피부탄력까지 여러 유형의 피부 트러블을 완화시켜서 전반적인 피부 상태를 개선시킬 수 있다.

미백과 함께 여러 피부 트러블을 한꺼번에 잡을 때에 많이 사용되고 있다. 2주 간격으로 시술하며, 피부 상태에 따라 1~3회 시술을 진행한다. [적응증] 색소성 병변, 혈관성 병변, 미백효과.

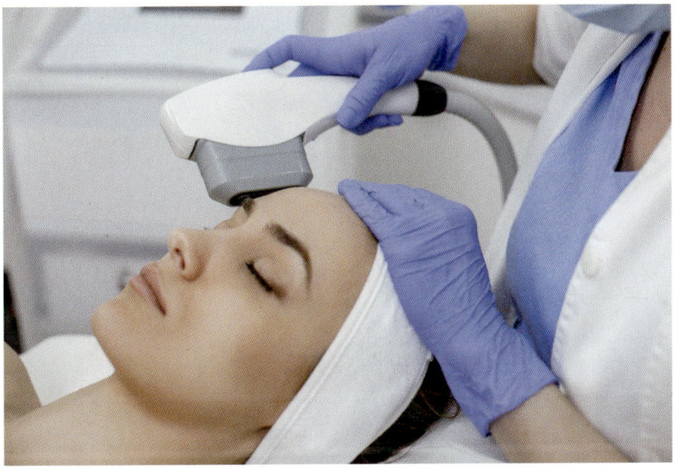

그림 17-7 IPL 치료

출처: http://www.dr-skin.net/cs/inc7.php?inc=info7/quick4

2. 써마지(Thermage)

고주파를 이용해 강력한 열을 피부 깊숙이 침투시키는 치료법이다. 고주파 에너지는 진동수가 무척 높은 전파로써 그 자체로 열 에너지를 생산해 내는데, 이 열이 피부 조직에 자극을 가하면 우리 몸의 자연스러운 치료 작용에 따라 조직이 재생되기 시작한다. 이 과정에서 콜라겐이 재생됨으로써 피부 탄력 및 잔주름이 개선되는 원리이다.

표피는 급속 냉각시켜 표피의 열손상을 줄이면서 진피층만 45~50℃까지 도달하여 노화된 콜라겐을 수축시켜 탄력을 회복시키고 새로운 콜라겐 생성을 유도한다. 뛰어난 콜라겐 재생효과로 입 주위 팔자주름, 이마 및 눈꺼풀 처짐, 늘어진 턱선의 회복 등 피부 리프팅에 효과적이다.

고주파가 피부 밑에 쏘아지는 동안 피부 표면을 자체 쿨링 기능으로 보호해 주기 때문에 피부 표면 손상이 거의 없으며, 그 때문에 상처나 딱지 및 멍 등이 거의 생기지 않는다. 또한 계절이나 피부색에 상관없이 누구에게나 언제든지 시술 가능하다. [적응증] 입 주위 팔자주름, 이마 및 눈꺼풀 처짐, 늘어진 턱선의 회복.

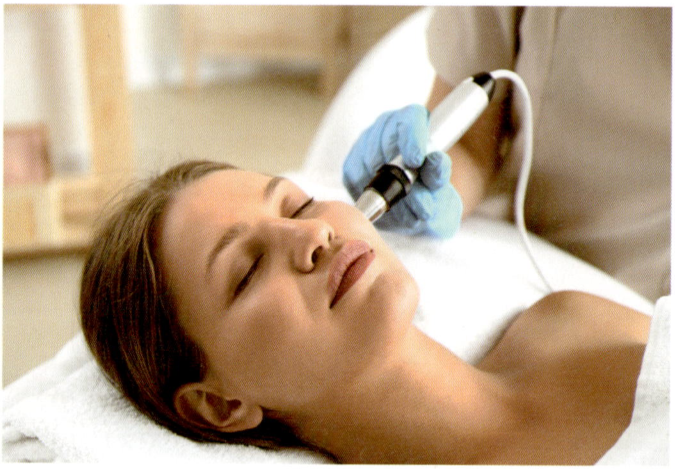

그림 17-8 써마지

3. 인트라셀(Intracel)

인트라셀은 MTS와 고주파를 이용한 장비이다. MTS는 지정된 길이의 니들을 이용해 진피층까지 마이크로 채널을 만들어 피부를 재생시킨다. 인트라셀은 피부진피층까지 니들을 침투시킨 후 고주파를 니들의 끝에서 조사시킨다. 피부 바깥에서 고주파를 조사하는 장비에 비해 더 효과적이고 안전하다. [적응증] 모공, 여드름 흉터, 잔주름, 피부처짐 탄력, 칙칙한 피부색, 피지 과다분비.

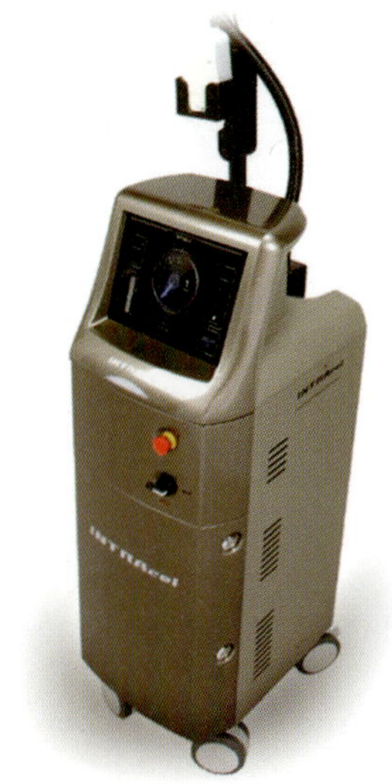

그림 17-9 인트라셀

출처: http://addmiskin.com/laser/2080

4. 하이푸(HIFU) 리프팅

HIFU 리프팅은 강력한 초음파 에너지로 열을 발생시켜 피부 조직을 수축하고 콜라겐의 생성을 유도하는 시술로 피부탄력 개선과 주름 개선 효과와 얼굴이 갸름해지는 효과를 얻을 수 있다. 고강도 직접초음파를 이용해 피하지방층과 근육 사이의 SMAS층까지 리프팅을 한다. 기존의 리프팅이 피부 진피층을 치료했다면 하이푸HIFU 리프팅은 진피층과, 보다 더 깊이 있는 곳까지 치료한다.

SMAS 층에 고강도 집적 초음파HIFU를 조사하여 약 1.2mm 정도의 응고점을 약 1.6mm 간격으로 만들게 되며, 이후 응고점들이 서로 당김으로서 SMAS층의 수축을 일으키면서 피부가 즉각적으로 당겨지는 효과를 나타내게 된다.

그 후 1~3개월 동안 응고점에서 새로운 콜라겐과 엘라스틴이 재생되면서 당김 효과를 더욱 강화된다. 하이푸 리프팅의 원리로 사용되는 기기의 예로는 울쎄라Ulthera, 더블로Doublo, 슈링크Shurink가 있다. [적응증] 리프팅.

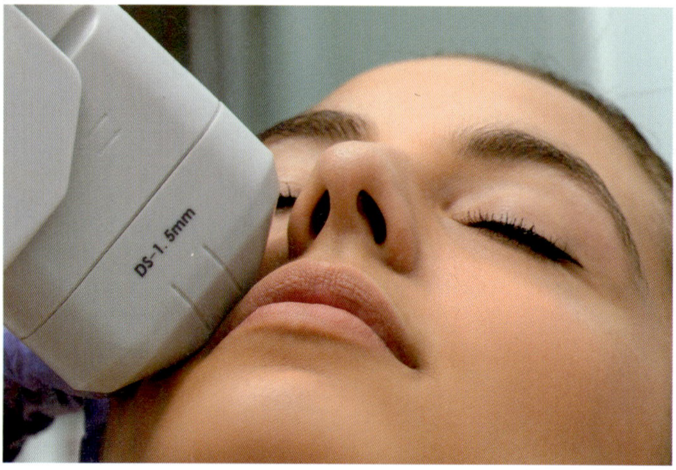

그림 17-10　하이푸 리프팅

(1) 시술 후 주의사항

① 음주, 흡연을 금지한다.

② 사우나, 찜질방을 금지한다.

③ 강한 자외선 노출을 피한다.

④ 시술 부위에 자극을 피한다.

⑤ 과로를 피하고 충분한 휴식을 취한다.

참고 문헌

- "2015 의료서비스산업 동향분석", 한국보건산업진흥원, 이영찬 외 2015. 12.
- "2016 외국인환자 유치실적 통계분석보고서"(한국보건산업진흥원, 2017. 7. 한동우 외)
- http://vlinefacecokr.tistory.com/7
- http://www.e-dream.co.kr/info/skin
- http://www.rncos.com/Market-Analysis-Reports/Asian-Medical -Tourism -Market-Outlook-2018-IM695.htm
- https://www.jkplastic.com/anti-aging/jk-anti-bio.asp
- https://www.transparencymarketresearch.com/
- LG 경제연구원, 의료서비스산업의 환경변화와 향후 전망, 2005
- Medical Tourism Association(2013). Medical tourism survey
- "NCS 규정에 맞춘 병원코디네이터", 유설희 외, 북샘출판사, 2016
- "NCS를 활용한 두피모발관리학", 김영배 외, 군자 출판사 2016년
- "TRICHOLOGY LEVELⅢ 도서출판트리콜로지 2009년
- www.khidi.or.kr (한국보건산업진흥원)
- 강진성(2004)·강진성, "성형외과학", 군자출판사
- 건강보험심사평가원, 진료비영수증 설명
- 국가건강정보포털 http://health.mw.go.kr
- 국제의료관광코디네이터협회 http://www.imca.com
- 김기철·송애랑(2008), "고객만족 경영 의료 서비스 이론과 실무", 아카데미아
- 김진환(1994), "성형외과학", 군자출판사
- 김한진 외(2013). "국제의료관광코디네이터 보건의료 관광마케팅", 성안당
- 남희수, "여드름 치료 효과에 따른 수분도 변화"
- 네이버 지식백과 http://terms.naver.com
- 대한의사협회 http://www.kma.org
- "두피·모발관리학", 임은진 외, 메디시언 2017년
- "두피모발관리방법론", 김영숙 외, 대경 2008년
- "두피모발학", 허은영 외, 성안당 2014년
- "모발과 두피관리", 이수비 외, 구민사 2016년
- "모발관리학", 김경순 외, 청구문화사 1995년
- "피부 노화 레이저 치료에 관한 최적의 파라미터 정립을 위한 연구", 박소라
- 박정민(2009). SERVICE LEADER "병원코디네이터", 정림사
- 박종선 외(2008). "병원코디네이터", 현문사
- 배근혜, "Botulinum toxin A (보톡스 A)에 의한 얼굴주름 개선의 임상적 고찰"
- 변상록 외(2013). "국제의료관광코디네이터 보건의료 관광마케팅", 시대고시

• “병원서비스 경영 이론과 실천”, 남상요 외 보문각, 2008
• “병원서비스 코디네이터”, 윤영아 외, 현문사, 2003
• “병원서비스 코디네이터 실전 워크북”, 김준호 감수, 한국서비스진흥협회, 2012
• “병원서비스 코디네이터 이론과 실무”, 원융희·노민경 공저, 대학서림, 10~25p
• “병원코디네이터 개론”, 임시덕 외, 도서출판 대학서림 2008
• 보건복지부, 2010 외국인환자 유치실적분석자료, 2011
• 보건복지부 http://www.mw.go.kr
• 삼성서울병원 http://www.samsunghospital.com/
• 서민지, “피부노화의 레이저 치료에 대한 시뮬레이션 연구”
• 서울대학교병원 의학정보 http://www.snuh.org/
• 서울아산병원/ 이비인후과/ 코성형클리닉/ 장용주
• “손에 잡히는모발과학”, 김옥연 외, 메디시언 2019년
• “실전 두피모발관리학”, 박경희 외, 대한두피모발전문가협회, 2015년
• 안은주, “연령대별 여성이 인식하는 피부노화와 항노화관리 행동에 관한 연구”
• 원융희(2002). “병원서비스마케팅”, 대학서림
• 유승흠(2013). “유승흠의 병원경영학”, 아카데미아
• “의료서비스산업 도약을 위한 정책과제”, 국민경제자문회의 지원단, 산업연구원 2016. 7.
• “의료서비스에 대한 구매의사 결정에 관한 연구—미용성형수술을 중심으로”, 박연옥, 2003, 석사논문, 경기대학교 서비스경영전문대학원
• 의료행정연구회(2012). “원무관리”, 서울: 현문사
• 이유재 지음(2013). “서비스마케팅”, 학현사
• 이훈영(2013). “마케팅조사론”, 제 4판. 청람
• 장 미, “미용성형에 대한 인식 및 실태에 관한 연구”
• “머드를 이용한 여드름 피부 개선에 관한 연구”, 정재연
• “친절한 병원만들기”, 조금숙(2013), 군자출판사
• 조선일보 조선경제, 2018.1.5.
• “여드름 관리 및 인식에 관한 연구”, 최소야
• “코세아 병원코디네이터”, 학원 www.coseahc.co.kr
• “특수뷰티테라피 Ⅱ”, 박경희 외, 훈민사, 2018년
• 한국건강증진재단 http://www.khealth.or.kr
• 한국관광공사, 의료관광시장동향, 2009
• 한국관광공사, 의료관광 총람, 2011, 2012
• 한국보건산업진흥원(2007). 의료기관 평가지침서, 보건복지

- 한국보건의료교육센터 www.kshe.co.kr
- 한국의료관광마케팅 2016, 문화체육관광부, 한국관광공사
- 한국 의료관광 산업 생태계 현황분석 및 의료관광 활성화 중장기 전략 보고서, 한국관광공사, 2016. 6.
- "한눈에 들어오는 병원코디네이터", 유설희 외, (주)영림미디어 2014
- http://www.makeface.co.kr/ens/ens02_04.php
- http://withsurgery.com/htm/wrinkle_02_01.php
- http://withsurgery.com/htm/wrinkle_03_01.php
- http://withsurgery.com/htm/wrinkle_05_01.php
- https://www.banobagi.com/special/specialEar.php
- http://withsurgery.com/htm/breast_02_01.php
- http://www.skinmoa.co.kr/m/product.html?branduid=133436
- http://www.drlees.co.kr/new/bbs/content.php?co_id=2012
- http://bomtech.kr.ec21.com/GC03569341/CA03569389/Skin_Diagnosis_System,Skin_Scope,Analyzer_.html
- http://prod.danawa.com/info/?pcode=1911793
- http://www.lunch-time.co.kr/shop/ProdDetail.php?PMInc=45615
- http://www.mypibu.com/m/product.html?branduid=238794&special=1
- http://www.shutterstock.com/ko/image-photo/cosmetologist-applying-iontophoresis-on-clients-face-1168249912
- https://m.blog.naver.com/PostView.nhn?blogId=jejuironman&logNo=20207944897&proxyReferer=ht
- https://m.blog.naver.com/PostView.nhn?blogId=jgoon85&logNo=220914309990&proxyReferer=http%
- http://www.indoweb.org/love/bbs/board.php?bo_table=market&wr_id=35343&sfl=wr_subject&stx=%EB%A7%88%EC%82%AC%EC%A7%80&sop=and
- https://m.blog.naver.com/PostView.nhn?blogId=youclinic&logNo=130173779406&proxyReferer=ht
- http://www.bestofthebest.co.kr/skin_01_4.html
- http://www.goldg-ps.com/skin/lifting-laser/
- http://www.appleskin.net/official.php/home/info/2173
- http://kr.aving.net/news/view.php?articleId=1477575
- http://www.dr-skin.net/cs/inc7.php?inc=info7/quick4
- http://addmiskin.com/laser/2080

찾아보기

ㅂ

ㅅ

ㅇ

ㅈ

ㅊ

ㅋ

ㅌ

ㅍ

ㅎ

기타

미용인을 위한

병원 코디네이터

2020년 3월 25일 초판 인쇄
2020년 4월 1일 초판 발행

저 자 김영주 · 박경선 · 박정연 · 이은주 · 이재은
정선희 · 조선영 · 최성임 · 최윤정 · 홍재기

펴낸이 주병오 · 주민기

발행처 메디시인

경기도 파주시 회동길 209
파주출판문화도시

마케팅팀 (031) 955－7566 · 7577
편집디자인팀 (031) 955－7731
FAX (031) 955－7730
홈페이지 www.ji-gu.co.kr
이메일 jigupub@hanmail.net
등록번호 2005년 2월 16일
제 406－2005－000045호

ISBN 979－11－86739－94－5 값 25,000원

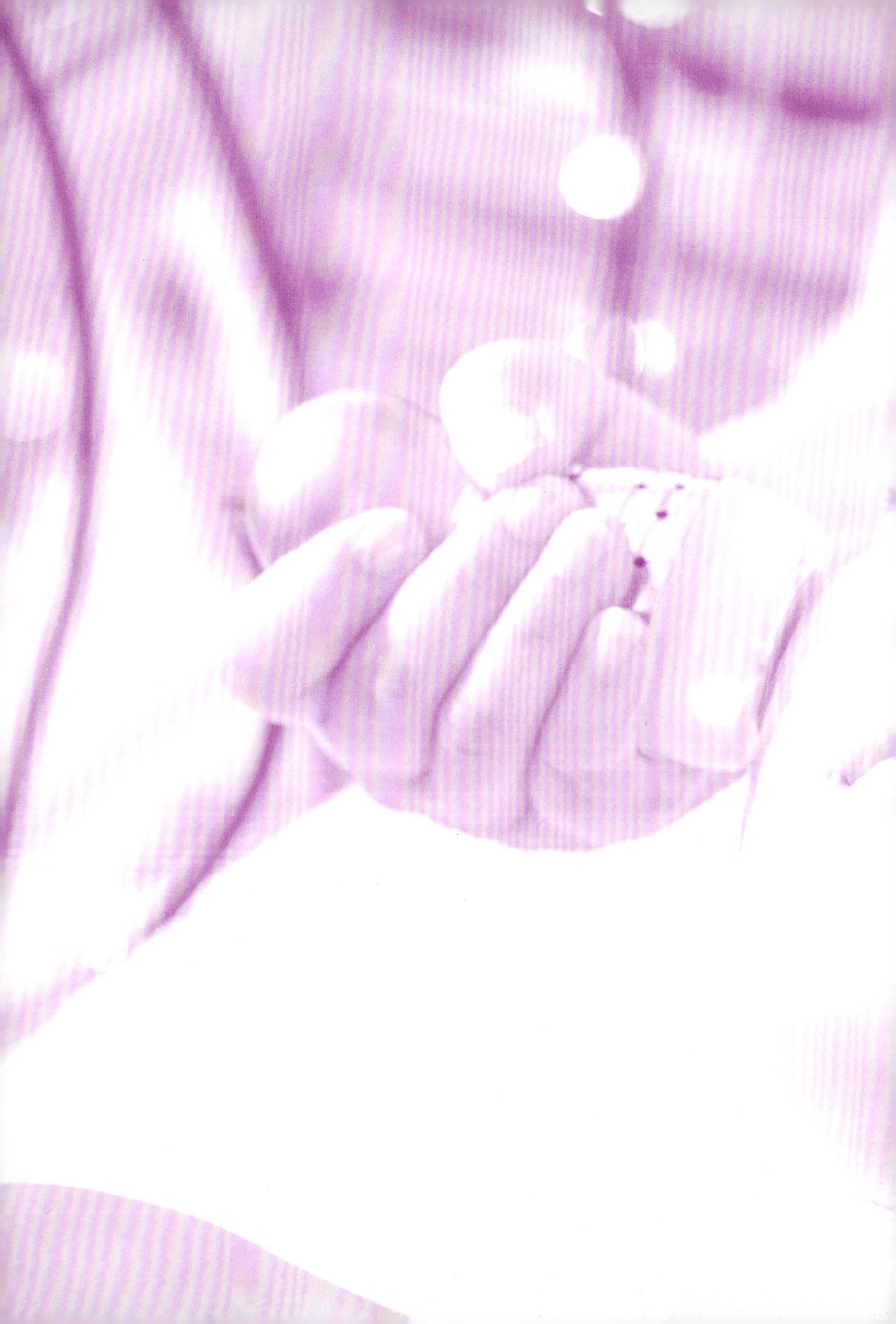

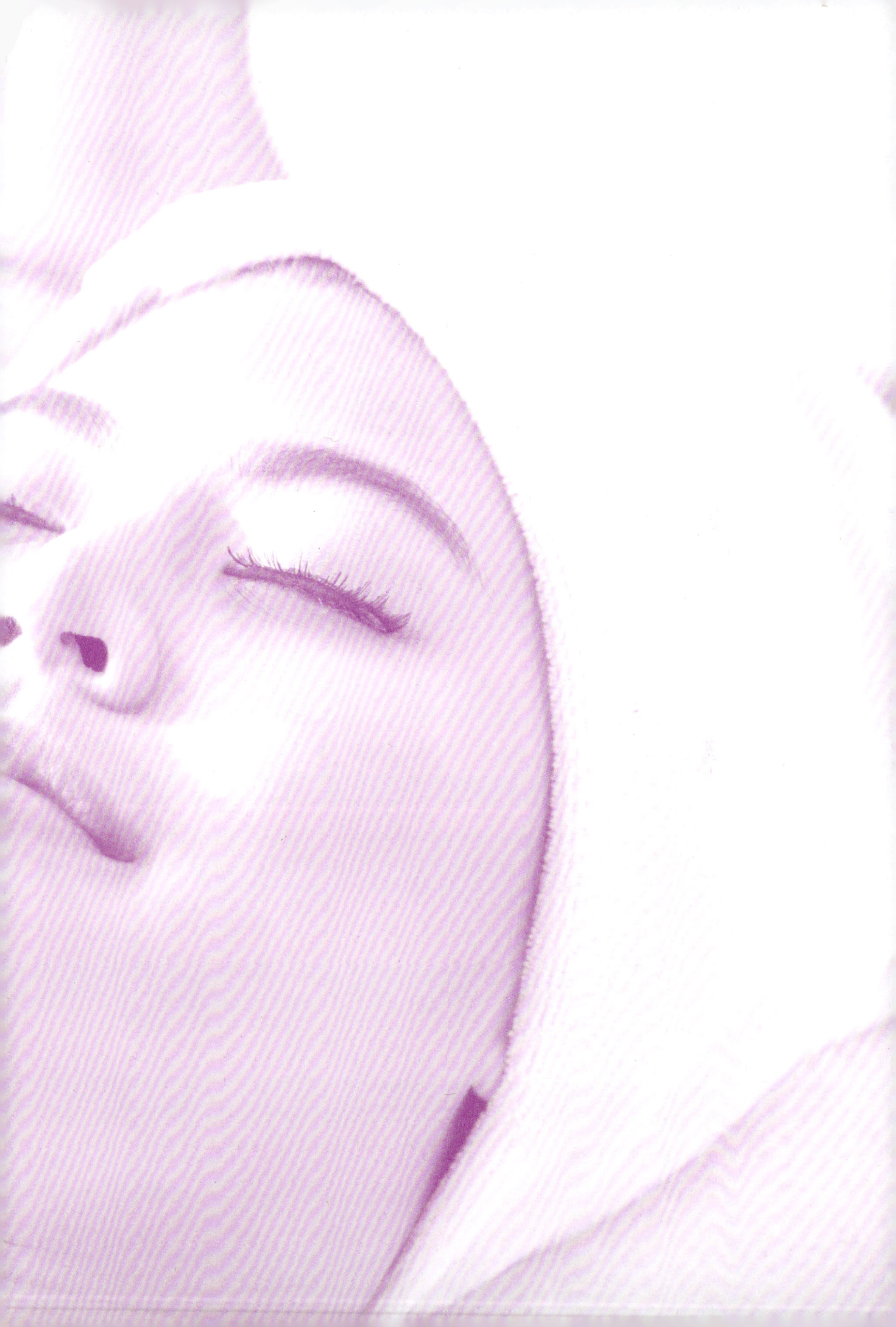